PÜSCHEL · KOSMETISCHE UND ORTHOPÄDISCHE KUNSTSTOFFERZEUGNISSE

FRITZ PÜSCHEL

KOSMETISCHE UND ORTHOPÄDISCHE KUNSTSTOFFERZEUGNISSE

MIT 45 TEXTABBILDUNGEN

TECHNISCHER VERLAG HERBERT CRAM BERLIN
1956

Printed in Germany
Satz: Walter de Gruyter & Co., Berlin W 35
Druck: Thormann & Goetsch, Berlin

Vorwort

In unserer Mitte leben zahlreiche Menschen, die durch ein tragisches Schicksal ein oder mehrere Glieder ihres Körpers verloren haben. Hieraus ist uns die Aufgabe gestellt, mit den Mitteln und Erkenntnissen der Wissenschaft und der Technik zu helfen.

Die Gegenwart gibt uns dazu mit den von der heimischen Kunststoffindustrie synthetisch hergestellten Stoffen viele Möglichkeiten zur Fertigung von kosmetischen und orthopädischen Hilfsmitteln, die geeignet sind, solche körperlichen Schäden und Defekte auszugleichen. Formgestaltung und äußeres Aussehen solcher Erzeugnisse müssen allerdings den Erwartungen entsprechen, die man heute berechtigterweise stellen kann. Das setzt voraus, daß bei der Fertigung alle Erkenntnisse und Erfahrungen auf dem Gebiete der neuzeitlichen Abformtechnik, in der Herstellung geeigneter Fertigungsformen und in der Verformung der Kunststoffe auf handwerklicher Basis angewendet werden.

Das Studium der einschlägigen Fachliteratur und eine eingehende mehrjährige Forschungs- und Versuchsarbeit in meinem eigenen Unternehmen waren mir Anregung und Anlaß, das Wissen und den gesamten Fragenkomplex zu diesem Thema zu sammeln, um es dem großen Kreis der interessierten Stellen und Personen und dem ärztlichen und technischen Nachwuchs nahezubringen.

Dem Leser wird dabei ersichtlich werden, wie vielseitig und umfangreich das Wissen und Können um die Verformung der verschiedenen Kunststoffe und des Latex-Schaumes sein muß, wenn der verformte Gegenstand form- und farbrecht gestaltet werden soll.

Trotz meines Bemühens, diese Arbeit in allen Teilen so vollständig als nur möglich zu halten, wird sie kein abgeschlossenes Werk darstellen, denn Erfinder und Forscher sind weiter dabei, neue Ideen und Gedankengänge zu entwickeln, damit sie in der Praxis ihre Auswertung erfahren.

Allen meinen Freunden in Deutschland und in Amerika, die meine Arbeit in verständnisvoller Weise gefördert haben, sei an dieser Stelle herzlicher Dank ausgesprochen.

Berlin, im Juni 1956 — Fritz Püschel

Zum Geleit

Das Werk „Kosmetische und orthopädische Hilfsmittel aus Kunststoff und Latex-Schaum“ von Fritz Püschel, Berlin, behandelt ein Gebiet, welches für das Orthopädiemechaniker-Handwerk noch sehr neu ist. Der Verfasser hat aber mit Recht erkannt, daß es ein wichtiges Neuland ist und daß die Notwendigkeit, es genau zu erforschen, besteht, weil immer mehr Patienten den Wunsch haben, ein der Natur ähnliches Ersatzglied zu bekommen. Es besteht daher ein echtes Bedürfnis, den Möglichkeiten näher nachzugehen, um diese verständlichen Wünsche zu erfüllen.

Der Verfasser hat sich seiner Aufgabe mit bewundernswerter Genauigkeit unterzogen. Allein die Untergliederung des behandelten Stoffes beweist dies eindringlich. Das Werk behandelt nicht allein die Herstellung kosmetischer Hilfsmittel, sondern schildert eingehend die Abformtechnik, das Gipsabgußverfahren, das Abformen mittels Schmelzmasse, die kosmetischen Ersatzstücke im einzelnen, das Verarbeitungsverfahren für Latex-Schaum, den synthetischen Kautschuk, die Herstellung von Plexidur-Einlagen, Handersatzstücke, Nasen und Ohren, Brustprothesen, Wadenausgleich sowie Hilfsmittel aus Plexidur.

Es werden Probleme angeschnitten, von denen man fest sagen kann, daß sie neu sind. Dabei sind die Ausführungen vielseitig und besonders deshalb interessant, weil es noch keinerlei Schrifttum über diese Fragen gibt. Schon das allein würde genügen, um das Erscheinen des Werkes als notwendig und begrüßenswert bezeichnen zu können.

Ein besonderer Vorteil ist, daß der Verfasser sich auch einer klaren und allgemein verständlichen Sprache bedient hat, so daß alle Voraussetzungen gegeben sind, das wertvolle Werk zu einem wichtigen Lehrbuch für jeden Orthopädie-Mechaniker, Orthopädie-Schuhmacher, Bandagisten, aber auch Orthopädie-Facharzt und Orthopädische Klinik werden zu lassen. Da jeder sich mit diesen Fragen zu befassen hat, dürfte es unentbehrlich sein.

Mein besonderer Wunsch ist, daß das Werk die Verbreitung findet, die es verdient.

Köln, den 25. Mai 1956

Hugo Stortz
Bundesinnungsmeister

Inhaltsverzeichnis

I. Einführung

Es ist noch gar nicht so lange her, daß das Handwerk die Kunststoffe als Fertigungsmaterial für orthopädische Erzeugnisse abgelehnt hat, und es gibt auch heute noch manchen Fachkollegen, der ein ablehnendes Achselzucken zeigt, wenn von den Vorzügen dieser oder jener Kunststoffe die Rede ist. Solche und ähnliche Beobachtungen wurden und werden aber auch in anderen Branchen gemacht und beweisen die Regel, daß eben alles Neue in der Welt zunächst mit Mißtrauen betrachtet wird.

Währenddessen hat die Chemie in den letzten 25 Jahren auf dem Wege über die Umwandlung natürlicher Rohstoffe die großtechnische Herstellung von Kunststoff-Rohstoffen immer stärker forciert, denn der ständig wachsende Bedarf — die Folge dauernd steigender Ansprüche — kann durch die Naturgüter unserer Erde nicht mehr befriedigt werden. Wir erinnern uns dabei auch der Zeiten, da uns die verschiedenen Rohstoffe des Auslandes nicht zur Verfügung standen und wir zufrieden waren, als uns „Ersatzstoffe" die Möglichkeit gaben, unsere Fertigungsaufträge recht und schlecht auszuführen. Heute sind die Kunststoffe und Kunststofferzeugnisse zu wohldefinierten, streng reproduzierbaren, im wesentlichen synthetisch erzeugten Gütern geworden, die in rapide steigendem Maße praktisch in alle Bezirke der industriellen und handwerklichen Fertigung Eingang gefunden haben. Niemand kann an dieser Entwicklung vorbeigehen. In den Verbraucherkreisen hält man es für selbstverständlich, daß dieser und jener Gebrauchsgegenstand aus Kunststoff hergestellt ist.

Es kann nicht gesagt werden, daß der Handwerker keinen Anteil an dieser Entwicklung hat. So mancher von ihnen verarbeitet schon seit Jahren Kunststofferzeugnisse, ohne sich darüber irgendwelche Gedanken zu machen. Vulkanfiber, Kunstleder, Kunstharzleime und -lacke sind einige, die jedem bekannt sein dürften. Im allgemeinen ist hier zu sagen, daß die Anwendung und Verarbeitungstechnik dieser Kunststoffe geläufig sind, denn die Hersteller haben ein verständliches Interesse daran, daß sich der Handwerker als Verbraucher solcher synthetisch hergestellten Güter mit ihren Eigenschaften vertraut macht. Im gegenseitigen Erfahrungsaustausch wurden die verschiedenen Verarbeitungsmethoden entwickelt, und heute werden diese neuen Werkstoffe als selbstverständlich hingenommen.

In Amerika hat man solche Erkenntnisse etwas früher gesammelt und die verschiedenen Kunststoffe für die Fertigung von orthopädischen Hilfsmitteln, insbesondere für künstliche Arme, Kunsthände, kosmetische Ausgleiche und auch für künstliche Augen verwendet. Es lag nahe, daß man auch in Deutschland dazu übergehen würde, die einheimischen Kunststoffe für die handwerkliche Fertigung nutzbringend zu verwerten. Es ist aber heute noch so wie früher: Es wird sehr viel das Für und Wider solcher Bestrebungen diskutiert und zwar deshalb, weil man zu wenig über die modernen Kunststoffe weiß und vor allen Dingen zu wenig über die Technik in der Anwendung und Verarbeitung solcher neuen Werkstoffe informiert ist.

In der Orthopädietechnik ist es vor allem notwendig zu wissen, ob und inwieweit ein Kunststoff als Baustoff für eine Prothese und andere orthopädische Hilfsmittel geeignet ist. Wir erinnern uns noch, daß in zurückliegender Zeit erhebliche Bedenken für die Verarbeitung von Leichtmetall geltend gemacht wurden, weil sich in einer Reihe von Fällen Korrosionsschäden gezeigt hatten; ebenso wurden kurz nach dem letzten Kriege gesundheitliche Schäden beim Gebrauch von Gegenständen aus Igelit festgestellt, soweit es sich um Bekleidungsgegenstände handelte, die unmittelbar am Körper getragen worden waren. Es ist deshalb zu verstehen, wenn vom handwerklichen Standpunkt aus in erster Linie verlangt wird, daß die Werkstoffe für orthopädische Hilfsmittel — ganz gleich, ob es sich um natürliche oder synthetisch hergestellte Baustoffe handelt — in jeder Hinsicht frei von Stoffen sein müssen, die gesundheitsschädlich sein oder wirken können. In dieser Hinsicht darf der Handwerker heute die beruhigende Gewißheit haben, daß der moderne Kunststoff sehr wohl geeignet ist, allen diesen Anforderungen zu genügen. Wer es noch nicht weiß, darf es zur Kenntnis nehmen, daß man schon seit Jahren in der Zahnheilkunde den Kunststoff (Hekolon-Akrylat) als Prothesenmaterial für die Fertigung von Zahnersatz mit Erfolg anwendet und daß man in Amerika sogar künstliche Augen aus Plastikstoffen fertigt.

Während die Kunststoffverarbeitung in der Industrie mit entsprechenden Maschinen, Einrichtungen und Werkzeugen in rationeller Weise durchgeführt werden kann, müssen bei der handwerklichen Fertigung mit geringen Fertigungsziffern andere Arbeitsverfahren und andere Mittel angewendet werden. Die Industrie ist in der Lage, die Verformung in hochwertigen und teuren Fertigungsformen durchzuführen, während der Handwerker für die Verformung weniger oder einzelner Stücke andere Wege gehen muß, um zum Ziele zu kommen. Das bedeutet für ihn, daß er nicht nur die besten Abformmethoden kennen muß, sondern es ist für ihn heute unerläßlich zu wissen, daß er sich mit der Art und den Eigenschaften der für seine Zwecke geeigneten Kunststoffe vertraut machen und die Technik genauestens beachten muß, die erst eine erfolgreiche Verarbeitung dieser modernen Kunststoffe ermöglicht. Wenn auch die Kunststoff-Hersteller stets bemüht sind, dem verarbeitenden Handwerk Rat und Unterstützung zu gewähren, so obliegt es aber doch in erster Linie dem Handwerker selbst, die Vorteile in der Anwendung der Kunststoffe richtig zu erkennen und die Vorzüge des Kunststoffes für seine handwerkliche Leistung zu nützen.

Für die Verformung fester Gegenstände, wie z. B. Stumpfschäfte, Hülsen, Fußstützen, Stützkörper u. a. sind die verschiedenen kalthärtenden Gießharze als besonders wertvoll für den Handwerksbetrieb anzusehen, denn ihre Verarbeitung erfordert keine großen Anschaffungen für Stahlformen, Pressen usw. Soweit eine Erwärmung der verformten Gießlinge für eine beschleunigte Polymerisation erwünscht ist, genügt einer der handelsüblichen Haushalt-Backöfen mit Temperaturregler (Thermostat). Aber selbst bei einer solchen einfachen handwerklichen Verarbeitungsmethode heißt es vom Anfang bis zum Ende, nämlich von der Abformung bis zur abschließenden Nachbearbeitung des verformten Gegenstandes, größte Sorgfalt und peinlichste Sauberkeit bei genauester Beachtung aller Vorschriften aufzubringen. Ein kleiner Fehler bei einem der vielen Arbeitsvorgänge kann die ganze Arbeit zunichte machen, und dann heißt es, nochmals von vorne anfangen.

Eine besondere Rolle spielt die Verformung der Polyvinylchloride für die Fertigung von kosmetischen Ersatzstücken. Diese Fertigung ist innerhalb der Orthopädietechnik ein Gebiet, das noch nicht restlos erschlossen ist. Sie ist aber für einen großen Personenkreis notwendig, der seit Jahren darauf wartet, endlich einmal kosmetische Ersatzstücke zu erhalten, die geeignet sind, den betroffenen Personen nicht nur den körperlichen Verlust auszugleichen, sondern auch das seelische Gleichgewicht wiederzugeben. Es handelt sich um kosmetische Ersatzstücke als Ausgleich für die Absetzung eines Ohres, einer Nase, eines oder mehrerer Fingerglieder, eines oder mehrerer Finger, der teilweisen oder ganzen Hand. Der thermoplastische Kunststoff PVC ist hier sehr gut geeignet, als Baustoff für solche Zwecke genutzt zu werden. Mit Hilfe genauester Abformen und unter Berücksichtigung einer zweckmäßigen Einfärbung läßt er sich bestens verformen. Die Erzeugnisse einiger amerikanischer Firmen zeigen hierfür die besten Beweise.

II. Abformtechnik

1. Maßnehmen

Die Herstellung eines künstlichen Gliedes, eines technischen Ersatzstückes oder eines kosmetischen Gliedausgleiches ist keine Serienarbeit und kann nur individuell und von Fall zu Fall vor sich gehen. Die Fertigungsarbeit kann auch erst beginnen, sobald die Konstruktion und die Ausführung festgelegt sind.

Der erste und wichtigste Arbeitsvorgang ist das Maßnehmen. Von seiner Gründlichkeit und Genauigkeit hängen nicht nur die Paßfähigkeit und die Gebrauchsfähigkeit des orthopädischen Hilfsmittels, sondern oftmals der ganze Erfolg der geleisteten Arbeit ab. Ungenaue und unvollständige Maßunterlagen machen eine einwandfreie Fertigung unmöglich.

Die Begriffe „Paßfähigkeit und Gebrauchsfähigkeit“ sind dahingehend auszulegen,

daß das künstliche Glied, das technische Ersatzstück oder der kosmetische Gliedausgleich soweit als technisch möglich der Form des lebenden Körpers nachgebildet sein sollen;

daß sie in der Stumpfbettung keinerlei schädlichen und unerträglichen Druck ausüben;

daß sie dem Träger denkbar wenig Last auferlegen (geringes Gewicht);

daß sie den denkbar größten Erfolg mit denkbar wenig Kraft erreichen und in Nebeneffekten möglichst wenig Kraft verlieren;

daß sie den Amputierten möglichst wenig entstellen und dort, wo Entstellungen vorhanden sind, diese denkbar vollkommen verdecken (kosmetische Formung, Hautoberflächenformung, wirklichkeitsnahe Hautfarbe).

Das Nehmen der Maße am Körper geschieht mittels Maßband und Tasterzirkel. Dabei muß das Maßband z. B. bei Umfangmaßen normal auf der nackten Haut aufliegen; es darf weder zu straff gezogen noch zu lose gehalten werden, wenn man die genauen Maße ermitteln will. Am besten ist es hierbei, die wichtigsten Punkte und Stellen am Körper mittels Fettfarbstift zu fixieren. Von da aus werden dann die Längen- bzw. Umfangsmaße festgestellt und zweckmäßig in ein Maßbuch oder Maßschema eingeschrieben. Abzüge für Prothesenmaß werden dabei unberücksichtigt gelassen, denn die werden bei der Fertigung bzw. beim Aufbau des künstlichen Gliedes in der Werkstatt berechnet. Die Maße für einen Kunstarm werden bei leicht angewinkeltem Unterarm genommen. Die Hand ist einwärts gedreht.

Neben dem Nehmen der Maße am Körper ist die Herstellung eines Modelles vom abgesetzten Glied ein zweiter Arbeitsgang der Maßnahme. Wenn es sich um einen kosmetischen Ausgleich handelt, ist dieser Arbeitsvorgang am wichtigsten und entscheidend für die formgerechte Wiedergabe des verlorenen Gliedes.

Hier unterscheiden wir:

die Anfertigung des „Negativs“ und

die Herstellung des „Positivs“. Das Negativ ist die Form für die Herstellung des eigentlichen Modelles, des Positivs.

Das „Negativ“ ist die Abform am Körper, und hier haben sich im Laufe der letzten Jahre verschiedene Verfahren herausgebildet, von denen zu nennen sind:

a) das Gipsbindenverfahren, wenn es sich um die Fertigung eines künstlichen Gliedes oder eines technischen Ersatzes handelt (Armprothese, Kunstbein, Stützapparat u. ä.),

b) das Gipsabgußverfahren für die natürliche Formwiedergabe des Gliedes oder Gliedrestes,

c) die Abformung mittels Schmelzmasse für die natürliche Formwiedergabe des Gliedes oder Gliedrestes (Nase, Ohr, Brust oder Gesichtsteile).

2. Gipsbindenverfahren

Das zu a) benannte Gipsbindenverfahren hat sich bisher am besten bewährt, weil es dem Prothesenbauer die Möglichkeit gibt, auf einfachste Art die genaue Form eines Körperteils herzustellen. Seine Anwendung ist folgende:

a) Für die Fertigung eines künstlichen Armes:

Zunächst werden wichtige Punkte — wie innerer und äußerer Knorren des Oberarmes oder die Schulterhöhe (acromion) u. a. mit Buntstift gekennzeichnet, um sie auf das Negativ als Merkpunkte zu übertragen. Dann wird der zur Abformung bestimmte Körperteil mit einer Trikotschlauchbinde überzogen. Gegebenenfalls wird an Stelle des Trikotschlauchüberzuges der Stumpf mit einer Vaselineschicht oder mit Gipsöl bestrichen. Eine kräftige, feste Hanfschnur wird auf den Trikotschlauchüberzug an der vorgesehenen Schnittstelle so miteingegipst, daß sie beim Aufschneiden des Gipsverbandes als Führung für das Messer dient. Negative von Oberarmstümpfen werden meistens nicht aufgeschnitten und bei ihnen entfällt das Eingipsen einer Schnur.

Das Wasser für die Gipsbinden soll höchstens lauwarm sein, da beim Abbinden des Gipses Wärme frei wird, die für die Haut lästig ist. Beim Einlegen der Gipsbinden in das Wasser ist zu beachten, daß die Gipsbinde stets unter Wasser getaucht ist. Die Binde wird mit der Papierhülle in das Wasser gelegt, weil sonst das Gipsmehl vom Wasser aus der Binde herausgespült werden kann.

Nach wenigen Minuten, wenn keine Luftblasen mehr aufsteigen, nimmt man die Binde aus dem Wasser, entfernt die Papierhülle, drückt sie an beiden Seiten etwas zusammen, daß kein Gips herausfällt und wickelt sie gleichmäßig leicht, ohne Schnürfurchen zu machen, um den Körperteil. Man streicht die Gipsbindenlagen mit der Hand, damit sie sich besser aneinanderlegen und modelliert die Knochenpunkte gut in dem Gips heraus.

Ehe das Modell erhärtet, können jetzt noch Abstützpunkte festgelegt und evtl. Korrekturen vorgenommen werden. So ist z. B. der Unterarmstumpf für eine Dreh-Armprothese während des Gipsverbandes, d. h. vor dem Erhärten des Gipses möglichst flach zu formen, um den späteren Drehstumpfschaft zweckdienlich gestalten zu können.

Es ist auf eine gleichmäßige Anlage der Gipswickel zu achten. Beim Oberarmstumpf ist auf dem Gipsbindenverband mittels Tintenstift die frontale und seitliche Lotlinie aufzuzeichnen. Immerhin kann die Auflage an den Gelenken und an den Stützpunkten verstärkt gehalten werden.

Sobald der Gipsbindenverband erhärtet ist, wird die eingegipste Schnur mit der linken Hand straff gezogen und mit dem Gipsmesser in der rechten Hand wird der Verband von oben nach unten aufgeschnitten. Der Trikotschlauch läßt sich leicht mit einer Gipsschere aufschneiden.

Bei Unterarm**kurz**stümpfen ist schon beim Gipsbindenverband der Ellbogenspalt recht genau festzulegen. Der Gipsverband wird soweit gehalten, daß er um die Spitze des Ellbogens greift und sich bei Streckung des Armes fest gegen die Sehne des dreiköpfigen Oberarmmuskels legen läßt. Damit wird die Bildung einer Beugewulst verhindert. Derart geformte Schäfte ergeben eine gute Tragfähigkeit.

Für die Technik des Gipsverbandes für den Arm ist weiter zu beachten, daß

a) der **Oberarm**stumpf in seitlich leicht abgespreizter (abduzierter) Stellung gegipst wird, um anschließend und vor Erhärtung des Gipsbindenverbandes an den Körper in Normalstellung herangezogen zu werden, wodurch sich die Achselhöhle entsprechend herausbildet. Der Gipsverband soll nach hinten möglichst das ganze Schulterblatt umfassen und nach vorn möglichst weit in die Unterschlüsselbeingrube gehalten werden, damit Schulterblattgräte und Acromion-Schlüsselbeingelenk gut herausgeformt werden können.

b) der **Unterarm**stumpf in leichter Beugestellung gegipst wird; lange und mittellange Stümpfe mit guter Drehmöglichkeit bedingen eine feste Einbettung der Weichteile in den Gipsverband, der in Nähe des Ellbogens eine möglichst kreisrunde Öffnung haben soll, damit die Drehbewegung des Unterarmes ungehindert vor sich gehen kann.

c) beim **Schulter**stumpf die Brust- und Schulterpartie mit gegipst werden.

Im übrigen wird beim Gipsbindenverband für Armstümpfe die erste Gipsbinde am Stumpfende angelegt und dem Körper zu gewickelt. Schäfte für Arbeitsarmprothesen oder willkürlich bewegbare Kunstarme werden zweckmäßig bei angespannter Stumpfmuskulatur (nicht in Ruhehaltung des Armes) modelliert.

Der Gipsbindenverband erhärtet sehr bald und kann dann leicht vom Körper abgenommen werden. Er wird nun zum Trocknen vorgerichtet und zwar werden die Schnittkanten dicht aufeinander gepaßt und mit Gipsbrei abgedeckt. Falls wider Erwarten das Negativ keine besondere Festigkeit aufweist, wird es mit einer weiteren Gipsbinde von außen verstärkt. Der Trocknungsprozeß erfordert nur geringe Zeit und man kann unmittelbar danach mit der Fertigung des „Gipspositivs" beginnen. Trotzdem empfiehlt es sich, das „Negativ" nach seiner Erhärtung mit einer Seifenwasserlösung gut auszuspülen bzw. die Innenflächen mit Seifenwasser zu bestreichen. Damit wird eine Isolierung geschaffen, die bei der anschließenden Fertigung des „Positivs" nur nützlich sein kann.

b) **Für die Fertigung von Fußstützen (Schuheinlagen):**

Für die Herstellung einer guten Abform des Fußes wird mehr oder weniger das Gipsbindenverfahren angewendet.

Da die Einlage die Stellung des erkrankten Fußes korrigieren soll, wird die Abform am unbelasteten Fuß durchgeführt. Das geschieht in der Weise, daß man den Patienten auf einen erhöhten Stuhl setzt und die Füße oberhalb der Knöchel abstützt, d. h. auf Beinstützen oder eine kleine Gipsbank legt.

In dieser Haltung besteht die Möglichkeit, die Füße einer näheren Untersuchung zu unterziehen. Mit einem kurzen Griff überzeugt man sich von der Beweglichkeit des Fußes in seinen Gelenken und kennzeichnet außerdem mit einem Fettstift die wichtigsten Punkte am Fuß. Dazu gehören insbesondere das Grundgelenk der Kleinzehe, die Rauhigkeit des Kahnbeins und die Mitte des 1. Vorfußköpfchens.

Wie *Prof. Dr. W. Thomsen-Homburg* außerdem im Lehrbuch für Bandagisten und Orthopädiemechaniker hinsichtlich der Technik des Gipsabdruckes für Fußstützen ausführt, empfiehlt es sich dabei auch, die vordere Begrenzung der Einlage, je nachdem, ob sie rund oder mit lateraler Ecke sein soll, schon auf die Sohle aufzuzeichnen, nachdem man die Lage der Vorfußköpfchen mit den Fingern abgetastet hat. Mit Rücksicht auf die notwendige genaue Abform des Fußes ist es empfehlenswert, aus etwa der Hälfte der erweichten und vorgerichteten Gipsbinde eine Gipsplatte zu fertigen, die um Handbreite länger als der Fuß ist. Sie wird schön glatt gestrichen, dann mit beiden Händen erfaßt und hinten um die Ferse und vorn um die Zehen herumgeschlagen. Damit keine Längsfalten entstehen, zieht man die Gipsplatte in der Querrichtung straff und glättet sie mit einigen Handstrichen an den Fuß an. Mit der restlichen Gipsbinde wird dann die Gipsplatte fest an den Fuß gewickelt, wobei man z. B. am rechten Fuß an der Ferse von außen hinten herum nach innen wickelt, am Vorfuß aber umgekehrt von außen über den Fußrücken nach innen. Über das Knöchelgelenk geht man mit der Gipsbinde nur wenig heraus. Mit beiden Händen wird dann der Gipsverband am Fuß allseitig glattgestrichen. Die Korrektur erfolgt noch während der Erhärtung des Gipses. Beim linken Fuß umfaßt man mit der linken Hand die Ferse, während die rechte Hand von außen her den Vorfuß so umfaßt, daß der Daumen auf den Großzehenballen zu liegen kommt. Mit der linken Hand zieht man die Ferse so weit wie möglich in Supination, schiebt mit der rechten Hand den Vorfuß nach innen und drückt den Großzehenballen nach abwärts. *Prof. Dr. W. Thomsen* stellt hierzu nachstehende Regeln auf:

1. Soll die Einlage in einen Schuh mit höherem Absatz kommen, dann halten wir den Fuß beim Korrigieren ebenfalls in leichter Spitzfußstellung und streichen nicht nur das innere, sondern auch das äußere Längsgewölbe mit dem an der Sohle angelegten Zeigefinger gut aus. Dadurch erhält die Einlage später auch von der Außenseite eine gewisse Wölbung, so daß sie in dem Schuh nicht kippt, sondern gut anliegt.
2. Weiter muß vor allem bei weichen Knick-Senkfüßen eine zu starke Korrektur vermieden werden. Falsch ist es insbesondere, den Fuß stark zusammenzustauchen und ihn dadurch erheblich zu verkürzen: dadurch würde auch die Einlage zu kurz werden. Bei solchen Füßen muß man vielmehr wohl den Großzehenballen von oben her drücken, aber den Fuß im ganzen etwas auseinanderziehen, d. h. versuchen, ihn länger zu machen.

Immer wieder streicht man die Gipsbinden glatt an und beobachtet in kurzen Zeitabständen, ob das Modell seine Form behält.

Auch das Quergewölbe ist zu berücksichtigen. Hierzu faßt man den Vorfuß mit dem Gipsverband mit beiden Händen, wobei die beiden Daumen längsgestellt auf dem Fußrücken, die übrigen Finger auf der Fußsohle liegen. Nun werden die seitlichen Randstrahlen kräftig nach abwärts gebogen, während die Spitzen der Finger das Längsgewölbe herausmodellieren. Dabei fühlt man die Vorfußköpfchen auch durch den Gipsverband hindurch, wenn man unter mittlerem Druck mit den Fingerspitzen an der Fußsohle zehenwärts streicht. Zur Vermeidung einer übermäßigen Rundung im Fersenteil wird das Modell über der Ferse leicht angedrückt.

Nach vollständiger Erhärtung des Gipsverbandes wird er vom Fuß abgenommen. Eine so korrigierte Abform muß „stehen", d. h. es müssen sich Ferse, Kleinzeh und Großzehenballen in einer Ebene befinden; soweit dies nicht ganz erreicht wurde, ist die Abform nachzurichten.

Nunmehr wird die Abform (das Negativ) mit flüssigem Gipsbrei ausgefüllt. Sobald dieser vollständig erhärtet ist, wird der Gipsbindenverband (die Abform) entfernt. Es empfiehlt sich, die Abform vor dem Gipsbrei-Einguß zu isolieren, d. h. mit einem Trennmittel zu versehen. Eine Ausspülung mit Seifenwasser oder Gipsöl verhindert das Verkleben des erhärteten Gipsbindenverbandes mit dem flüssigen Gipsbrei.

Nach Abnahme der Abform erhält man das Fertigungsmodell für die Fußstützen. Es muß insofern einer Nacharbeit unterzogen werden, als etwa vorhandene Falten geglättet und notwendigenfalls auch der Stand — wie bereits erwähnt — korrigiert werden müssen. Soll die Fertigungsform für die Verformung von Kunststoffen verwendet werden, so muß insbesondere die ganze Unterfläche der Fertigungsform geglättet werden. Das Quergewölbe und das Längsgewölbe müssen ebenfalls klar herausmodelliert werden. Erst dann kann das Fertigungsmodell als gebrauchsfertig angesehen werden.

3. Gipsabgußverfahren

Das zu b) benannte Gipsabgußverfahren wird man überall dort anwenden, wo eine Fertigungsform für eine genaue Wiedergabe der Oberfläche eines Gegenstandes hergestellt werden soll oder eine Anwendung des Gipsbindenverfahrens nur mit Schwierigkeiten oder gar nicht möglich ist. Das dürfte immer dann der Fall sein, wenn es sich um die Formgestaltung von Fingergliedern, Handresten oder einer vollständigen Hand, eines Ohres, einer Nase usw. handelt. Man entscheidet sich je nach der Abformmöglichkeit für eine Kastenform oder für den direkten Gipsabguß am Körper. Für die Abformung eines Fingers, einer Hand oder Gliedresten der Hand wird man mit der Kastenabform deshalb gut auskommen, weil dabei das abzuformende Glied in völliger Ruhestellung gehalten werden kann. Überhaupt ist darauf zu halten, daß der Körper beim Gipsabgußverfahren völlig entspannt ist und jede Verkrampfung vermieden wird, die sich insbesondere bei der Hand durch Verformung der Hautoberfläche auswirken kann. Vor der Abformung sind das Körperglied oder der Gliedrest mit Vaseline, einer Hautcreme oder mit Gipsöl leicht einzufetten.

Wird eine Kastenabform vorgenommen, so wähle man eine Kastengröße, in welche der Körperteil bzw. der Gliedrest gerade hineinpaßt, ohne dabei irgendwie in Länge, Breite oder Höhe beschränkt zu werden. An der Stirnseite ist eine Öffnung für das Handgelenk oder den Unterarm zu lassen, wenn es sich um die Abform einer Hand handelt. Diese Öffnung darf nur so groß sein, wie es der Umfang des Handgelenkes verlangt, weil sonst der Gipsbrei aus der Kastenform herausfließen kann. Es erleichtert die Arbeit, wenn die Seitenwände des Gipsformkastens mit einem Scharnier am Boden befestigt und hochgeklappt durch Haken und Ösen so fest miteinander verbunden werden, daß sich damit die Form eines abgedichteten Kastens leicht herstellen läßt. In diesen Gipsformkasten wird der dickflüssige Gipsbrei (Modellgips) hineingegossen und zwar bis etwa 3—4 cm Höhe. Auf den Gipsbrei wird die leicht angebeugte Hand mit dem Handrücken gelegt und sorgfältig in den Gipsbrei so weit hinein gedrückt, bis der Gipsbrei zur Hälfte der Fingerstärke reicht. Dabei ist darauf zu achten, daß auch die anderen Randstellen der Hand, die Finger, die Mittelhand usw. bis zur gleichen Höhe vom Gipsbrei eingefaßt werden. Da der Daumen bei dieser Handstellung höher liegt, ist von dem inzwischen dickflüssiger gewordenen Gipsbrei eine entsprechende Gipsschicht so aufzutragen, daß auch er bis zur Hälfte seiner Stärke in Gips eingebettet wird. Nach wenigen Minuten erhärtet der Gipsbrei, und nun wird der Körperteil bzw. das abgeformte Glied ohne Schwierigkeiten aus der Form herausgenommen, die Haken gelöst und die Kastenwände heruntergeklappt, so daß die Form freigelegt ist. Es ist für uns die untere Formhälfte. Es werden nun etwaige Unebenheiten — die aber nicht die Konturen des abgeformten Gegenstandes, sondern nur die Gipsumrandung betreffen — sorgfältig mit einem Gipsmesser abgeschabt, um glatte Flächen für die Auflage des Gegenstückes zu schaffen. Außerdem ist es notwendig, vier Lochvertiefungen in die Formwand anzubringen, damit jederzeit beide Formhälften genau zusammengepaßt

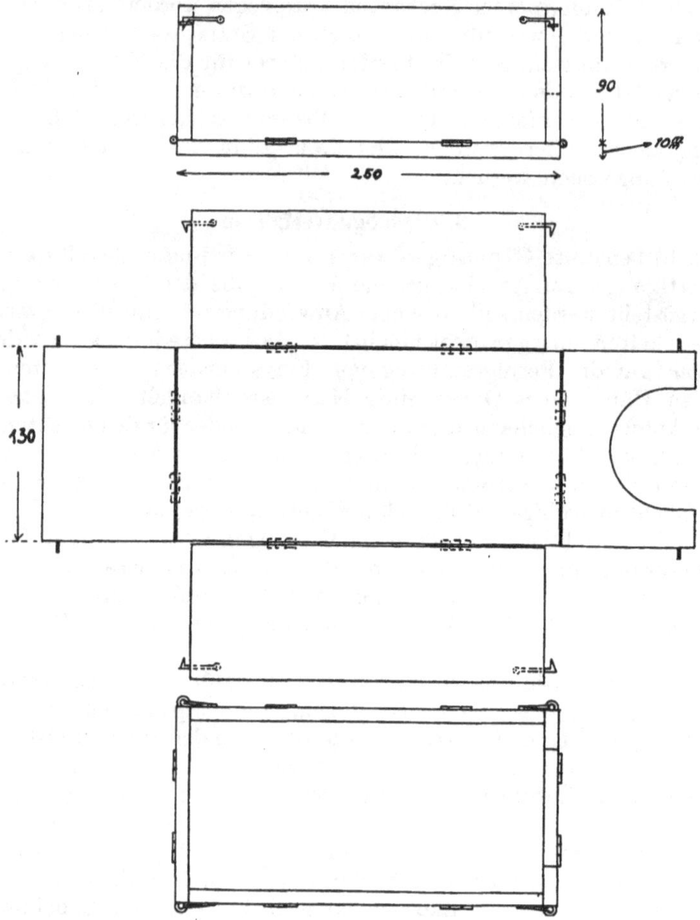

Abb. 1. Gipsformkasten
1. Seitenansicht. — 2. Von oben gesehen; aufgeklappt. — 3. Von oben gesehen; geschlossen und gebrauchsbereit

werden. Das geschieht am besten mit einem Spiralbohrer von 8—12 mm — je nach Stärke der Formwandung — bis zu einer Tiefe von 3—5 mm. Nach der Erhärtung der unteren Gipsform wird die Form mit einer Isolierschicht überzogen. Dabei hat sich eine Folie aus Seifenwasser — also eine dünne Seifenschicht — sehr bewährt. Es kann aber auch eine Wachs-, Gipsöl oder ähnliche Schicht sein, die nicht in die Gipsporen eindringt.

Alsdann wird die bis zur Hälfte abgeformte Hand bzw. das Körperglied wieder in die Form so hineingebracht, wie es bei der ersten Abform der Fall war und der

Gipskasten durch die Haken geschlossen. Danach wird ein weiterer dickflüssiger Gipsbrei in die Kastenform gebracht, der sich nun über alle Teile des abzuformenden Gliedes ergießt. Der höchste Punkt wird z. B. bei einer Hand der Daumenballen sein und sobald die Gipsschicht diesen bis zu einer Stärke von etwa 4—6 mm überzogen hat, dürfte eine ausreichende Formtiefe erreicht sein. Nach der Erhärtung des Gipsbreies wird der Gipskasten wieder geöffnet und die obere Formhälfte läßt sich dann mühelos von der unteren Formhälfte abheben, so daß die abgeformte Hand aus der Form herausgenommen werden kann. Beim Vergleich der beiden Hälften an den Auflageflächen sehen wir, daß sich an den Stellen der Lochvertiefungen Erhöhungen — sogenannte „Fixierungsnocken" — gebildet haben, die es gestatten, daß beide Formhälften immer und an der gleichen Stelle zueinander gepaßt werden. Auch diese Formhälfte versehen wir mit der erwähnten Isolierschicht und lassen dann beide Formhälften gründlich austrocknen. Siehe Abb. 1.

Der direkte Gipsabguß am lebenden Körper zur Abformung eines Ohres, einer Nase, einer Brust u. a., wo sich ein Kastenabguß nur schwer vornehmen lassen würde, erfordert eine große fachmännische Geschicklichkeit. Wenn es sich z. B. um eine Nase handelt, wird man mit einer einteiligen Form auskommen. In diesem Falle ist auch die abzuformende Körperstelle leicht einzufetten. Der Kopf wird so auf eine Unterlage gebettet, daß diese Stelle horizontal ausgerichtet ist. Das ist notwendig, weil sonst die weiche Gipsmasse vom Gesicht abfallen würde. Alsdann werden die Augenhöhlen mit einem Wattebausch abgedeckt und auch die Mundpartie wird mit einem leichten Tuch so von der Nasengegend abgegrenzt, daß beim Auftragen des Gipsbreies keine Teile in diese Gegenden gelangen können. Ebenso werden die Nasenlöcher leicht mit Watte verschlossen. Dickflüssiger Gipsbrei (Modellgips) wird nun zunächst auf die Umrandungsstellen der Nase gebracht, und dann werden nach und nach die weiteren Stellen der Nase mit dem Gipsbrei bedeckt, bis die ganze Nase mit Umgebung völlig mit einer Gipsdecke von etwa 2—3 mm Stärke überzogen ist. Dabei ist zu beachten, daß die Stellen der Nasenöffnungen frei gehalten werden. Die Wattebäuschchen zeigen an, wie weit mit dem Gipsbrei herangegangen werden kann. Nach Erhärtung des Gipses läßt sich die Abform leicht vom Gesicht abheben. Bei vorliegendem Nasenschaden (Teil- oder Totalverlust) ist die unmittelbare Schadensstelle vor Aufbringen des Gipsbreies mit Gaze oder Mull abzudecken, damit keine Gipsteile mit dieser Stelle unmittelbar in Berührung gelangen. Bei einer Nase kann also in fast allen Fällen mit einer einteiligen Form gearbeitet werden. Anders liegt es jedoch bei der Abform eines menschlichen Ohres. Siehe Abb. 2. Die vielseitige Form der Ohrmuschel wird zweckmäßig mit einer zweiteiligen Abform wiedergegeben. Auch hier geht der Abformprozeß wie folgt vor sich:

a) Kopf auf eine Unterlage so betten, daß die abzuformende Ohrmuschel eine horizontale Unterlage für den direkten Gipsabguß am Kopfe gestattet.

b) Ohrmuschel und Umgebung des Ohres in etwa 3—4 cm Breite leicht einfetten und den Gehörgang zum Inneren des Kopfes mit einem Wattebausch verschließen. Bei Verlust der Ohrmuschel ist der Gehörgang mit einem Wattebausch zu verschließen und die Amputationsstelle mit Gaze oder Mull abzudecken, damit diese Stelle von der Gipsbreischicht frei bleibt.

c) Der dickflüssige Gips wird nun zunächst auf die Umgebung des Ohres aufgetragen. Diese Gipsauflage wird dann nach und nach so weit erhöht, daß die Unterseite der Ohrmuschel bis zum Rande in den Gipsbrei eingebettet ist und fest aufliegt, was durch ein leichtes Aufdrücken mit dem Finger unterstützt werden kann, soweit dabei nicht die allgemeine Form und

Stellung des Ohres zum Kopf verändert wird. Man erweitere die Gipsauflage um das Ohr herum so weit, daß die Gipsumrandung der Ohrmuschel etwa 5—6 mm beträgt. Alsdann ist die absolute Erhärtung des Gipsbreies abzuwarten. Das ist deshalb hier besonders nötig, weil bei der Abnahme der Abform die Ohrmuschel durch die Öffnung in der Mitte der Abform hindurchgezogen werden muß. Das ist in den meisten Fällen auch möglich, weil es sich bei der Ohrmuschel um ein Fleischgebilde mit Verknorpelung handelt, das sich in Form und Gestalt verändern läßt.

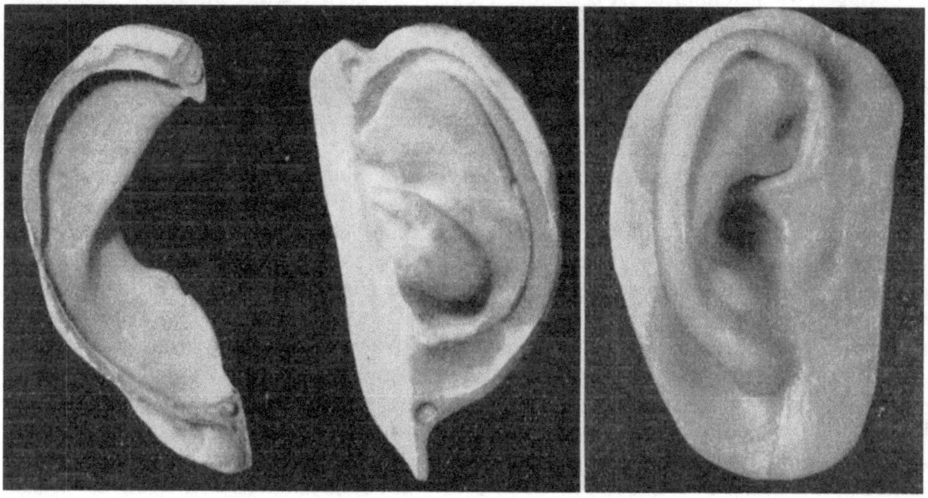

1. 2. 3.

Abb. 2. Zweiteilige Abform für ein künstliches Ohr
1. Oberes Formteil. — 2. Unteres Formteil. — 3. Abguß eines künstlichen Ohres

Nachdem innerhalb einiger Minuten das so geschaffene Gipsformunterteil erhärtet ist, bringt man in drei Stellen der Umrandung drei Lochvertiefungen (mit einem Spiralbohrer) an, um die später notwendige genaue Zusammenführung beider Formteile möglich zu machen. Dann wird die Oberfläche mit einer Seifenwasserschicht oder Ölschicht isoliert, damit das nun herzustellende obere Formteil in nur loser Verbindung mit dem unteren Formteil bleibt.

d) Jetzt wird nun die obere Seite (also die Innenseite der Ohrmuschel) mit einer Formschicht aus dickflüssigem Gipsbrei versehen, die ebenfalls etwa 5—6 mm betragen soll, um bei der Abnahme der Form einen Bruch des Werkstoffes zu vermeiden.

e) Nach vollständiger Erhärtung des Gipsauftrages läßt sich bei richtiger Isolation mit einiger Umsicht und Gewandtheit das Oberteil der Form leicht vom Unterteil trennen. Alsdann wird das Formenunterteil zuerst vom Kopfe abgenommen.

f) Nun erst wird das Formenoberteil abgenommen. Da die Innenseite der Ohrmuschel eine Reihe von Windungen und Aushöhlungen aufweist, in welche selbstverständlich der Gipsbrei eingeflossen ist und für die Abform erhalten bleiben muß, wenn die Abform wirklichkeitsnahe sein soll, heißt es hier die Abnahme der Form recht vorsichtig vorzunehmen, damit ein Bruch des Werkstoffes vermieden wird.

Handelt es sich um ein weiches bewegliches Ohr, kann man auch das obere Formenteil zuerst abnehmen. Für die Abnahme des unteren Teiles läßt sich eine weiche Ohrmuschel leicht durch die Öffnung in der Mitte des unteren Formteiles hindurchziehen. Wenn es dagegen ein stark verknorpeltes Ohr ist, kann es möglich sein, daß die Abformung nicht in zwei-, sondern in dreiteiliger Form zweckmäßig ist.

4. Abformen mittels Schmelzmasse

Von den unter c) genannten Verfahren mittels Schmelzmasse dürfte das *Dr. Poller*sche Abformverfahren das bewährteste Verfahren sein, denn es wird auf den verschiedensten Gebieten mit bestem Erfolg angewendet. Nach dieser Methode ist die Schaffung von wirklich bis ins kleinste gehenden naturgetreuen Abformungen gewährleistet. Die elastische, hydrokolloide Abformmasse gibt alle Feinheiten des Originals wieder. Für die Durchführung der Abformung gilt folgendes:

a) Aufkochen der Formmasse

Im Wasserbad wird die Formmasse über nicht zu starker Flamme erhitzt, bis sie ganz geschmolzen ist und einen rahmartigen Brei bildet, der keine Knollen mehr aufweist. Durch ständiges leichtes Umrühren der Masse mit einem Spachtel von unten nach oben wird ein Anbrennen vermieden. Die geschmolzene Formmasse besitzt die richtige Auftragskonsistenz, wenn sie vom Spachtel nur langsam abfließt. Je kühler die Formmasse vor dem Auftragen sein soll, desto dünner ist sie zu gestalten durch Beifügen von warmem Wasser während des Kochens. Durch entsprechend langes Kochen läßt sich die Masse wieder eindicken, falls sie etwas zu dünn erscheint. Hat sich beim Stehenlassen der aufgekochten Formmasse eine Deckschicht an der Oberfläche gebildet, ist sie vor Gebrauch der Masse mit einem Spachtel wegzunehmen, also auf keinen Fall in die noch flüssige Formmasse einzurühren. Die Formmasse wird nur durch Anbrennen oder Austrocknenlassen nicht mehr verwendungsfähig. — Wird die auftragsbereite Formmasse nicht sofort verwendet, kann sie im Wasserbad oder in einem Thermophor warm gehalten werden.

b) Auftrag der Formmasse

Die Formmasse bedarf bei der Abformung von menschlichen Körperteilen sowie der meisten Objekte keiner Vorpräparation des Modelles durch Einfetten. Eine Ausnahme hiervon bilden Objekte aus Ton oder Gips; solche sind vor dem Auftrag der Formmasse wasserundurchlässig zu machen, sei es durch einen Überzug von Zaponlack oder durch vollständiges Durchtränken mit Wasser, Gerben mit Alaun usw.

Die Formmasse wird je nach dem Verwendungszweck durch leichtes Umrühren mehr oder weniger abgekühlt, beim Auftrag auf den menschlichen Körper bis zu 34—40 Grad Celsius.

Die Formmasse wird nun mittels eines Pinsels auf den abzuformenden Gegenstand aufgetragen. Sie muß eine zusammenhängende, ziemlich dicke Schicht bilden. Nachher kann zum Auftragen ein Spachtel verwendet werden, mit welchem rascher gearbeitet werden kann.

Bei Objekten mit großen Flächen und starken Rundungen ist die Formmassen-Form während des Formmassenauftrages durch Einlegen von Stützen, z. B. Drahtgestellen, Stoffeinlagen, Holzstäbchen usw. zu verstärken.

Bei Handabformungen wird es allgemein nötig sein, zwei Teilformen herzustellen, obgleich es auch bei entsprechender Übung durchaus möglich ist, die menschliche Hand mit einer einteiligen Form abzuformen.

Die Schmelzmassenschicht soll bei der Handabformung 1½—2 cm betragen, damit sie stabil bleibt. Gegebenenfalls können vor dem letzten Aufstrich noch einige Gazestreifen einkaschiert werden. Falls ganz besondere Ansprüche an die Festigkeit der Abform gestellt werden, kann über der Schmelzmassenschicht zur Verstärkung eine Gipsbindenschicht angebracht werden.

Man beginnt mit der Abform zunächst damit, daß man auf den Handrücken (Rückseite der Hand mit Fingern, Mittelhand bis zum Handgelenk bzw. Unterarm) die Schmelzmasse aufträgt und als zweiten Arbeitsgang den Schmelzmassenauftrag auf das innere Handteil (Finger, Mittelhand bis Handgelenk bzw. Unterarm) vornimmt. Der Schmelzmassenauftrag mittels Pinsel muß nach einer Abkühlung der Masse auf 35° C sehr rasch erfolgen, damit die einzelnen Aufstriche nicht erstarren und später eventuell abblättern.

Bei einer Abform aus zwei Teilen müssen nach Erstarren der Schmelzmasse des ersten Formteiles entsprechende Kerben (Lochvertiefungen) für das Zupassen des zweiten Formteiles gemacht werden.

c) Abnehmen der Form

Ist die Form der Formmasse fertig, so ist deren vollständiges Erkalten und Erstarren abzuwarten, was bei kleinen Stücken schon in wenigen Minuten geschehen ist.

Die Form wird nun vorsichtig vom Objekt abgelöst. Bei geschlossenen Formen müssen an einer oder mehreren Stellen mit einem Messer kleine Schnitte gemacht werden; dies ist belanglos, denn die Formmasse ist elastisch und federt wieder in die ursprüngliche Form zurück. Bei Rissen werden die Stückchen mit Korrekturnadeln zusammengeheftet.

d) Aufbewahren der Formmasse und des Negativs

Wird die Form der Formmasse erst zu einem späteren Zeitpunkt verwendet, so ist sie entweder unter Wasser oder in einem luftdicht abgeschlossenen Gefäß aufzubehalten. Für kürzere Zeit genügt ein Umwickeln mit einem feuchten Tuch. Hat sich im Negativ Wasser angesammelt, so ist dieses mit einem feuchten Wattebausch vor dem Auftrag der weiteren Formmasse aufzusaugen.

Frische oder gebrauchte Formmasse kann in der Originalpackung (Blechdose) sehr lange aufgehoben werden. Negative der Formmasse, die ihren Zweck erfüllt haben, werden mit einem Messer in kleine Stücke zerschnitten und diese in die Blechdose gelegt. Vor dem Wiederaufkochen ist der Formmasse etwas Wasser beizufügen.

Dem Verfasser ist ein weiteres amerikanisches Verfahren bekannt, das die Firma *Tenenbaum-Prosthetics* New York 54, N.Y. mit ihrem Kunststoff Plastimold anwendet. Nach Anweisung dieser Firma wird damit wie folgt verfahren:

> Die Formmasse wird als ein weißes feinkörniges Pulver hergestellt, das bei entsprechendem Zusatz an Wasser zu einem Brei angerührt wird, der dann direkt auf die Haut des abzuformenden Gegenstandes aufgetragen wird.
>
> Für die normalen Ansprüche hinsichtlich der Festigkeit hat die Firma eine bestimmte Dosierung in der Zusammensetzung mit Wasser festgelegt. Geringere oder größere Festigkeit der Abform wird durch größeres oder geringeres Hinzufügen von Wasser erreicht.

Dabei soll möglichst kaltes Wasser verwendet werden — möglichst Eiswasser in heißen Gegenden —, weil sich bei Erwärmung des Wassers die Masse leicht auf den Boden setzt und so das Verarbeiten erschwert.

Die Breimischung wird direkt auf die Haut oder das Haar aufgetragen; sie bleibt darin nicht haften. Wenn auch ansonsten keine Trennmittel nötig sind, so empfiehlt es sich bei schwierigen Fällen doch, die Hautoberfläche mit Seife bzw. mit einer Seifenfolie einzuschmieren.

Wie bei den Schmelzmassen kann der Breiauftrag auf den Körper etwa 6—7 mm stark sein. Wird eine stärkere Schicht gewünscht, müßten während des Auftrages Gazestreifen eingearbeitet werden.

Plastimold wird bei Erstarrung des Materials zu einer elastischen und gummiartigen Masse, über die in zweckdienlicher Weise eine angefeuchtete Gipsbinde gelegt wird, um die Abform recht stabil und starr zu erhalten.

Die Entfernung der Abform vom Körper geschieht ebenso wie beim Gipsbindenverband.

Wie im Abschnitt XIV näher ausgeführt, wird in Amerika das Abform-Verfahren allgemein in dieser Weise gehandhabt. Erleichtert wird dieses Verfahren dadurch, daß die amerikanische Kunststoffindustrie hierzu bestens bewährtes Plastikmaterial als Formmasse zur Verfügung stellt.

5. Anleitung zur Fertigung einer genauen Abform für die Herstellung eines kosmetischen Ersatzstückes aus Plastikmaterial

a) Künstliche Finger oder Ersatzstück für Teilverlust der Hand

Erforderlich sind 2 Abformen und zwar:

1 Abform der Defektstelle mit dem Gliedrest (Stumpf), Abb. 3,

1 Abform des noch verbliebenen Gliedes der Gegenseite, nämlich beim Defekt an der linken Hand ist auch das noch verbliebene gleiche Glied an der rechten Hand abzuformen, Abb. 4.

Für die Abform kann man sich der Kastenform bedienen oder auch die Abform direkt mittels Gipsabguß am Körper vornehmen.

Bei beiden Verfahren ergeben sich folgende Arbeitsvorgänge:

a) Die versehrte Hand wird in natürlicher Haltung auf eine Platte bzw. auf den Gipstisch gelegt. Als natürliche Handstellung ist die gestreckte Handhaltung mit angebeugten Fingern zu verstehen. Die Finger werden ein wenig gespreizt gehalten, damit auch die Zwischenräume zwischen den einzelnen Fingern in ihrer ganzen Länge wiedergegeben werden können. Die abzuformenden Glieder werden leicht mit Gipsöl oder Vaseline eingefettet.

Der Abformprozeß beginnt damit, daß man den teigigen Gipsbrei auf die ganze Oberfläche des Handrückens und in die Zwischenräume der Finger verteilt, bis die Gipsschicht etwa 10—12 mm beträgt. Bei ruhiger Handstellung wird die Erhärtung des Gipsbreies abgewartet. Wurde Modellgips oder Dentalgips angewendet, tritt die Erhärtung schon nach wenigen Minuten ein. Handelt es sich bei der zu verformenden Hand um eine große Hand, so verstärkt man die Abform vor der Erhärtung der aufgetragenen Gipsschicht durch Auflegen einer eingewichten Gipsbinde.

Nach Erhärtung des Gipsauftrages dreht man die Hand vorsichtig um, so daß der Handrücken auf die Tischplatte zu ruhen kommt und nun die Hand-

1.

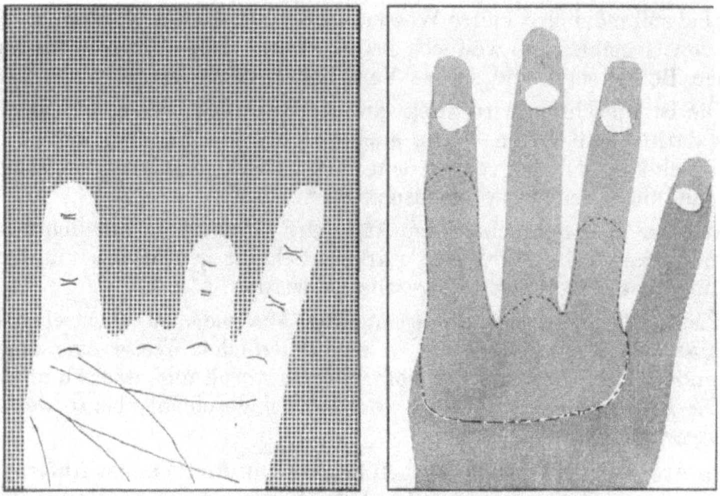

2.

Abb. 3. Zweiteilige Abform für ein Finger-Ersatzstück
1. Abformteil der Handinnenseite der versehrten Hand. — 2. Finger-Ersatzstück über den defekten Handkörper

1.

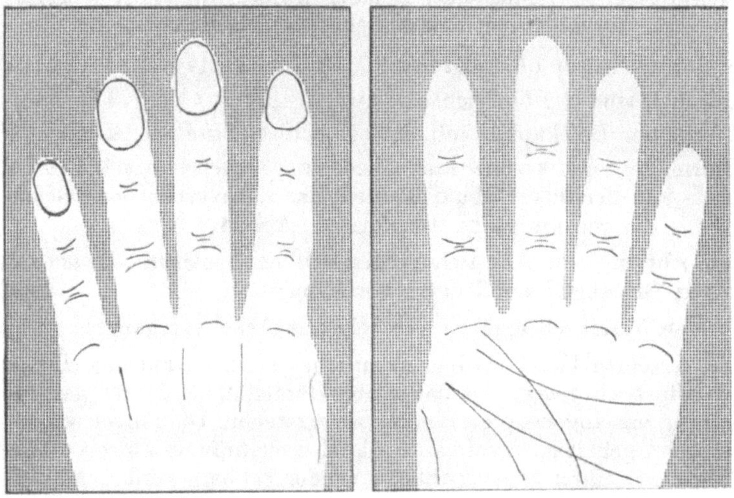

2.

Abb. 4. Zweiteilige Abform für ein Finger-Ersatzstück
1. Abformteil der Handrückenseite ohne Daumen der gesunden Hand. — 2. Abformteil der Handinnenseite ohne Daumen der gesunden Hand

innenfläche freiliegt. Vorsichtig wird die Gipsumrandung der Finger und des Handrandes so weit abgeflacht, daß der Patient die Hand aus der Abform herausnehmen kann.

Unebenheiten der hervorstehenden Gipsumrandung der Finger und des Handkörpers werden nach Möglichkeit geglättet. Dann werden an drei oder vier Stellen Kerben angebracht. Gipsumrandung, Handinneres einschl. der Fingerstellen werden nunmehr mit Seifenwasser oder Gipsöl getränkt, was durch ein vorsichtiges Einpinseln geschehen kann. Damit wird eine Trennfolie geschaffen.

Nach vollständiger Abtrocknung der Trennfolie wird die Hand nochmals genau in die Abform eingeführt, und nunmehr wird auf dieser Handseite der teigige Gipsbrei aufgetragen und zwar in gleicher Weise wie auf der Handrückenseite, bis eine Gipsschicht von 10—12mm erreicht wird, die je nach Größe der Abform noch mit einer eingeweichten Gipsbinde verstärkt werden kann.

Nach Erhärtung des Gipsbreies wird die Abform abgenommen. Die Trennfolie zwischen beiden Gipsvorgängen gestattet zuerst die Abnahme der zuletzt aufgetragenen Gipsschicht auf die Innenhand. Dann wird die abgeformte Hand

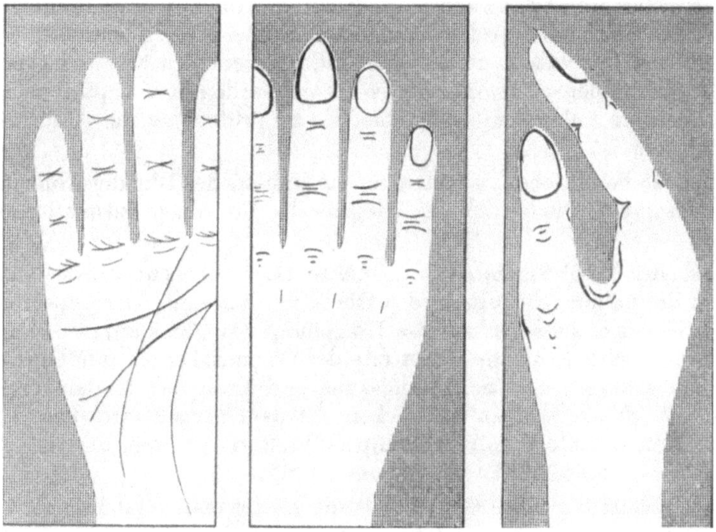

2. 1. 3.

Abb. 5. Dreiteilige Abform für künstliche Hand
1. Abform der Handrückenseite. — 2. Abform der Handinnenseite.
3. Abform der oberem Daumenhälfte und Seitenhälfte des Zeigefingers

aus dem zuerst geformten Gipsteil herausgenommen. Es zeigt sich nun, daß die angebrachten Kerben von dem zweiten Gipsteil (Oberteil) ausgefüllt wurden, was dazu führt, daß beide Formteile genau aufeinander gepaßt werden können.

b) Das Gegenstück — nämlich die noch verbliebene Hand oder das erhalten gebliebene gesunde Glied an der Gegenseite wird mit der gleichen Sorgfalt entweder zwei- oder dreiteilig abgeformt. Wenn es sich um ein Ersatzstück für einen oder mehrere Finger oder einen Teilverlust der Hand handelt, so genügt es, das oder die erhaltenen gesunden Glieder der Gegenseite wie zu a) zweiteilig abzuformen. Handelt es sich dagegen um die Abform einer ganzen Hand, so empfiehlt sich eine dreiteilige Abform, und zwar:

1. die Abform der Handrückenseite (mit Fingern, Handteil und guten Zwischenräumen zwischen den einzelnen Fingern (ohne den Daumen),
2. die Abform der Handinnenseite, wie zu 1., jedoch mit der unteren Hälfte des Daumens, und
3. Abform der oberen Daumenhälfte und linken Seitenhälfte des Zeigefingers. Siehe Abb. 5.

In jedem Falle ist die Abform der verbliebenen gesunden Hand bzw. der einzelnen Finger in der normalen Haltung, d. h. bei leicht gebeugter Fingerstellung herzustellen.

Es erleichtert die Fertigung des kosmetischen Ersatzstückes, wenn besondere Merkmale der verbliebenen Hand oder Finger besonders vermerkt werden. Ist die Abform mit aller Sorgfalt vorgenommen, erübrigt sich die Angabe von einzelnen Körpermaßen.

b) Künstliches Ohr

Die Abform eines Ohres wird am besten in liegender Stellung des Patienten vorgenommen. Man bettet dazu den Kopf derart, daß die Defektstelle eine horizontale Lage hat. Die Defektstelle wird zweckmäßig abgedeckt, d. h. der Gehörgang zum Trommelfell wird mit einem Stück Tuch oder einem Wattebausch verschlossen. Defektstelle und nähere Umgebung des Ohres werden mit Gipsöl oder Vaseline eingefettet. Bei nur teilweisem Ohrverlust ist zu prüfen, ob die Abform ein- oder zweiteilig möglich ist.

Wie unter a) beschrieben, ist auch für ein künstliches Ohr die Abform des noch erhaltenen gesunden Ohres auf der Gegenseite für einen kosmetischen Ersatz nötig.

Nachdem der Kopf in die eben genannte Lage gebracht wurde und die Ohrmuschel und die nähere Umgebung des Ohres mit Vaseline oder Gipsöl eingefettet ist, wird der Gipsbrei zunächst auf die Umgebung des Ohres aufgetragen und nach und nach so weit erhöht, bis die Unterseite der Ohrmuschel bis zum Ohrrand in den Gipsbrei eingebettet ist und beim langsamen Erhärten fest in dem Gipsbrei eingebettet ist. Durch ein leichtes Andrücken mit dem Finger wird diese Einbettung unterstützt. Man erweitert dann die Gipsumrandung so weit um das ganze Ohr herum, daß der Außenrand etwa 5—6 mm beträgt.

Nach der Erhärtung dieser Gipseinbettung glättet man vorsichtig die Oberfläche des breiten Gipsrandes und bringt zwei oder drei Kerben an (mit dem Spiralbohrer). Alsdann wird die Oberfläche des Ohres und die Gipsumrandung mit einer Trennfolie aus Seifenwasser oder Gipsöl versehen. Vorher hat man aber den Gehörgang mit einem Wattebausch verschlossen, damit keine Gipsteile in das Ohr eindringen können.

Jetzt wird nun die Oberseite (Außenseite) des Ohres mit einem dicken Gipsbrei belegt, der ebenfalls 5—6 mm dick aufgetragen werden kann.

Nach Erhärtung des Gipses läßt sich das Formenunterteil vom Ohr abnehmen, ohne daß es am oberen Gipsteil haftet. Bei der Abnahme ist größte Sorgfalt notwendig, weil das Innere der Ohrmuschel Windungen und Aushöhlungen aufweist, in welche der Gipsbrei eingeflossen und erhärtet ist. Für die genaue Wiedergabe dieser Merkmale müssen sie auch im verformten Gips erhalten bleiben.

Bei einem weichen Ohr mit geringer Knorpelanlage kann man auch das obere Formenteil zuerst abnehmen und dann die Ohrmuschel durch die an der unteren Form vorhandene Mittelöffnung hindurchziehen. Unter Umständen muß in schwierigen Fällen mit einer dreiteiligen Form gerechnet werden.

III. Herstellung der Fertigungsform (Gipsform)

1. Allgemeines

Für das „Gipspositiv" — oder besser gesagt für die Fertigungsform — verwendet man am besten den handelsüblichen Alabastergips. Nur dort, wo eine absolut genaue Wiedergabe der Hautoberfläche mit ihren Poren, Runen, Rillen oder Linien verlangt wird, nimmt man einen feinkörnigen Modellgips.

Zunächst befestigt man die Abform (Gipsnegativ) und sichert sie derart, daß sie während des Arbeitsvorganges nicht kippen oder umfallen kann. Bis zur Eingußstelle sind alle Öffnungen gut zu verschließen. Weiter sind ausreichend Wasser und Gips bereitzustellen.

Alsdann wird ein entsprechend großer Behälter zunächst mit Wasser gefüllt. Man rechnet auf ein Teil Wasser etwa 1½ bis 2 Teile Gips. Das Gipsmehl wird in kleinen Mengen dem Wasser zugeführt und unter ständigem Rühren bildet sich eine breiige Masse, in der sich keine Klumpen oder Klümpchen bilden dürfen. Vollkommen falsch wäre es, das Wasser in das Gipsmehl hineinzumischen, denn dabei würde sich nur ein unbrauchbarer Gipsklumpen bilden. In leichtflüssigem Zustand wird nunmehr der Gipsbrei durch die Eingußstelle in die Abform gegossen, wobei darauf zu achten ist, daß ein zu hastiges Füllen der Form zur Bildung von Luftblasen führen kann. Durch einen Zusatz von Salz (1 Eßlöffel Salz auf einen Liter Wasser) kann eine schnellere Abbindung des Gipses erreicht werden. Mit Rücksicht darauf, daß der Einguß der Gipsmasse in einem Arbeitsgang zu erfolgen hat, muß von vornherein für eine ausreichende Formmasse gesorgt werden.

Schon nach kurzer Zeit (in der Regel nach einer Stunde) hat der Gips genügend abgebunden, und nun kann das Negativ — die Abform — vom Kern entfernt werden. Dieser Kern stellt nunmehr die Fertigungsform dar, an der für den Fertigungsprozeß noch verschiedene Arbeiten zu verrichten sind. So werden zunächst alle Unebenheiten und Fugen — auch etwaige Luftblasen — mit Gipsbrei geschlossen und ausgeglichen. Die mit Buntfettstift u. a. am Stumpf gekennzeichneten Merkpunkte werden herausmodelliert bzw. anmodelliert.

Alle Arbeiten müssen mit größter Sorgfalt vorgenommen werden, denn von ihrer zweckentsprechenden und genauen Ausführung ist die spätere gute Paßform der nach einem solchen Gipsmodell gearbeiteten Prothese zum großen Teile abhängig. Jeder, der die Maßnahme vornimmt, soll auch die Fertigungsform selbst herrichten, wobei vorausgesetzt werden muß, daß er mit der Gipstechnik vertraut ist.

Die so modellierte Fertigungsform muß einem weiteren Trocknungsprozeß unterzogen werden, denn sie enthält immerhin noch eine Menge Flüssigkeit, die entfernt werden muß. Bei normaler Zimmertemperatur würde das Austrocknen erhebliche Zeit beanspruchen, weshalb man sich zweckmäßig einer Trockenanlage bedient, die Gas, elektrischen Strom oder auch die Zentralheizung als Heizquelle haben kann. Da die Verformung von synthetisch hergestellten Stoffen (Kunststoffe und Plastikmaterial) meistens in Temperaturen vor sich geht, die höher als die übliche Raumtemperatur von 20—21° C liegen, empfiehlt es sich, diesen Austrocknungsprozeß im Wärmeofen oder Heizkanal bei einer Temperatur von etwa 100 bis 150° C durchzuführen. Solche Wärmeöfen sind in der Regel mit einem Thermostat ausgestattet, der die eingestellte Wärmetemperatur im Ofen kontrolliert und reguliert. Für dünnwandige Fertigungsformen, die bei der Verformung warmhärtender Gießharze und zur Gelierung von PVC-Pasten angewendet werden und erhebliche Temperaturen (bis 250° C) aushalten müssen, empfiehlt sich die Stonex-Steinmodellmasse Type W.

An dem hellklingenden Ton beim Abklopfen der Form läßt sich der Trockenzustand leicht erkennen, und nachdem sie nun mittels Feile, Raspel, Schleifpapier oder Drahtpapier „geschliffen" ist, dürfte sie die gewünschte Form und Gestalt zur Herstellung des Stumpfschaftes als Bett für den verbliebenen Gliedrest haben. Wenn es sich um einen Stumpfschaft oder eine Hülse aus Walkleder oder aus Holz handelt, würde die hier beschriebene Form — auch das Gipsmodell genannt — vollkommen zweckentsprechend sein, denn diese Werkstoffe lassen sich auch bei komplizierter Form des Gipsmodelles ohne Schwierigkeiten vom Modell abnehmen. Anders liegen die Dinge bei der Verformung von Plastikmaterial, wenn der verformte Gegenstand in einem Stück hergestellt werden soll. Wenn die Form bzw. das Gipsmodell eine keilförmige oder konische Form hat und an dem breiteren Ende keine Wölbung verlangt, läßt sich die Plastikhülse oder der Plastikschaft ohne weiteres vom Modell abnehmen, soweit dieses für eine solche Fertigung vorgerichtet ist. In den Fällen aber, wo bei einer notwendigen Wölbung der Schultergegend das Herausnehmen des Gipsmodelles aus dem verformten Plastikschaft schwierig wird, muß dieses Modell zwei- oder dreiteilig hergestellt werden. Eine solche Notwendigkeit ergibt sich auch bei der Herstellung eines Unterarmteiles zur Oberarmprothese. In der Gegend des Ellbogengelenkes ist der Umfang geringer als am Unterarm in Nähe der Muskeln. Wir unterscheiden daher

a) die einteilige Fertigungsform für einfache keilförmige oder konische Armstümpfe, Abb. 6,

b) die zwei- oder mehrteilige Fertigungsform für Stumpfschäfte mit angewölbter Schulter, Abb. 7,

c) das mehrteilige Fertigungsmodell für Unterarmteile zur Oberarmprothese, Abb. 8.

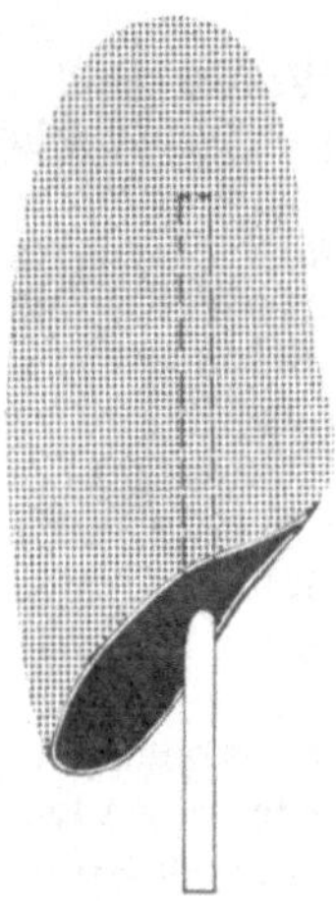

Abb. 6. Einteilige Fertigungsform für keilförmige und konische Armstümpfe

2. Die einteilige Fertigungsform

Die einteilige Fertigungsform (a), das sogenannte Gipspositiv, entspricht hinsichtlich seiner Formung der bisher gegebenen Beschreibung, wobei noch zu ergänzen ist, daß beim Eingießen des leichtflüssigen Gipsbreies in die Abform gleichzeitig ein Stück Flacheisen miteingegipst wird, das etwa 10 cm über die Eingußöffnung herausragen soll. Es dient später bei der Verformung des Plastikmaterials als Halte- und Sicherungsstab im Schraubstock.

3. Die zwei- und mehrteilige Fertigungsform

Für die zwei- und mehrteilige Fertigungsform wird folgende Methode angewendet:

Der Einguß in die Abform geschieht in zwei oder drei Arbeitsgängen, je nachdem, ob ein zwei- oder dreiteiliges Fertigungsmodell hergestellt werden soll.

Beim ersten Gang wird die Abform soweit mit Gipsbrei angefüllt, als die konische oder keilförmige Wandung der Abform die spätere Entfernung des erhärteten Gipsteiles zulassen wird. In der Mitte dieses eingegossenen Gipsteiles wird ein Ösenstück aus Metall miteingegipst. Nach Erhärtung dieses Gipsteiles werden an der Oberfläche des Gipses drei Vertiefungen (Kerben) angebracht. Das geschieht am besten mit einem Spiralbohrer mit etwa 10—15 mm Durchmesser. Dann wird die ganze Oberfläche mit einer Seifenwasserfolie oder einem Gipsölaufstrich isoliert. Über die eingegipste Öse in der Mitte wird eine kleine Schutzhülle aus Blech — es kann auch eine halbkugelförmige Metallkappe sein — gelegt, und nun kann der zweite Einguß vorgenommen werden, der dann das Mittelstück des Fertigungsmodelles ergeben wird. Auch dieses erhält in der Mitte das Ösenteil und ringsherum die drei Vertiefungen (Kerben). Nachdem die Metallkappe über das Ösenteil gelegt worden ist, erfolgt der dritte Einguß, der das letzte und obere Modellteil ergeben soll. Dieses reicht meistens von einem Bogenende der Wölbung zum andern und bildet den oberen Abschluß der Abform. Auch in seiner Mitte wird ein Ösenteil miteingegipst. Nunmehr wird die Abform mit ihrer dreiteiligen Füllung dem Trocknungsprozeß unterzogen. Die weitere Bearbeitung besteht dann darin, daß nach Erhärtung des Gipsbreies in Längsrichtung

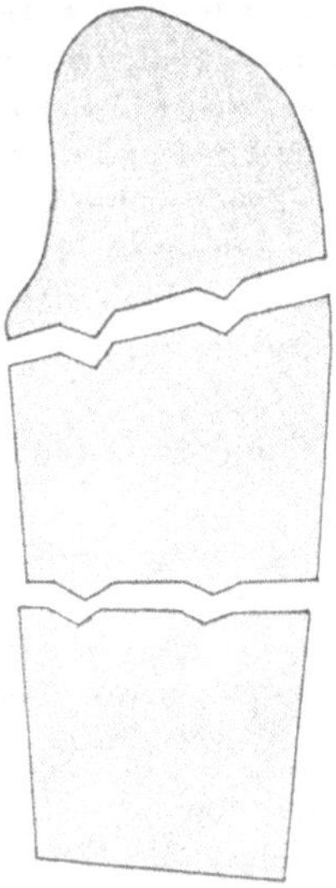

1.

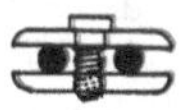

2.

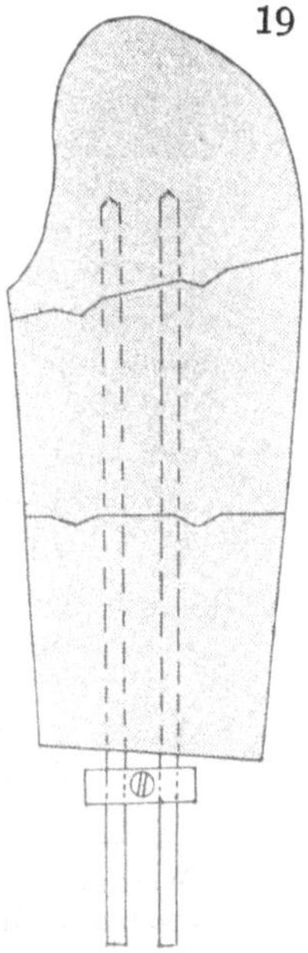

3.

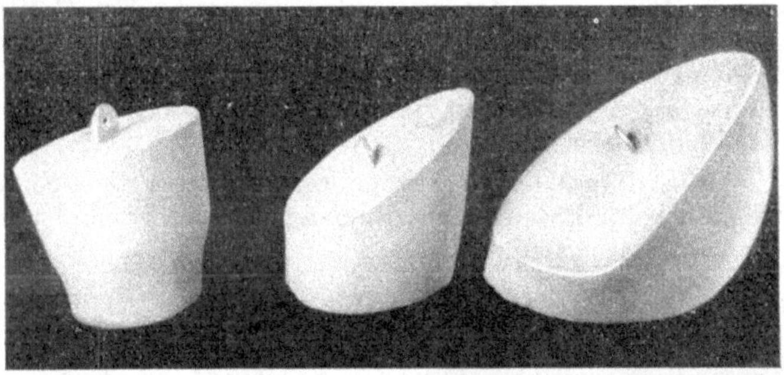

4.

des noch in der Abform befindlichen Modelles mit einem langen Spiralbohrer zwei parallel verlaufende Bohrungen (etwa 8 mm Durchmesser) angebracht werden, die unweit an der Spitze des Modelles enden. In diese Bohrungen werden zwei Rundstäbe aus Metall soweit eingeführt, daß sie an ihrem hinteren Ende etwa 10 cm aus dem Fertigungsmodell herausragen. Unmittelbar an ihrer Eintrittstelle werden beide Stäbe durch eine Klemme fest mit-

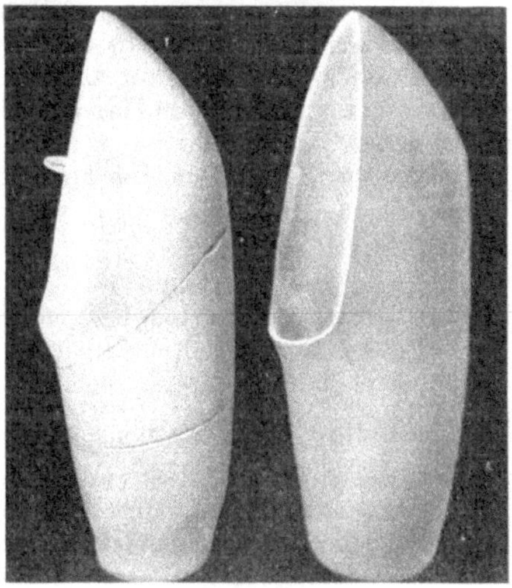

5.

Abb. 7. Mehrteilige Fertigungsform für Stumpfschäfte mit angewölbter Schulter
1. Unteres, mittleres und oberes Formteil. — 2. Schnitt der Haltezwinge für die Rundstäbe. — 3. Zusammengesetzte Fertigungsform. — 4. Formteile mit Ösenteil. — 5. Fertigungsform und Abguß

einander verbunden. Nunmehr erst kann das Negativ, also die Abform, von dem dreiteiligen Kern entfernt werden. Vorteilhaft ist es für diese Arbeit, wenn man das Fertigungsmodell mit den beiden Stabenden in den Schraubstock spannt und dann die Gipsumhüllung sorgfältig entfernt. Alle Unebenheiten und Fugen (aber nicht die Fugen zwischen den drei Modellteilen) werden mit Gipsbrei geschlossen und das Modell in dieser Stellung einer weiteren Austrocknung unterzogen, nach welcher es dann „geschliffen" wird. Nach dem Schleifen können wir das Modell in seine drei Teile zerlegen, und es zeigt sich nun, daß

1. die beiden parallel durch alle drei Modellteile geführten Rundstäbe keine seitlichen Veränderungen der Teile zulassen und
2. die an der Oberfläche des unteren und mittleren Modellteiles angebrachten Vertiefungen dazu dienen, die mit dem Einguß des darüber liegenden Modellteiles gebildeten Erhöhungen aufzunehmen, die in ihrer Form genau in die Vertiefungen eingepaßt sind. Damit ist eine Sicherung für die Fixierung der Modellteile zueinander gegeben.

In dieser Ausführung kann das Fertigungsmodell unbedenklich zur Verformung bereitgestellt werden. Nach der im Abschnitt „Zurichten der Fertigungsmodelle für die Verformung" beschriebenen Weiterbehandlung wird diese Form nach Abschluß des Verformungsvorganges in der Weise aus dem Plastikschaft bzw. der Plastikhülse entfernt, indem man mit einem Haken die Öse an der Oberfläche der Form erfaßt und das Modelloberteil herauszieht. Damit ist die Öse des Mittelteiles freigelegt, und auch dieses kann mühelos mit dem Haken herausgezogen werden. In gleicher Weise läßt sich dann das untere und letzte Modellteil entfernen.

Die zwei- und mehrteilige Fertigungsform empfiehlt sich auch in den Fällen, wo man keine Einsatzhülse anwendet und den Stumpf unmittelbar im Oberteil des Kunstarmes einpassen will.

4. Mehrteiliges Fertigungsmodell für den Unterarm, Abb. 8

Die mehrteilige Fertigungsform für das Unterarmteil zur Oberarmprothese wird zweckmäßig aus Holz hergestellt, denn erfahrungsgemäß werden solche Unterarmteile meistens in 2—3 Größen hergestellt, wobei sich die Größenverhältnisse in der Regel nur auf den stärksten Umfang des Unterarmes beziehen, denn die Umfangsmaße am Handgelenk müssen wegen der Verwendung einheitlicher Handansätze oder mechanischer Handgelenke immer die gleichen sein; am Ellbogengelenk ist es nicht anders. Die Fertigungsform besteht aus folgenden Teilen:

a) den beiden Seitenteilen,
b) dem Mittelteil,
c) dem Handgelenkteil,
d) der Halteplatte am Handgelenk,
e) der Halteplatte am Ellbogengelenk,
f) der Fixierungsachse zum Ellbogengelenk.

Die Justierung der Fertigungsform geschieht wie folgt:

Zunächst wird die Fixierungsachse zum Ellbogengelenk in die in den Seitenteilen und im Mittelteil vorgesehene Bohrung eingeführt, so daß diese drei Teile lose miteinander verbunden sind. Dann wird das Handgelenkteil mit seiner Halteplatte mit zwei Schrauben an den beiden Seitenstücken befestigt und anschließend daran wird die Halteplatte am Ellbogengelenk aufgesetzt und mit je zwei Schrauben an den Seitenteilen festgeschraubt. Das Mittelteil wird also nur durch die Fixierungsachse gehalten, kann jedoch seine Lage nicht verändern, weil die Halteplatte keine Beweglichkeit zuläßt. Das Mittelteil hat eine Längsbohrung, in welche ein Rundstab eingeführt wird, der etwa 10 cm herausragt und dazu dient, das Fertigungsmodell bei der Verformung des Plastikmaterials im Schraubstock oder einer vorgesehenen Haltevorrichtung festzuhalten.

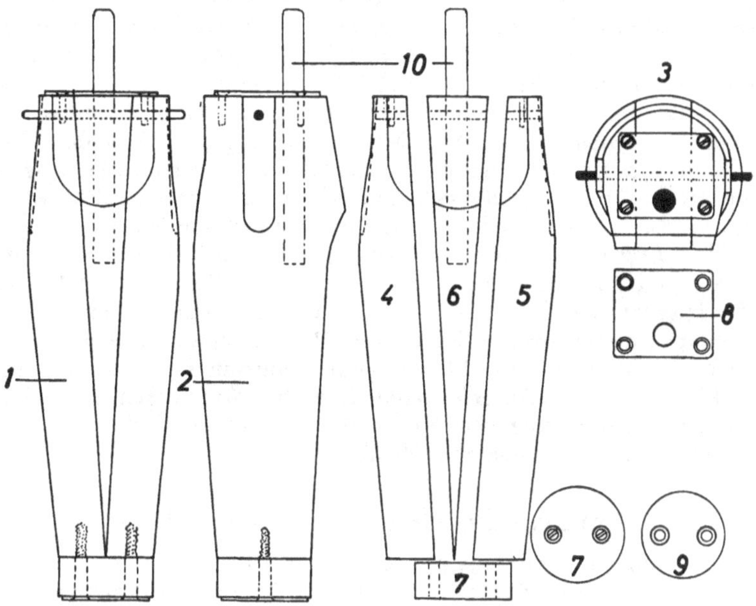

Abb. 8. Mehrteilige Fertigungsform für das Unterarmteil zur Oberarmprothese
1. Seitenteil, von vorn gesehen. — 2. Seitenteil, seitlich gesehen. — 3. Fertigungsform, von oben gesehen. — 4. und 5. Seitenteile von vorn gesehen. — 6. Mittelteil, von vorn gesehen. — 7. Handgelenkteil. — 8. Halteplatte am Ellbogenteil. — 9. Halteplatte am Handgelenkteil. — 10. Rundstab zum Festhalten im Schraubstock

Zusammengesetzt zeigt diese Form an beiden Seiten die ausgefrästen Nuten für die Ellbogenschienen und frontale Abschrägung für die Ellbogenöffnung. Auch dieses Fertigungsmodell muß für den Verformungsprozeß einer weiteren Zurichtung unterzogen werden. Ist dieser beendet, werden die Halteplatte am Ellbogengelenk abgeschraubt und die Fixierungsachse herausgenommen. Damit wird das keilförmige Mittelteil frei und kann ohne Mühe aus dem Schaft herausgezogen werden. Hat man die Gleitflächen vor dem Justieren der Form etwas mit Seife eingerieben, gleitet das Mittelteil leicht aus den beiden Seitenteilen heraus. Nunmehr ist der Weg für die beiden Seitenteile frei, die man ein wenig zueinanderdrückt und dann herauszieht.

5. Hohlformen

Eine andere Methode zur Herstellung geeigneter Fertigungsformen für Armschäfte und Armhülsen besteht darin, daß man Hohlformen anfertigt. Bei dieser Technik wird zunächst das Innere (wie immer) mit einer Isolationschicht versehen, indem man die Innenflächen der Abform mit Seifenwasser oder Gipsöl bestreicht und dieses in die Poren der Gipsabform einziehen läßt. Dann wird der Gipsbrei in leichtflüssigem Zustand in die Abform hineingegossen und zwar bis etwa zur Hälfte voll. Dann dreht man die Form seitlich um ihre Längsachse, damit der flüssige Gipsbrei auch die nicht mit Gipsbrei erreichten Wandungsflächen bedeckt. Durch das Drehen der Abform in der Längs- und auch in der Seitenrichtung wird der Gipsbrei an alle Stellen der Wandungsflächen gebracht, und da der Gips bereits während des Eingusses zu erhärten beginnt, bleibt überall etwas von der Masse haften und erhärtet. Hat die haftende Masse die Stärke von etwa 5—10 mm erreicht, wird der übrige Gipsbrei aus der Abform herausgegossen und die Form weiter gedreht, bis der Gipsbrei so weit erhärtet ist, daß er nicht mehr „fließt". Nach Abbindung des Gipses (in der Regel nach einer Stunde) kann die Abform (Gipsbindennegativ) entfernt werden. Der verbleibende Kern ist eine Hohlform, die in der weiteren Bearbeitung genau so wie die anderen Fertigungsformen behandelt wird. Während die bisher beschriebenen Fertigungsformen nach dem Verformungsprozeß in ihrer hergerichteten Beschaffenheit aus dem verformten Schaft oder der Hülse herausgenommen werden und somit für Nachprüfungen und Kontrollzwecke oder für weitere Verformungen erhalten bleiben, muß die Hohlform zerstört werden, wenn man sie aus dem verformten Gegenstand entfernen will. In der Regel besitzen die verformten Gießharze nach vollständiger Erhärtung eine sehr große Festigkeit, und mit leichten Schlägen des Holzhammers läßt sich die dünne Wandung der Hohlform zerschlagen. Immerhin ist auch hierbei größte Sorgfalt am Platze, denn sehr leicht läßt sich bei dieser Methode die Oberfläche des Plastikschaftes innen und außen beschädigen, was die Güte und Beschaffenheit der geleisteten Arbeit beeinträchtigen, ja auch zunichte machen kann. Die Anwendung von Gipshohlformen bei der Verformung von Gießharzen muß aus diesen Gründen reiflich überdacht werden.

6. Fertigungsform für kosmetische Ersatzstücke

Die Herstellung der Fertigungsform für die Verformung von synthetisch hergestellten Stoffen für kosmetische Ersatzstücke, die in einem oder mehreren Fingern, der teilweisen oder ganzen Hand, eines Ohres, einer Nase, eines Gesichtsteiles oder auch einer weiblichen Brust bestehen können, erfolgt in der Regel nach der bei der Anwendung des Gipsabgußverfahrens geschaffenen Abform, die an sich immer eine Hohlform darstellt und eigentlich im wesentlichen die Fertigungsform sein könnte, siehe Abb. 9 und 3, 4, 5. Aber dem ist nicht immer so, denn sie zeigt nur den Defekt in Verbindung mit der Stelle des Verlustes oder auch die der noch verbliebenen nachbarlichen Glieder, z. B. bei Verlust eines oder mehrerer Finger oder Fingerglieder die Hand mit den restlichen Fingern oder Handresten. Für das zu ersetzende Glied oder Gliedteil gibt es kein Modell und auch kein Bild, nach dem es verformt werden kann, und es ist die fachliche Kunst des Herstellers solcher kosmetischer Ausgleiche, an Hand der Abform den technischen Ersatz so zu verformen, daß er in Form und Gestalt, in der Wiedergabe der natürlichen Hautoberfläche und auch in der Farbe dem lebenden Körper entspricht, dem er zugepaßt werden soll. Handelt es sich um eine künstliche Nase, so muß sie diese drei Eigenschaften haben und so zugepaßt sein, daß der vorhandene Gesichtsdefekt kosmetisch ausgeglichen wird. Kosmetik heißt aber: Behebung von Mißbildungen, Narben und Schönheitsfehlern! Es ist eine verständliche Forderung der Versehrten, daß die Behebung solcher Defekte so weit wie technisch möglich vollkommen erfolgt. In den Fällen, wo zur Behebung eines solchen Defektes der technische Ersatz das Gegenstück eines noch vorhandenen Gliedes oder Teiles sein soll, z. B. bei einem Ohr oder einer weiblichen Brust, werden an die Herstellung einer zweckentsprechenden

Fertigungsform höchste Ansprüche gestellt. Ebenso verhält es sich beim Ersatz von Fingergliedern, Fingern oder Handteilen.

Zunächst wird es notwendig sein, von der Abform einen Naturabguß zu machen. Die Innenflächen der gut getrockneten Abform werden mit einer Isolationsfolie (Seifenwasser, Gipsöl usw.) versehen. Dann füllt man die Abform mit einem dünnflüssigen, feinkörnigen Modell- oder Dentalgips. Das Einfüllen hat sorgfältig zu geschehen, damit sich keine Luftblasen bilden. Nach endgültiger Erhärtung des Gipses wird die Abform sorgfältig von dem so geschaffenen Kern abgehoben. An Hand bereits vorhandener Formen und Abgüsse werden nun die Merkmale hinsichtlich der Form und Gestalt, der Hautoberfläche und bei Fingern die Art und Be-

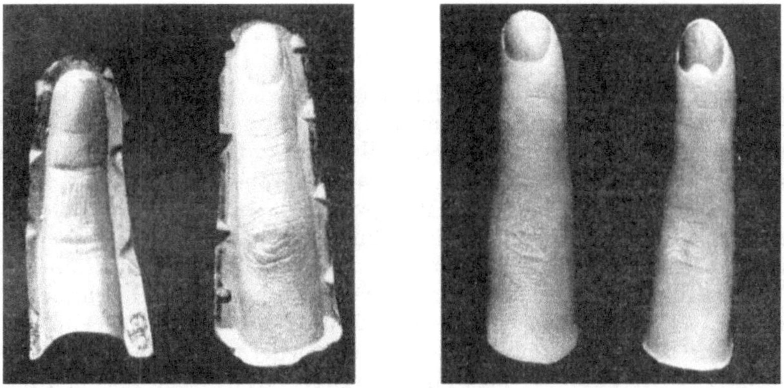

1. 2. 3. 4.

Abb. 9. Hohlform für künstlichen Finger

1. Formteil für die Innenhälfte des Fingers. — 2. Formteil für die Nagelseite des Fingers. — 3. Abguß aus der Hohlform. — 4. Künstlicher Finger zum Aufsetzen auf den Fingerstumpf

schaffenheit der Fingernägel festgelegt und mit den verbliebenen anderen Gliedern oder dem Gegenstück verglichen. Es ist deshalb auch immer notwendig, bei Gegenstücken das noch vorhandene Glied (Ohr, Hand) abzuformen! Dann erst kann man damit beginnen, mit Hilfe vorhandener Modellstücke die Fertigungsform zusammenzustellen, die aus dem zu verwendenden Modell unter Berücksichtigung der Einbettungs- oder Befestigungsmöglichkeit am Körper zu bestehen hat. Das als Muster bereitstehende Modell wird meistens noch einer Korrektur unterzogen werden müssen, wenn das verlorengegangene Glied besondere Merkmale hatte, die wiedergegeben werden sollen. Bei einem Modell aus Gips können solche Korrekturen leicht vorgenommen werden. Modelle aus Metall bedingen die Korrektur durch einen geübten Graveur. Ist das Modell dann formgerecht, wird eine Hohlform angefertigt. Hinsichtlich der Fertigung verweise ich auf die Beschreibung des direkten Gipsabgusses am lebenden Körper. Die Herstellung der Fertigungsform erfolgt in der gleichen Weise über das erstellte formgerechte Modell.

Die Fertigungsform für die Verformung von synthetischen Stoffen kann aus Metall, Glas, Porzellan und keramischen Massen — siehe auch Stonex-Steinmodellmasse Type W — bestehen. Als Abformmasse kann man auch einen feinkörnigen, hitzebeständigen Hartgips verwenden, wenn es sich um Fertigungsformen handelt, die nur wenige Male — also für Einzelfälle — angewendet werden sollen. In diesem Falle wird es notwendig sein, die Wandung der Form möglichst dünn — 3—4 mm stark — zu halten und darüber eine schnell erhärtende Schutzschicht aus Zement o. ä. anzubringen. Auf jeden Fall muß die Formmasse für das Fertigungsmodell in seiner Zusammensetzung bzw. in seiner Körnung so fein gehalten sein, daß sie jede Hautpore, jeden Haarriß, jede Rune und auch jede Unebenheit der Hautoberfläche wiedergibt. Je feiner die Abzeichnung vom Körper gemacht wurde, desto natürlicher ist die Wiedergabe in der Fertigungsform. Die Anfertigung der Fertigungsform aus Metall erfolgt auf dem Wege der Metallspritztechnik. Metallformen haben den Vorteil, daß sie immer wieder benutzt werden können, während die Gipsformen bei einer Wärmeverformung sehr bald unbrauchbar werden. In Amerika werden vielfach elektrolytisch hergestellte Nickelformen angewendet.

IV. Das Anfärben der Kunststoffe

1. Anfärben der Gießharze

Im allgemeinen werden die verschiedenen Gießharze und auch die Polyvinylchlorid-Pasten von den Herstellerfirmen ungefärbt geliefert. Dabei haben die Gießharze meistens ein klarsichtiges, gelblich-bräunliches Aussehen, das sich auch nach der vollständigen Aushärtung kaum verändert. Die Polyvinylchlorid-Pasten dagegen sind in der Färbung milchigweiß bis cremefarbig, und diese Färbung bleibt auch nach der Gelierung der Plastikmasse erhalten.

Was die Gießharze anbetrifft, so werden die daraus verformten Prothesenschäfte und Hülsen vielfach ungefärbt verarbeitet. Dabei bringt es die Durchsichtigkeit des Materials mit sich, daß man das Gewirk des als Füllstoff verarbeiteten Trikotschlauches sehr deutlich erkennt. Das ist nicht jedermanns Geschmack, nachdem der Versehrte bisher gewohnt war, eine Prothese mit fleischfarbigem Anstrich zu haben. In den Fällen, wo der verformte Gegenstand ein solches Aussehen haben soll, gibt es zwei Wege, die zum Ziele führen:

1. die Verformung mit einem angefärbten Gießharz,
2. den Farbauftrag auf die Oberfläche des ungefärbt verformten Gießharzes.

Zum Anfärben von Gießharz kann man bei verschiedenen Gießharzarten sowohl lösliche wie Pigmentfarbstoffe verwenden. Mit löslichen Farbstoffen erhält man transparente Färbungen. Die löslichen Farbstoffe werden in Mengen von 0,002—0,1% — auf das Gießharz gerechnet — in Form von Spritlösungen vorsichtig in das Gießharz eingerührt, bevor diesem der Katalysator bzw. Härter und der Beschleuniger beigemischt sind. Die Beimischung dieser Verformstoffe darf erst beim angefärbten Gießharz vorgenommen werden. Die Pigmentfarbstoffe in Pulverform werden zuerst auf der Farbmühle gut verteilt und dann mit einem Teil des Gießharzes angepastet. Da es sich im Handwerk meistens um kleinere Mengen Gießharz handelt, die angefärbt werden, genügt auch ein Handmörser zum Verteilen der Farbstoffe, die dann einem Teil des Gießharzes beigemischt werden. Nach einem guten Verrühren des Farbstoffes läßt man das angepastete Gießharz einige Zeit stehen, bis sich die Farbstoffe gut verteilt haben und verrührt dann die angefärbte Paste in das für die Verformung vorgesehene Gießharz. Auch hier ist zu beachten, daß die Anfärbung vor der Beimischung des Härters oder des Katalysators und des Beschleunigers — soweit ein solcher vorgesehen ist — geschieht. Als geeignete Farbstoffe sind bekannt:

Zaponechtfarbstoffe:

gelb G, GR, R	blau HFL,
orange G, RE, RR	grün HLK
rot GE, BE, BB, 3B, feuerrot B, rosa B	braun BE
violett RR	schwarz M, B, BE

Pigmentfarbstoffe:

gelb = Permanentgelb NCR Pulver
rot = Heliorot RMT extra Pulver
rot = Litholscharlach BBM Pulver
rot = Litholrubin BK Pulver
blau = Heliogenblau B Pulver
blau = Indanthrenblau GGSL Pulver
grün = Heliogengrün G Pulver
braun = Vulcanosinrot MO
schwarz = Pigmenttiefschwarz extra Pulver

Als Weißpigmente eignen sich Titandioxyd und Zinkweiß.

Das angefärbte Gießharz gibt dem verformten Gegenstand das gewünschte farbige Aussehen. Wenn für die Verformung ein Füllstoff verarbeitet wird, muß auch dieser entsprechend angefärbt werden, weil er sonst an der Oberfläche sichtbar bleibt. Da für Schäfte und Hülsen meistens Trikotschlauch angewendet wird, muß auch dieser entsprechend angefärbt werden. Glasfaser dagegen paßt sich mehr oder weniger dem Farbton des angefärbten Gießharzes an, weil die Glasfaser in den einzelnen Fasersträngen so winzig in ihrer Faserstärke ist, daß man sie im Gießharzgemisch mit dem Auge kaum erkennen kann.

Der Farbauftrag auf die Oberfläche des ungefärbt verformten Gießharzes dürfte wohl im Handwerk der geläufigste und auch der leichtere Weg sein. Mit einem feinen Schleifpapier wird die Oberfläche leicht angerauht und dann der Farbauftrag entweder durch Aufstreichen mit dem Pinsel oder im Spritzverfahren vorgenommen. Geeignet für die verschiedenen Gießharze sind die handelsüblichen Cellongrundfarben und Cellon-Lacke, die entweder auf Azetatbasis oder Nitro-Zellulose-Basis oder Nitro-Kunststoff-Basis hergestellt sind. Da jeder Werkstoff an seinen Auftragflächen eine besondere Vorbehandlung erfordert, um eine einwandfreie Lackierung zu ermöglichen, empfiehlt sich ein vorheriger Erfahrungsaustausch mit dem Hersteller des Gießharzes und dem Hersteller des Lackes. Sollen Lackierungen den gestellten Anforderungen genügen, so ist Voraussetzung, daß die Anstriche folgerichtig aufgetragen werden. Auf einem mageren Grund muß sich ein fetter Anstrich aufbauen. Wichtig ist dabei, daß die Auftragfläche des Werkstückes sauber und frei von Fett ist. Die zum Lack gehörigen Lösungsmittel wirken fettlösend und ermöglichen eine sachgemäße Vorbehandlung der Auftragsfläche. Fehler an Anstrichen können durch

a) falsche Untergrundbehandlung,
b) falsche Verarbeitungsweise und
c) durch falsche Arbeitsfolge entstehen.

Bei mehreren Arbeitsgängen ist so zu verfahren, daß man mit dem Grundanstrich (Grundierung) mager, d. h. pigmentreich und ölarm, beginnt und die weiteren Schichten nacheinander harzreicher werden läßt. Die in der Orthopädietechnik hauptsächlich verwendeten Nitro-Zellulose-Lacke enthalten weniger Öle und Harze und haben folgende Eigenschaften: schnellste Trocknung, widerstandsfähig gegen Einwirkung von Licht, Luft, Feuchtigkeit, Wasser, Schweiß, Alkohol, Benzin und Petroleum, verdünnte Salz-, Schwefel- oder Salpetersäure, Natron- und Kalilauge. Sie haben den Nachteil, neue dünne Schichten zu ergeben, weshalb sie mehrere Arbeitsgänge erfordern und sich nicht gut streichen lassen, da sie bis auf den Grund immer wieder aufgelöst werden. Dabei sei noch darauf hingewiesen, daß beim Anstrich in kalten Räumen Schwierigkeiten in der Lackierung eintreten können (Reißen, Abblättern, schlechtes Trocknen). Zu warmer Anstrichstoff oder zu stark verdünnteAnstrichmittel können eine ungenügende Deckkraft zur Folge haben. Unsaubere, körnig und sandig erscheinende Flächen rühren meistens daher, daß in stark staubhaltigen Lackierräumen gearbeitet wurde und sich Staub auf den frischlackierten Gegenständen festsetzt.

Wer sich als Hersteller dazu entschließt, das ungefärbte Gießharz zu verformen, um es dann nach vollständiger Aushärtung mit einem fleischfarbigen Anstrich zu versehen, muß wissen, daß nicht alle Gießharze unempfindlich gegen die Einwirkung von Chemikalien sind. Es ist daher in jedem Falle notwendig, vom Gießharz-Hersteller zu erfahren, ob und welche für den Farbauftrag geeigneten Anstrichmittel (Spachtelkitt, Grundierfarbe, Lack usw.) zu verwenden sind.

2. Anfärben der Polyvinylchlorid-Pasten

Zum Anfärben von Polyvinylchlorid-Pasten stehen ebenfalls reichlich Farbstoffe zur Verfügung. Auch sie müssen auf der Farbmühle oder — wie schon erwähnt — im Mörser gut verteilt werden, ehe sie der PVC-Paste beigemischt werden. Man rechnet für die Anfärbung mit 0,2 bis 0,5% Farbstoff — auf die gesamte Menge der PVC-Paste gerechnet. Da es sich bei der handwerklichen Verarbeitung meistens um kleinere Mengen handelt, genügt ein Handmörser zur Verteilung der Farbstoffe. Diese werden dann in einen kleineren Teil der zu verarbeitenden PVC-Paste verrührt, bis sie sich aufgelöst haben. Dann wird die so angefärbte Paste der Gesamtmenge beigemischt und tüchtig verrührt. Alsdann läßt man die so angefärbte PVC-Paste einige Stunden stehen, ehe man mit der Verformung beginnt. Als Pigment-Farbstoffe für die PVC-Pasten sind bekannt:

gelb = Heliogelb GW
gelb = Cadmopurgelb 6G, G
gelb = Cadmofixegelb 6G, G
gelb = Eisenoxydgelb-Marken
gelb = PVC-Gelbpaste 6G, G, GO, 420, 430
orange = Cadmopurorange R, 5R
orange = Cadmofixeorange R, 5R
orange = PVC-Orangepaste R, 5R
rot = Cadmopurrot GG, G, B, BB
rot = Cadmofixerot GG, G, B, BB
rot = Cadmopurbordo
rot = Cadmofixebordo
rot = Eisenoxydrot-Marken
rot = PVC-Rotpaste G, B, BB, 10, 140, 180
rot = PVC-Bordopaste
blau = Helioechtmarin RLW,
blau = Manganblau
blau = PVC-Blaupaste M, RLO
grün = Chromoxydgrün-Marken
grün = Chromoxydhydratgrün-Marken
grün = PVC-Grünpaste Le 70, GN
braun = Eisenoxydbraun-Marken
braun = PVC-Braunpaste 640, 660
schwarz = Helioechtschwarz TW 6653
schwarz = Eisenoxydschwarzmarken
schwarz = PVC-Schwarzpaste TO, 316
weiß = Lithopone Silbersiegel-Lackfarbe

Das Anfärben von synthetisch hergestellten Stoffen kann nur dann als vollendet angesehen werden, wenn sich die beigemischten Farbstoffe mit dem Gießharz oder der Polyvinylchlorid-Paste so innig verbunden haben, daß keinerlei Farbteilchen im Gemisch unaufgelöst geblieben sind. Es muß deshalb immer darauf geachtet werden, daß die in der Farbmühle bzw. im Mörser gut verteilten (verriebenen) Farbstoffe zunächst in einer kleineren Menge des für die Verformung vorgesehenen Kunststoffes angeteigt (angepastet) werden. Erst wenn die Farbteilchen darin gut verrührt sind und sich gelöst haben, kann diese angefärbte und angeteigte Masse mit der Gesamtmenge vermischt werden. Ausreichendes Rühren oder intensives Quirlen beschleunigt die Vermischung.

Es gehört zu den besonderen Fähigkeiten eines Prothesenherstellers, bei der Zusammenstellung der Farbstoffe den richtigen Farbton zu finden; dafür gibt es keine festen Rezepte. Wie der Künstler auf der Palette aus den verschiedenen Farben den Farbton oft erst durch Vermischung mit einer anderen Farbe so gestaltet, wie ihn sein Auge sieht, wird es anfangs mancherlei Versuche bedürfen, bis die für das farbige Aussehen des verformten Ersatzstückes gewünschte Farbe erreicht wird.

Es wurde bereits gesagt, daß mancher Versehrte gewohnt ist, eine fleischfarbige Prothese zu benutzen. Soweit es sich um männliche Versehrte handelt, wird es möglich sein, ihn mit dem handelsüblichen Farbton der erwähnten Cellonlacke zufrieden zu stellen. Anders liegt es jedoch, wenn die Prothese bzw. das Ersatzglied dem Dritten sichtbar wird, z. B. bei einer armversehrten Dame, welche aus modischen Gründen darauf besteht, auch den Farbton an der Prothese so zu haben, daß er dem Aussehen ihres Körpers entspricht. Hier beginnen die Ansprüche höher zu werden, und sie werden weiter gesteigert, wenn es sich bei dem technischen Ersatz um eine Fingerprothese, um einen Handersatz, ein künstliches Ohr oder um eine künstliche Nase handelt. Hier wird eine wirklichkeitsnahe, eine lebend wirkende Farbe gewünscht, und wenn wir unsere Formtechnik bei der Herstellung solcher Glieder aus synthetisch hergestellten Stoffen auf die möglichst genaue Wiedergabe der Form und der Hautoberfläche anwenden, so müssen wir diese Arbeit auch auf die Farbtechnik ausdehnen, um neben der natürlichen Form und Gestalt auch das natürliche Aussehen zu erreichen. Daß dies möglich ist, beweisen die verschiedenen Erzeugnisse der amerikanischen Hersteller, die sich seit längerer Zeit mit dieser Materie recht eingehend beschäftigt haben und auch gute Erfolge aufweisen können. Als Spitzenleistung brachte unlängst eine dieser Firmen einen Fingerhandschuh auf den Markt, der in Form, Ausführung und Farbe wie lebend wirkte und außerdem mit einer Handbehaarung versehen war, wie sie die Männer mitunter haben. Es ist dann auch verständlich, wenn der Arm- oder Handversehrte darauf verzichtet, über die Kunsthand oder den Handdefekt einen Lederhandschuh zu tragen, den jedermann sofort sieht. Allerdings hat diese Firma in Amerika auch die Rezepturen für 48 Farbtöne der menschlichen Haut. Bei Anlehnung an die Bedarfsverhältnisse in den USA, wo mit den verschiedenen Menschenrassen gerechnet werden muß, kann man in Europa mit etwa 20 Farbtönen für die menschliche Hautfarbe auskommen. Neben diesen „Grundtönen" müssen auch die Farbtöne für die weiteren Merkmale der Hautoberfläche bzw. der Glieder zusammengestellt werden. Solche sind:

a) die Linien im Handteller,
b) die Linien zwischen den Knöcheln,
c) die Fingerröte an den Knöcheln, am Handrücken oder an der Ohrmuschel, an der Nase,
d) die Adernzeichnung,
e) die Farbe der Fingernägel,
f) die Farbe des kleinen Möndchens auf dem Nagelbett.

Alle diese Farbtöne müssen in die PVC-Paste eingefärbt werden, denn für die Verformung dieses Plastikmaterials werden sie neben der Grundfarbe — also des Farbtones für das ganze Ersatzglied — alle gebraucht. Es empfieht sich daher vor der Durchführung der Verformung von PVC-Paste erst die Frage der notwendigen Farbtöne zu regeln. Je nach Lage des Bedarfes wird von dem Adernblau und der Hautröte sowie vom Farbton des Fingernagels nur eine kleine Menge eingefärbt, um auf sie im Bedarfsfalle zurückgreifen zu können. Von den Grundtönen wähle man zunächst nur einige wenige aus (blaßfarben, blondfarben, brünettfarben, rosigfarben) oder man nimmt die Anfärbung nach einer Farbenskala vor. Ist eine Farbenskala zur Hand, so vergleiche man bei der Maßnahme für das Ersatzglied die Körperhaut des Versehrten (bei Raumtemperatur von etwa 19—21° C) mit den Farbtönen dieser Skala, um den richtigen Farbton festzulegen. Es ist ein Unding zu glauben, daß man eine Hautfarbe zusammenstellen kann, die sich der Veränderlichkeit der lebenden Hautfarbe anpaßt. So etwas gibt es nicht und wird auch nicht zu schaffen sein. Es kann deshalb eintreten, daß ein Ersatzglied aus Plastikmaterial, das im Farbton bei der normalen Raumtemperatur richtig zugepaßt ist, im Freien bei erhöhter oder abgesunkener Temperatur erhebliche Unterschiede beim Vergleich mit der lebenden Körperhaut aufweist. Damit muß in jedem Einzelfalle gerechnet werden, und es erhebt sich daher die Frage, ob der im Freien beobachtete Farbton günstiger anzuwenden wäre. Das hängt wiederum davon ab, ob sich der Versehrte sehr viel im Freien aufhält und deshalb aus beruflichen Gründen lieber diesen Farbton an seinem Ersatzglied sehen möchte oder ob er sich viel im Zimmer bzw. im Büro aufhält und daher den Farbton — der bei der normalen Raumtemperatur festgestellt wird — für günstiger ansieht. Die Feststellung dieser Farbtönungen ist z. B. während der kälteren und wärmeren Jahreszeit recht problematisch, weil in diesen Zeiten die Durchblutung der menschlichen Haut recht unterschiedlich ist. Wenn man diese Fragen auch versucht recht kritisch zu behandeln, so sollte man aber den Bogen nicht überspannen. Gewiß wird jeder Prothesenhersteller diesen Fragen eine große Bedeutung beimessen und sich bemühen, eine menschenmögliche Lösung zu finden. Die Farbenchemie läßt hier weite Wege offen, und mit dem nötigen Fleiß wird sich auch der Erfolg einstellen. Wenn es dem Prothesenhersteller bei einiger Übung in der Formtechnik möglich ist, mit dem technischen Ersatz die Gestalt und Form und auch die Hautoberfläche kosmetisch wiederzugeben, so wird auch eine wie lebend wirkende Färbung zu erreichen sein. Ein gutes Auge und ein ausgeprägter Farbensinn gehören allerdings auch dazu!

Es wurde bereits gesagt, daß die Mengen der den Gießharzen oder den PVC-Pasten beizumischenden Farbstoffen sehr gering sind und kaum über 0,5% auf die Menge des zu verarbeitenden Kunststoffes betragen. Dabei handelt es sich bei diesem Farbstoffanteil um die Grundfarbe und das ist für die Hautfarbe der Hand oder des Gesichtes zunächst der weiße Farbstoff. Die für die verschiedenen Hauttönungen notwendigen Farbstoffe wie Gelb, Rot, Orange oder Braun betragen 0,001—0,02% der gesamten Menge des zu verformenden Plastikmaterials. Die Farbstoffanteile für die Adern- und Rötezeichnung liegen etwas höher. Für die Zusammenstellung des jeweils gewünschten Farbtones ergibt sich folgende Arbeitstechnik:

1. Man bedient sich hierzu einer kleinen Balkenwaage, bei welcher der Waagebalken im Drehpunkt auf Schneide gelagert an seinen beiden Enden je eine Schale trägt. Eine Schale trägt das Gewicht, während die andere Schale für den Farbstoff vorgesehen ist. Solche Waagen werden auch in den Apotheken und Laboratorien zum Abwiegen kleiner Mengen verwendet.
2. Das Abwiegen der Farbstoffe in so kleinen Mengen erfordert an Gewichten:

10 g	0,2 = 1/5 g	0,005 = 1/200 g
5 g	0,1 = 1/10 g	0,002 = 1/500 g
2 g	0,05 = 1/20 g	0,001 = 1/1000 g
1 g	0,02 = 1/50 g	= 1 Milligramm
0,5 = 1/2 g	0,01 = 1/100 g	

3. Solche kleinen und winzigen Gewichte sind notwendig, um die genaue Rezeptur für bestimmte Farbtöne genauestens festzulegen.
4. Es empfiehlt sich weiter, in einem Rezepturbuch jeden Mischvorgang schriftlich festzulegen. So setzt man für den Grund-Farbton eine bestimmte Menge an Kunststoff voraus, z. B. wären für 1000 g Gießharz vorzusehen:

0,5%	Grundfarbstoff (weiß)	= 5 g	
0,01%	Orange	= 0,1	1/10 g
0,002%	Braun	= 0,02	1/50 g

Man füllt zunächst die hier genannten 5 g weißen Farbstoffs in die dafür vorgesehene Wiegeschale, nachdem die andere Schale mit dem 5 g Gewicht belastet wurde. Sobald der Zeiger auf dem Wiegebalken senkrecht steht, sind Gewicht und Farbstoff gleich schwer. Nun wird die Gewichtsschale weiter mit dem $^{1}/_{10}$-g-Gewicht beschwert und in die andere Schale diese Menge Orange-Farbstoff geschüttet, bis der Zeiger wieder senkrecht steht. Nunmehr wird die Gewichtsschale noch mit dem $^{1}/_{50}$-g-Gewicht beschwert und der braune Farbstoff der Masse des bereits ausgewogenen Farbstoffes zugefügt und die senkrechte Stellung des Zeigers am Wiegebalken festgestellt.

5. Damit wären die Mengen und Werte für einen bestimmten Farbton genauestens festgelegt. Die so genauestens abgewogene Menge Farbstoff wird nun in den Mörser gegeben und in diesem gut verteilt.
6. Die Verteilung und Verreibung der Farbstoffe im Handmörser ist solange fortzusetzen, bis sich die drei Farbstoffe vollständig miteinander vermischt haben und die Farbmenge einen einheitlichen Farbton angenommen hat.
7. Mit dieser Menge Farbstoffgemisch kann die vorgesehene Menge von 1000 g Gießharz einwandfrei farbig gestaltet werden. Die Anfärbung wurde bereits beschrieben.

Dieses Beispiel mag zeigen, wie notwendig es ist, auch bei der Zusammenstellung eines Farbtones und bei der Mengenberechnung für die Farbstoffmischung alle erdenkliche Sorgfalt zu beobachten. Ein kleiner Berechnungsfehler kann die ganze Einfärbung in Frage stellen. Bei Berechnung des Gewichtsanteils der Farbstoffe im Vergleich zur Menge des anzufärbenden Kunststoffes ist das spezifische Gewicht des Kunststoffes zu berücksichtigen.

8. Es empfiehlt sich, dieses Farbstoffgemisch im Rezepturbuch unter Angabe der Mengen und Arten der verwendeten Farbstoffe zu registrieren und den damit erzielten Farbton oder die Farbnummer zu kennzeichnen.
9. Wird dieses Farbstoffgemisch nicht sofort verbraucht, ist es in einem Glasbehälter aufzubewahren, dieser gut zu verschließen und mit der Kennnummer oder Farbtonbezeichnung zu versehen.

Das Zusammenstellen der verschiedenen Farbtöne, das genaue Vermischen der verschiedenen Farbstoffe und das zweckentsprechende An- und Einfärben der Kunststoffe für die Erzeugnisse der Orthopädietechnik sind ebenso wichtig und wertvoll wie die Herstellung der Abform und der Fertigungsform. Auch sie erfordern ein gutes Einfühlungsvermögen in Arbeitsgebiete, die noch nicht ganz erschlossen sind.

V. Verarbeitungstechnik für die Verformung der Kunststoffe

1. Allgemeines

Durch zahlreiche Veröffentlichungen — speziell in der Tagespresse — ist der Eindruck entstanden, daß man mit Gießharzen und Polyvinylchlorid-Pasten sozusagen „in der Küche“ alle möglichen und unmöglichen Gegenstände — sogar Autokarosserien und Bootskörper — ohne besondere Hilfsmittel herstellen kann. Sicherlich kann ein geschickter Mensch erstaunliche Ergebnisse auf diesem Verformungsgebiet erreichen, wenn er viel Zeit hat, diese Arbeit mehr oder weniger als einen Sport ansieht und auch einiges Geld besitzt, um es dafür auszugeben.

Nicht nur für die industriemäßige Fertigung, auch für die handwerkliche Herstellung von Gegenständen und Teilen aus Kunststoffen sind apparative und andere Hilfsmittel erforderlich, wenn die Verarbeitung solcher Stoffe rationell und wirtschaftlich durchgeführt werden soll. Solche sind:

Gefäße mit luftdichtem Verschluß für die Farbstoffe,
Balkenwaage zum Abwiegen der Farbstoffe,
Gewichte dazu,

Mischgefäße für die Farbstoffe,
Glasbehälter für angefärbte Gießharze oder Pasten,
Mischbehälter für Gießharze und Pasten,
Farbmühle oder Handmörser,
Heizofen mit Thermostat,
Mensuren für das genaue Abfüllen flüssiger Kunststoffe, Härter oder Pasten usw.,
Behälter für Weichmacher, Lösungsmittel, Trennmittel usw.,
dazu die erforderlichen Werkzeuge für die Herstellung der Abformen, der Fertigungsformen, der Verformung, der Anfärbung u. v. m.

Dazu erfordert die Raumfrage einige Überlegungen, und zwar ist es notwendig,

a) für die Lagerung der Kunststoffe einen geeigneten Raum vorzusehen.

In der Regel sind z. B. die Gießharze bei Temperaturen unter 25° C längere Zeit — teilweise bis zu 6 Monaten lagerfähig. Wird eine längere Lagerzeit gewünscht, so empfiehlt es sich, das Gießharz in kühleren und trockenen Räumen mit etwa 5—10° C zu lagern.

Die Aufbewahrung soll tunlichst nicht in durchsichtigen Glasbehältern erfolgen, da das Licht die Polymerisation (Erhärtung) des Gießharzes beschleunigt. Am besten lagert man die Gießharze in der Originalverpackung des Lieferanten.

Feucht gewordenes Gießharz mit trübem Aussehen kann meistens durch Erwärmung auf 120—140° C wieder brauchbar gemacht werden; es muß allerdings darauf geachtet werden, daß es beim Abkühlen auf die Raumtemperatur klar durchsichtig bleibt.

Trüb gewordenes Gießharz, das durch lange andauernde Einwirkung von Feuchtigkeit Auflockerungen aufweist, darf nicht mehr verwendet werden.

In diesem Zusammenhang muß darauf hingewiesen werden, daß eine Lagerung des bereits mit dem Katalysator oder Härter vermischten Gießharzes unmöglich ist. Die Gebrauchsdauer solcher Gießharzgemische beträgt allgemein 1 bis 2½ Std. nach Zusatz des Härters. Es gibt allerdings auch Gießharzarten, die bei 0° C bis zu 14 Stunden gebrauchsfähig gehalten werden können.

Die Verpackung des Härters oder des Katalysators ist nach Öffnung wieder gut zu verschließen, da andernfalls der Härter auskristallisiert; u. U. läßt sich kristallisierter Härter durch Erwärmen auf etwa 80° C verflüssigen und wird wieder gebrauchsfähig.

Polyvinylchlorid—PVC.—Pasten sind in der Regel verhältnismäßig gut lagerfähig. Noch nach 4 Monaten sind bei normalen Bedingungen keine Abweichungen festzustellen. Sie sind jedoch vor Wärme, Feuchtigkeit und direkter Sonnenbestrahlung zu schützen.

Alle Harze und Pasten — ganz gleich, ob sie als Flüssigkeit, Paste oder in Pulverform gelagert werden, müssen in luftdicht geschlossenen Behältern aufbewahrt werden.

b) Für die Verarbeitung der Kunststoffe ist ein besonders hergerichteter Arbeitsraum vorzusehen.

Die verschiedenen Arbeitsgänge

die Zusammenstellung der Farbstoffe,
das Vermischen der Farbstoffe,
das Anfärben der Kunststoffe,
das Bereitstellen der Mengen für die Verformung,

die Herstellung des Kunststoffgemisches für die Verformung,
die Durchführung des Verformprozesses und
die Nachbearbeitung der verformten Gegenstände und Teile

verlangen eine entsprechende Arbeitsräumlichkeit, die ein sauberes und in jeder Hinsicht peinlichst exaktes Arbeiten gestattet. Die Kunststoffe besitzen eine starke Reaktionsfähigkeit und sind dabei sehr empfindlich gegen äußere Einwirkungen. Darum soll auch die Verarbeitung von Kunststoffen möglichst in Räumen, die von den anderen Betriebsräumen abgeteilt bzw. getrennt sind, vorgenommen werden. Gute Entlüftung mit Luftabzug ist nötig, damit evtl. entstehende Gase sofort abziehen können.

Die Arbeitsplätze selbst dürfen sich nicht in der Nähe offener Flammen befinden. Die Ausstattung solcher Räume muß auch alle Einrichtungen an Arbeitstischen, Regalen, Schränken usw. enthalten, die ein ungehindertes Arbeiten und dabei eine lückenlose Kontrolle des Fertigungsganges bis zum Abschluß des Erhärtungsprozesses gestatten. Die Belichtung muß so gehalten sein, daß der Arbeitende jederzeit in der Lage ist, seinen Arbeitsplatz und seine nächste Umgebung ohne Mühe zu übersehen. Das ist insofern besonders wichtig, weil das Abmessen und Mischen der Farbstoffe, der Gießharze mit den Zusätzen und den Katalysatoren (Härter) in exakter Weise und genauestens nach den gegebenen Vorschriften des Herstellers bzw. nach den Versuchsergebnissen des Betriebes erfolgen muß.

Im Arbeitsraum soll aus Vorsichtsgründen immer nur die für einen Tagesgebrauch notwendige Menge an Kunststoffen vorhanden sein.

Es muß weiter darauf gehalten werden, daß die Werkzeuge, Wiege- und Mischgeräte sowie die verschiedenen gebrauchten Gefäße nach Ausführung der Arbeiten gereinigt und gesäubert werden, um sie für die nächste Arbeit bereitzuhalten.

Gießharzreste in Gefäßen und an Geräten lassen sich, solange sie noch nicht erhärtet sind, durch Abspülen mit Azeton und nachträgliches Waschen mit warmem Wasser, Putzsand usw. entfernen. Ausgehärtetes Gießharz ist in Lösungsmitteln nicht mehr löslich. Durch Behandeln mit Azeton, Methylenchlorid oder Essigester wird jedoch meistens allmählich ein Zerfall der festen Harzreste bewirkt. Durch Nachbürsten mit heißem Wasser, Putzsand u. dgl. läßt sich auch hier eine befriedigende Reinigung der Gefäße usw. erzielen.

c) Für die Gesundhaltung der Mitarbeiter sind entsprechende Betriebsvorschriften aufzustellen.

Häufig sind Mitarbeiter im Umgang mit Chemikalien ungeübt und setzen sich deshalb unnötig gewissen Gefahren aus. Bei Beachtung der gegebenen Vorschriften zu Vorsicht, Sorgfalt und Sauberkeit treten bei der Verarbeitung von Gießharzen keine schädigenden Wirkungen auf. Immerhin besteht eine Wahrscheinlichkeit, daß z. B. bei dauerndem Kontakt mit kalthärtenden Äthoxylinharzen und deren Härtern Hautschäden entstehen können. Solche Schäden können aber auch bei der Herstellung von Phenol-Formaldehyd-Harzen auftreten; sie werden teilweise durch ungebundene Komponenten der Kunstharze (Phenol, Formaldehyd, chlorierte Kohlenwasserstoffe u. a.) teils auch durch die Harze selbst erzeugt. So wurden bisher beobachtet: In leichten Fällen Juckreiz, Rötung und Papelbildung, besonders an den Händen, Vorderarmen, Gesicht und Genitalgegend, Schwellung des Gesichts, besonders der Orbitalgegend und der Ohren, mit nachfolgender Schuppung der Haut. In seltenen Fällen kam es zu einer Erkrankung des Nagelbettes mit degenerativen Erscheinungen der Fingernägel. Die Veränderungen heilen wenige Tage nach Aufhören des Kontaktes mit den Harzen bzw. den Härtern ab. Dies gilt hauptsächlich für die Gesichtsschwellungen; während die schweren Veränderungen an Händen und Vorderarmen längere Behandlung brauchen.

Nach den Beobachtungen und Feststellungen in den kunststoffverarbeitenden Betrieben wurde festgestellt, daß die Hauteffektionen mehr oder weniger allergischer Natur sein dürften und vor allem bei überempfindlichen oder bei besonders disponierten Personen auftreten.

Immerhin ist es aus gesundheitlichen Gründen unerläßlich, vorbeugende Schutzmaßnahmen zu treffen. Solche sind und haben sich bisher bestens bewährt:

1. Gute Be- und Entlüftung der Arbeitsräume,
2. Peinlichste Sorgfalt und größte Sauberkeit bei der Arbeit,
3. Vor Beginn der Misch- und Verformungsarbeit:
   Hände gründlich waschen,
   Hände mit Vaseline oder Hautcreme einreiben,
4. Sofort bei Beendigung dieser Arbeiten:
   Hände und Gesicht mit warmem Seifenwasser waschen,
   Hände und Gesicht mit einem sauberen Tuch gut abtrocknen,
   Hände und Gesicht leicht einfetten mit Vaseline oder Hautcreme,
5. Etwaige Spritzer auf der Haut sind mit lauwarmem Seifenwasser oder mit einer 3%igen Essigsäurelösung zu entfernen,
6. Bei längerer und dauernder Arbeit mit dem Härter sind Gummihandschuhe anzuziehen.

Es sei hierbei ganz besonders darauf hingewiesen, daß diese Möglichkeiten einer Hauteffektion für den Härter bzw. das Gießharz-Härter-Gemisch vor der Erhärtung — also während des Mischprozesses und während der Verarbeitungsvorgänge bestehen können. Das erhärtete Gießharz ist in seinem Endzustand geruchlos, geschmackfrei und absolut ungiftig.

2. Der Verformungsvorgang der Kunststoffe

Die zur Verformung gelangenden Gießharze sind Polymerisationsharze. Ihre Grundstoffe sind die verschiedenen, aus Kohle und Kalk (über Azetylen) gewonnenen Kunststoffe wie Styrol, Vinylchlorid, Butadien (Ausgangsstoff für Buna) u. a. Die Polymerisation ist ein chemischer Vorgang, der sich innerhalb des Stoffes abspielt, ohne daß andere Stoffe hinzutreten. Dabei werden gasförmige Stoffe flüssig und flüssige fest. Dieser Vorgang der Erhärtung ist einmalig. Er kann nicht mehr rückgängig gemacht werden; denn er ist bedingt durch einen nicht umkehrbaren chemischen Vorgang — der Polymerisation —, unter welcher die Aneinanderlagerung gleicher Grundmoleküle zu einem kettenförmigen Makromolekül verstanden wird. In diesem sind die Grundmoleküle durch Hauptvalenzen miteinander verbunden. Das Polymerisationsprodukt nennt man auch Polymerisat. Durch Polymerisation entsteht die Mehrzahl der synthetischen Thermoplaste und Kunstfasern. Der makromolekulare Aufbau dieser Kunststoffe ist erst mit dem sich bei der Verformung abspielenden Härtungsprozeß abgeschlossen.

Die bekanntesten solcher Gießharze, wie sie auch für orthopädische Zwecke angewendet werden, werden in einem besonderen Abschnitt näher beschrieben.

Es werden unterschieden:
warmhärtende Gießharze und
kalthärtende Gießharze.

Beide Arten werden in flüssigem Zustande verarbeitet, und ihre Erhärtung erfolgt in der Regel schnell oder langsam je nach Menge und Art des beigemischten Härters oder Katalysators. Gießharzen, welche an sich langsam erhärten, kann eine Beschleunigerflüssigkeit beigemischt werden, welche die Härtungszeit abkürzt. Einige dieser Gießharze erfahren durch die Polymerisation eine Schrumpfung, die u. U. als ein Nachteil für das verformte Polymerisat angesehen werden kann. Nach vollständiger Aushärtung des damit verformten Kunststoffes zeigt dieser eine hohe mechanische Festigkeit, ist bemerkenswert wärmebeständig und weitestgehend unempfindlich gegen atmosphärische und chemische Einwirkungen. Er besitzt gute dielektrische Eigenschaften und läßt sich spanabhebend bearbeiten. Im gehärteten Zustand ist das Gießharz dann geruchlos, geschmackfrei und ungiftig.

Die Verformung von Polyvinylchlorid-Pasten ist eine Gelierung, die bei Temperaturen von 160—170° C vor sich geht und eine bestimmte Zeit erfordert, die von den Arbeitsbedingungen abhängig ist. Diese Gelierung ist ebenfalls ein Zustand, der nicht wieder rückgängig gemacht werden kann. Durch Beimischung von Weichmacher oder Verdünner kann der Umwandlungsprozeß beschleunigt oder verzögert werden. Ebenso können verschiedene Füllstoffe (bis höchstens 15%) beigemischt werden. Um zu verhindern, daß bei der Gelierung des Kunststoffes durch die Beimischung von Verdünnern — wie Benzin oder Tetrachlorkohlenstoff — eine Blasenbildung im Enderzeugnis hervorgerufen wird, wird die PVC-Paste vor dem Gelierungsprozeß auf 80—100° C erwärmt. Es gibt allerdings auch Verdünner, bei denen diese Vorsichtsmaßnahme nicht erforderlich ist.

3. Zurichtung der Fertigungsform für die Verformung der Kunststoffe

Für die Verformung der Kunststoffe werden Fertigungsformen aus Stahl, Leichtmetall, Gips, Holz, Porzellan und keramischen Massen benutzt.

Maßgebend für den Erfolg des Verformungsprozesses ist die einwandfreie Beschaffenheit der Fertigungsform. Das gilt insbesondere für die Oberflächengestaltung. Wird die Wiedergabe glatter Formflächen an dem zu verformenden Gegenstand gewünscht, muß auch das Fertigungsmodell glatte Oberflächen haben. Übergänge sollen möglichst abgerundet sein. Wenn jedoch — wie bei dem technischen Ersatz eines Fingers, einer Hand oder eines Ohres — eine absolut natürliche Wiedergabe der Form und Hautoberfläche erreicht werden soll, muß die Formfläche des Fertigungsmodelles entsprechend beschaffen sein.

Für die Herstellung von Schäften, Hülsen und anderen Teilen größerer orthopädischer Hilfsmittel braucht man glatte Flächen mit gerundeten Übergängen. Das ein- oder mehrteilige Fertigungsmodell hierfür wurde — wie im Abschnitt Herstellung der Fertigungsform beschrieben — aus Gips hergestellt und nach dem Austrocknen der verformten Gipsmasse formrecht geschliffen. Es empfiehlt sich, die Fertigungsform vor dem weiteren Herrichten auf die glatte Beschaffenheit der Oberflächen zu kontrollieren und auch den Trockenzustand zu überprüfen. Vorsorglicherweise läßt man sie 1—2 Stunden bei 60—70° C im Wärmeofen nachtrocknen.

Gips- und Holzformen sind in ihrer Struktur rauh und porös. Es ist also notwendig, diese rauhen Stellen zu beseitigen und die Poren zu schließen. Das kann mit einem geeigneten Isolierlack geschehen. Es haben sich auch Überzüge aus Polyvinylalkohol bewährt. Darüber hinaus müssen die Verformungsflächen des Fertigungsmodelles dahingehend vorgerichtet werden, daß sich der zu verformende

Kunststoff nicht mit dem Gips oder dem Holz der Fertigungsform verbindet und das Entfernen derselben erschwert oder unmöglich macht. In allen Fällen ist es daher notwendig, die Form durch Aufstreichen oder Aufsprühen eines Trennmittels vorzubehandeln. Als bewährte Trennmittel sind bekannt:

1. Polyvinylalkohol (Mowiol) der Farbwerke Hoechst A.G. Höchst/M., Polyvinylalkohol der Wacker-Chemie, München,
2. Siliconöle und Pasten der Wacker-Chemie, München,
3. OP-Wachs, Oxydwachse u. a. der Badischen Anilin- u. Soda-Fabrik, Ludwigshafen,
4. Trennmittel M der Farbenfabriken Bayer, Leverkusen,
5. Trennmittel VP 1368 der Dynamit A.G., Troisdorf,
6. Gersthofen-Wachse der Farbwerke Hoechst, Gersthofen.

Einige Lieferanten von Gießharzen haben Formentrennmittel hergestellt, die eigens für ihre Fabrikate anzuwenden sind. Auch ein Polyäthylen- oder PVC-Folienschlauch-Überzug über das Fertigungsmodell für Hülsen und Schäfte wirkt abweisend gegenüber dem Gießharz und läßt sich schnell und glattanliegend aufziehen.

Hohlformen werden am besten mit einem Trennmittel ausgespült, d. h. man füllt die Hohlform bis zur Hälfte oder ganz mit dem flüssigen Trennmittel, bewegt dann die Hohlform nach allen Seiten, bis das Trennmittel alle Innenflächen bedeckt und in alle Höhlungen und Winden eindringen kann. Ist dies in ausreichendem Maße geschehen, wird das überflüssige Trennmittel aus der Hohlform ausgegossen.

Das Trennmittel überzieht die Formflächen des Modelles mit einer dünnen Folie, die sich als Trennwand zwischen Form und Kunststoff auswirkt. Je nach Art und Auftrag dieser Trennfolie können von der so vorbehandelten Fertigungsform mehrere — u. U. hunderte und mehr — Abgüsse gemacht werden. Das setzt allerdings voraus, daß jeder, der Kunststoffe verformt, die Fertigungsmodelle so vorbehandelt, daß er nicht nur die Formen leicht und unbeschädigt von dem verformten Gegenstand abheben oder lösen kann, sondern auch glänzende bzw. glatte Oberflächen und saubere Konturen mit allen Feinheiten des Fertigungsmodelles erhält. Jedes ungenügende Herrichten der Fertigungsform verzögert den Fertigungsprozeß und verteuert die Herstellungsarbeit. Zur Vermeidung kostspieliger Versuche hinsichtlich der Verwendung geeigneter Trennmittel wird man bereits beim Bezug der Verformungsstoffe auch die dazu vorgesehenen Trennmittel anfordern. Andernfalls wird der Versuch an einem kleinen einfachen Modell sehr schnell zeigen, welches Trennmittel am wirksamsten ist. In Amerika werden sehr viel Siliconöle, -emulsionen und -pasten angewendet; es haben sich aber auch die sogenannten Kunstwachse vielfach gut bewährt.

4. Materialeinsatz für die Fertigungstechnik

Der notwendige reibungslose Ablauf aller für die Fertigung erforderlichen Arbeitsvorgänge setzt voraus, daß neben der Zurichtung der Fertigungsformen, der Bereithaltung der nötigen Geräte und Werkzeuge auch das für die Fertigung notwendige Gießmaterial planmäßig angerichtet und eingesetzt wird.

So müssen für die Verarbeitung von Polyvinylchlorid-Pasten die nötigen Mengen ungefärbter und angefärbter Pasten an Ort und Stelle sein. Da sich diese Pasten auch in angefärbtem Zustande bei entsprechender Lagerung monatelang gebrauchsfähig erhalten, kann man für die Fertigung die verschiedenen Grundtönungen rechtzeitig ansetzen. Ebenso empfiehlt es sich, für die Adernzeichnung auf dem Handrücken, für die Linienzeichnung an der Handinnenseite und zwischen den Fingergelenken sowie für die Nagel- und für die Handröte ausreichende Mengen an angefärbter

Paste bereitzuhalten. Die Höhe der Mengen läßt sich jedoch erst dann genau bestimmen, wenn eine Übersicht über die Art und den Umfang der Fertigung gegeben wird.

Anders liegen die Dinge bei der Verarbeitung der Gießharze zu Schäften und Hülsen. Hier läßt sich nach der Art und Anzahl der für die Verformung bereitgestellten Fertigungsmodelle einigermaßen genau errechnen, welche Mengen an Gießharz, an Härtern, gegebenenfalls an Beschleunigerlösung, an Schichtstoffen und an Verstärkungsmitteln angesetzt werden müssen.

Einige der handelsüblichen Gießharze können mit getrocknetem Quarzmehl, Quarzsand, Schiefermehl, Talkum, Kreidemehl, Kaolin, Graphit oder ähnlichen Produkten gestreckt werden, und zwar je nach Korngröße und spezifischem Gewicht der Streckmittel, mit bis zu 150 Gewichtsteilen. Die Streckmittel werden — bevor der Härter zugesetzt ist, am besten bei Temperaturen von 80—100° C dem warmhärtenden Harz zugegeben und etwaige Feuchtigkeit und Lufteinschlüsse unter Vakuum entzogen. Durch den Zusatz von Streckmitteln kann die Wärmeleitfähigkeit leicht verbessert, der lineare Wärmeausdehnungskoeffizient nicht verkleinert werden. Der Härtungsschwund wird etwas verringert. Der Schwund hängt von der Härtungstemperatur und wegen der auftretenden Wärme-Reaktion von der verarbeitenden Harzmenge ab. Wenn die Härtung bei Raumtemperatur durchgeführt wird, ist der Schwund nicht meßbar, bei einer Härtungstemperatur von 100° C beträgt er z. B. bei Araldit D 1,3%, ist also sehr gering.

Für die Herstellung von Schäften und Hülsen wird als Schichtstoff meistens Trikotschlauch verwendet, der den Zweck hat, die Stärke der Schaftwandung zu bestimmen und die Elastizität und damit auch die Stabilität zu steigern. Je nach der gewünschten Stärke der Schaftwandung werden 2 und mehr Lagen des Trikotschlauches übereinandergelegt bzw. über das Fertigungsmodell gezogen.

Nicht immer wird mit dem Schichtstoff auch die erwünschte mechanische Festigkeit des verformten Kunststoffes erreicht. In diesen Fällen greift man zur Einbettung von Verstärkungsmitteln. Hierzu stehen die spinnbaren Glasfasern, und zwar einerseits Glasseide und andererseits Glasstapelfaser zur Verfügung. Die Glasfaserverstärkung kann man derart einbetten, daß die besondere Festigkeit örtlich begrenzt bleibt oder auch durchgängig erreicht wird. Bei den Schäften und Hülsen zum Kunstarm sind solche Stellen stets die obere Schaftöffnung und die Schaft- oder Hülsenenden, welche mit einem anderen Prothesenteil verbunden werden und gegebenenfalls eine mechanische Nachbearbeitung erfahren, z. B. die Gegend am Ellbogengelenk oder am Handgelenkteil des Unterarmstückes.

Als ein zusätzliches bewährtes Trennmaterial ist die PVC-Folie anzusehen, die keine Verbindung mit dem Gießharz eingeht und sich glatt und elastisch an die Formflächen anschmiegt. Die PVC-Folie ist bei der Verarbeitungstechnik mit Gießharzen nicht wegzudenken.

Wenn alle die bisher aufgezeichneten Voraussetzungen erfüllt sind, wären die für jeden Verarbeitungsprozeß notwendigen Mengen an Gießharzen und Härtern usw. anzusetzen. Nach angestellten Versuchen werden für Armschäfte und Unterarmteile folgende Mengen vorgesehen:

Oberarmschaft ohne Schulterwölbung	etwa 100—125 g	Gießharz
Oberarmschaft mit Schulterwölbung	etwa 125—150 g	Gießharz
Unterarmteil oder Unterarmschaft	etwa 120—175 g	Gießharz

Auf je 100 Gewichtsteile werden 10 und mehr Gewichtsteile als Härter je nach Herstellervorschrift gerechnet. Hinzuzurechnen sind dann die verschiedenen Trikotschlauchlagen. Jede einzelne Lage bei Armschäften oder Unterarmteilen ist durchschnittlich 25—30 cm lang. Bei den verschieden durchgeführten Verformungsmethoden wurden die verformten Gegenstände hinsichtlich ihres Gewichtes überprüft und zwar zeigten sie:

Oberarmschäfte ohne Schulterwölbung	2fache Schicht	= 120 g
	3fache Schicht	= 140 g
	4fache Schicht	= 155 g
Oberarmschäfte mit Schulterwölbung	2fache Schicht	= 150 g
	3fache Schicht	= 175 g
	4fache Schicht	= 200 g
Unterarmteile und Unterarmschäfte	2fache Schicht	= 135 g
	3fache Schicht	= 150 g
	4fache Schicht	= 165 g

Es handelt sich hier um Durchschnittsgewichte bei Durchschnittsgrößen; diese Gewichtszahlen stellen jedoch keine Norm dar. Wenn begreiflicherweise das Gewicht bei einer 2fachen Trikotschicht am günstigsten erscheint, so darf nicht daraus geschlossen werden, daß deshalb die mechanische Festigkeit der Hülsen wesentlich geringer war als bei der drei- oder vierfachen Schichtlage oder entsprechend stärkerer Schaftwandung; im Gegenteil — bei den Schäften und Unterarmteilen, die mit zweifacher Schichtlage Trikotschlauch verformt waren, wurde eine besonders gute und hohe Festigkeit erzielt, weil sie an beiden Enden, also in Gegend des Ellbogengelenkes bzw. des Handgelenkes und am Schaftoberteil mit einer Glasfaserverstärkung versehen wurden. Wenn also neben der notwendigen hohen Festigkeit ein möglichst niedriges Gewicht erreicht werden soll, ist die Einbettung einer Glasfaserverstärkung an den besonders beanspruchten Stellen anzuraten.

Das Mischen von Gießharz und Härter hat mit aller Sorgfalt und unter genauester Beachtung der vom Gießharzhersteller vorgesehenen Anleitung und Vorschrift zu erfolgen. Das Mischverhältnis ist bei den verschiedenen Gießharzen unterschiedlich. Die nachstehenden Beispiele zeigen, welche Auswirkungen sich dabei ergeben:

	Härtungstemperatur	Minimale Härtungszeit
1. Araldit-Gießharz D bei 100 Gewichtsteilen bei 9—10 Teilen Härter 951 (normale Verarbeitung)		
	20° C	14—24 Std.
	40° C	5— 7 Std.
	70° C	1— 3 Std.
	100° C	10—30 Min.
	130° C	5—10 Min.
bei 6,5—7,5 Teilen Härter 951 (bei größeren Mengen)	20° C	etwa 48 Stunden
	40° C	24—36 Std.
	70° C	7—14 Std.
	100° C	5— 7 Std.
	130° C	3— 5 Std.
2. Araldit-Gießharz B bei 100 Gewichtsteilen 30 Gewichtsteile Härter 901 bei 10%-±-Toleranz	100° C	14—20 Std.
	120° C	14 Std.
	140° C	7—10 Std.
	160° C	7 Std.
	180° C	2—3 Std.
	200° C	1—2 Std.

3. Gießharze P 1—P 3—P 5 (BASF) bei 100 g Gießharz

0,5—4 g Katalysatorpaste		
0,1—0,2 ccm Beschleunigerlösung		
Raumtemperatur	20° C	1— 4 Std.
endgültige Härte bei	90° C—100° C	12—14 Std.
oder mit		
0,5—4% Benzoylperoxyd-Paste	70—110° C	wesentlich kürzere Zeit

4. Polyesterharz 8001 (Reichhold) bei 100 g Gießharz

0,5—2% Benzoylperoxyd-Paste	21— 22° C	29—102 Min.
	80—130° C	4—20 Min.

Das Abwiegen kleiner Mengen von Gießharz und Härter ist oft umständlich. Da die beiden Komponenten meistens dünnflüssig sind, können sie auch volumetrisch abgemessen werden. Dabei ist aber ihr spezifisches Gewicht zu berücksichtigen, z. B.

100 g = 115 ccm Araldit-Gießharz D (spezifisches Gewicht 1,15),
10 g = 10 ccm Härter 951 (spezifisches Gewicht 1),
insgesamt 125 ccm Mischung für normale Verarbeitungsweise.

Im allgemeinen hängt die Aushärtungsgeschwindigkeit von folgenden Faktoren ab:

a) Art und Zusammensetzung des Gießharzes,
b) Art und Menge der Katalysatoren bzw. Härter und der evtl. Beschleunigerlösung,
c) Arbeitstemperatur,
d) Gestalt und Größe des herzustellenden Werkstückes.

Es ist deshalb zweckmäßig, die günstigsten Aushärtungsbedingungen von Fall zu Fall durch Vorversuche zu ermitteln, um dann mit entsprechender Arbeitstechnik die Fertigung in den angesetzten Mengen durchzuführen.

Mit Härter oder Katalysator angesetzte Gießharzflüssigkeiten müssen unverzüglich verarbeitet werden, weil mit dem Zeitpunkt der Beimischung bereits die Polymerisation (Härtung) beginnt. Die Verarbeitbarkeit ist bei den verschiedenen Gießharzarten unterschiedlich und beträgt 25 Minuten bis etwa 10 Tage, je nach Art und Menge der beigemischten Zusätze an Härter oder Katalysatoren. Es sind daher nur diejenigen Mengen Gießharz zu mischen, die sofort — also anschließend an den Mischprozeß — restlos verarbeitet werden.

5. Verarbeitungsverfahren für Gießharze

Hier unterscheidet man:

a) Das Gießverfahren

Es findet vielseitige Anwendung zum Einhüllen von Teilen, die gegen mechanische oder atmosphärische Angriffe gesichert werden müssen. So werden z. B. empfindliche elektrotechnische Bauelemente oder auch ganze Baugruppen von Spulen, Kondensatoren und dergleichen in Gießharz eingegossen, das je nach dem technischen Verwendungszweck als Klarharz oder mit verschiedenen Füllstoffen gemischt Verwendung findet.

Das Gießverfahren wird auch für die Verformung von Figuren und Werkstücken mit besonders geformten Oberflächen angewendet, wozu zwei- und mehrteilige Fertigungsformen benutzt werden.

b) Das Handauflegeverfahren

Dieses Verfahren ist für größere Formgegenstände, für Erstmodelle und kleine Stückzahlen geeignet. Auf eine Form (Matrize oder Patrize) aus Holz, Gips, Metall

u. a. werden die zugeschnittenen Glasmatten oder -gewebe aufgelegt und mit dem Gießharzgemisch getränkt. Die Tränkung kann mittels einer geeigneten Spritzpistole, durch Aufgießen oder durch Einstreichen mit einem Pinsel erfolgen. In jedem Falle ist für eine gute Verteilung des Harzes zu sorgen, was durch Abquetschen mittels einer Walze oder mit Hilfe eines Spachtels erfolgen kann.

c) Das Gummisackverfahren

Es ist eine Abart des nur mit einer Form arbeitenden Handauflegeverfahrens und der Übergang zum Zweiformenverfahrens. Hier wird als Gegenform ein der Fertigungsform zugepaßter Gummisack verwendet, der mit Luft oder Wasser auf die mit Gießharz getränkte Füllschicht gepreßt wird.

d) Das Vakuumsackverfahren

Diese auch industriell angewendete Methode besteht darin, daß auf eine Form (wie unter b), auf welcher die mit Gießharz getränkten Glasmatten aufgelegt sind, eine Folie aus Polyvinylalkohol gelegt und mit Hilfe eines Rahmens aus Holz oder Metall dicht auf den Rand der Form gepreßt wird. Mittels einer Vakuumpumpe wird der Zwischenraum zwischen Folie und Form ausgepumpt; die Folie legt sich fest auf die getränkten Glasmatten, und mit Hilfe einer Walze oder eines Brettchens aus Holz oder Kunststoff können Luft und überschüssiges Gießharz abgequetscht werden. Mit dieser nur wenige Hilfsmittel erfordernde Methode können sehr gute Ergebnisse erzielt werden.

e) Das MARCO-Verfahren

Auf diesem Verfahren ruhen Schutzrechte. Die Methodik ist folgende: Auf eine Form werden trockene Glasmatten gelegt, darüber wird eine entsprechende Gegenform gelegt. Rund um die Form läuft eine Wanne, in die das katalysierte Gießharz eingegossen wird. Mittels Vakuum wird das Harz von unten her durch einen oder mehrere an der höchsten Stelle der Gegenform gelegene (am besten durchsichtige) Stutzen hochgesaugt. Sobald das Harz in dem durchsichtigen Stutzen zu sehen ist, ist die Form gefüllt. Zur schnelleren Aushärtung kann der Hohlteil der Form mit Wasserdampf beheizt werden. Da bei diesem Verfahren die Viskosität des Harzes eine entscheidende Rolle spielt, werden hierbei besondere Typen von Gießharz verwendet, die so eingestellt sind, daß auch an Stellen mit dichterer Packung des Glasfasermaterials Lufteinschlüsse vermieden werden. Das Verfahren bedarf sehr großer Übung und Handfertigkeit. Es können aber damit sehr große Teile in einem Stück hergestellt werden, wobei beide Seiten des Fertigungsteiles eine glatte Oberfläche aufweisen.

f) Preform-Preßverfahren

Diese Methode ist für die industrielle Fertigung die rationellste und wird in den Vereinigten Staaten von Nordamerika (USA) sehr viel eingesetzt. In ihrer Arbeitsweise ähnelt sie der Herstellung von Filzhüten (Stumpen). Glasfaserstränge (rovings) werden in einer Schneidvorrichtung in etwa 50 mm lange Stücke geschnitten und mittels eines kräftigen Exhaustors in einer großen geschlossenen Haube auf eine dem Fertigteil entsprechende Form aus Drahtnetz oder Lochblech aufgesaugt. Durch besondere Art der Luftführung werden die geschnittenen Glasfasern gleichmäßig verteilt; außerdem wird die Lochblechform während des „Aufschneidens" der Glasfasern gedreht, so daß eine gleichmäßige Schicht von regellos verteilten Glasfasern, die sogenannte „Preform", entsteht. An Stellen, an denen zur Verstärkung eine dickere Schicht Glasfasern aufgebaut werden soll (z. B. an Ecken und Kanten), kann durch Vergrößerung der Perforierung mehr Glas angesaugt werden. Eine Verstärkung kann auch durch Einlegen von passend zugeschnittenen Glasmattenstreifen erreicht werden. Größere Preformteile (z. B. Autokarosserieteile), die aus räumlichen Gründen nicht mehr in die Preform-Maschine hineinpassen, können in der Weise hergestellt werden, daß auf die Lochblechform, welche auf einer drehbaren, senkrechten Platte befestigt ist und durch welche ein starker Luftstrom gesaugt wird, die aus der Schneidvorrichtung kommenden Glasfasern mit Hilfe eines kleinen Ventilators durch einen beweglichen Metallschlauch „aufgespritzt" werden. Die gewünschte Dicke bzw. das Gewicht der aufgesaugten Glasfasern wird für jede Form vorher experimentell ermittelt. Die Schneidvorrichtung läuft dann eine bestimmte kurze Zeit und garantiert für jedes Preformteil die gleiche Glasfasermenge.

Um einer solchen Preform den für die weitere Verarbeitung nötigen Zusammenhalt zu geben, wird zwischendurch ein Bindemittel, der Standofix-Preformbinder, mittels einer Spritzpistole aufgesprüht (es genügen 3 bis 5% auf das Glasgewicht bezogen). Die Lochblechform mit dem aufgesaugten Glas wird dann durch einen Durchlaufofen geschickt, um die Aushärtung des aufgesprühten Preformbinders zu bewirken. Nach dem Aushärten ist die Preform so fest in ihrem Zusammenhalt, daß sie ohne Gefahr der Verformung von der Lochblechform abgenommen werden kann, aber noch voll saugfähig für das weitere Gießharz ist. Diese Preform wird nun in das geheizte Preßwerkzeug gelegt und mit der notwendigen Menge katalysierten Standofix-Gießharzes übergossen. Die Presse wird langsam zugefahren; die Aushärtung dauert, je nach Größe und Wandstärke des Preßteils, 3 bis 10 Minuten, wenn bei Preßtemperaturen von 110 bis 120° C gearbeitet wird. Der Preßdruck beträgt, je nach Kompliziertheit der Form, 1 bis 5 kg/cm^2. Wichtig ist, daß das Preßwerkzeug Schließ-(Abquetsch-)Kanten besitzt. Nach Öffnung der Presse ist das Formteil sauber, es brauchen nur die Grate entfernt zu werden. Bei der Konstruktion des Preßwerkzeuges (am besten hat sich hartverchromter Stahl bewährt) ist zu beachten, daß keine scharfen Ecken und Kanten auftreten. Krümmungsradien sollen nicht kleiner als 3 bis 6 mm sein (je nach Wandstärke), Seitenwände sollen wenigstens 1 bis 3° Neigung je nach Höhe des Teiles haben.

Die Beheizung der Preßwerkzeuge erfolgt am besten mit Dampf oder heißem Öl. Elektrische Heizung ist wegen der Gefahr der ungleichmäßigen Beheizung nur bei einfacheren Formen zweckmäßig.

Ein besonderes Kapitel ist das der zu verwendenden Trennmittel. Hierfür gibt es keine Patentlösung, da ein Trennmittel, das in einem Fall eine ausgezeichnete Wirkung besitzt, in einem anderen Fall vollständig versagen kann. Aus diesem Grunde wurden mehrere Typen entwickelt, die in Form der Standofix-Trennmittel, Standofix-Trennpasten und Standofix-Trennlacke die Möglichkeit bieten, das für den Einzelfall jeweils am besten geeignete Produkt einzusetzen.

g) Niederdruckverfahren

Das Formpressen im Niederdruckverfahren erfordert einen größeren maschinellen Aufwand, hat aber dafür den Vorteil, daß es in kürzester Zeit die besten Formteile gibt. Man kann für dieses Verfahren die üblichen Matrizen und Patrizen aus Gußeisen, Stahl — auch verchromt — verwenden, wie sie bei Hochdruckpressen benutzt werden. Derartige Formen sind teuer, aber bei großer Produktion wirtschaftlich. Für die handwerkliche Fertigung mit geringen Stückzahlen ist dieses Verfahren deshalb nicht geeignet.

Für die Herstellung von Schäften und Hülsen für Armprothesen haben sich verschiedene Arbeitsverfahren herausgebildet, die sich mehr oder weniger an die in den USA üblichen Verfahren anlehnen und es dem Orthopädie-Handwerker ohne besondere Mühe gestatten, die Fertigung solcher Gegenstände individuell für jeden Einzelfall vorzunehmen. Nachstehend werden einige Verfahren beschrieben.

6. **Gießverfahren mit Oberflächenverformung,** Abb. 10—15

Für die Herstellung eines Stumpfschaftes oder einer Hülse zum Kunstarm benutzt man das ein- oder mehrteilige Fertigungsmodell, über welches der Gießling in Form eines Hohlkörpers verformt werden soll. Über die erforderliche Abform, die Herstellung und Zurichtung einer solchen Form ist in den Abschnitten III und V/3 alles Wissenswerte gesagt worden. Das für die Verformung vorgerichtete Fertigungsmodell wird zunächst in einem Schraubstock oder in einer dafür vorgesehenen Haltevorrichtung in fester Lage gesichert, weil während des Gießverfahrens beide Hände für den Einguß und sonstige Handhabungen gebraucht werden. Danach wird die Oberfläche des Fertigungsmodelles hinsichtlich ihrer Glätte überprüft. Bei der Zurichtung wurde das Trennmittel aufgebracht und nach seiner Trocknung ist die Oberfläche glatt und geeignet, die Innenfläche des Schaftes glatt und eben wiederzugeben. Den gleichen Effekt erreicht man auch durch einen PVC- oder Polyäthylen-Folienschlauchüberzug.

Nunmehr wird der Schichtstoff aufgebracht, der dem Formstück die nötige Elastizität und Festigkeit geben soll. Am besten eignet sich hierfür Trikotschlauch, dessen Gewirk sich eng um die Flächen des Modelles spannt. Je nachdem, wie dick die Schaftwandung werden soll, werden ein, zwei und mehr Lagen Trikotschlauchbinden übereinander aufgezogen und an einem Ende der Form des Modelles entsprechend zugenäht. Das andere Ende, das über das Modell hinausragt, wird am Haltestab fest zusammengebunden. Über diese Trikotschlauch-Bespannung wird nun ein Polyvinylchlorid-(PVC) oder Polyäthylen-Folienschlauch gezogen, der ebenfalls am unteren Modellende zugebunden wird, während das andere Ende mindestens in Handbreite offen über das Modellende hinausragen muß und als Gießöffnung dient. Durch diese Öffnung wird nun das flüssige Gießharzgemisch vergossen. Es dringt in das Gewirk des Schichtstoffes (Trikotschlauch). Dabei gibt das Modell dem Verlauf des Harzgemisches eine Begrenzung nach innen, während der PVC-Folienschlauch die Abdeckung nach außen gibt. Durch ein leichtes Abstreichen der Außenflächen mit der Hand oder mittels eines gespannten Fadens über den Folienschlauch wird das eingegossene Harzgemisch gleichmäßig an alle Oberflächenpartien gebracht. Die Fäden und Fasern des Schichtgewebes saugen das Harzgemisch auf und werden auch von ihm umflossen. Von der sorgfältigen Verteilung des Harzgemisches in alle Schichtlagen zwischen Modell und Folienschlauch hängt die formrechte Beschaffenheit des Endproduktes ab. Nunmehr kann die Form mit dem Einguß des Harzgemisches dem chemischen Härtungsprozeß (Polymerisation) überlassen werden. Wurde für die Verformung ein kalthärtendes Gießharz angewendet, so empfiehlt es sich, den Gießling in einem Raum abzustellen, der die Gewähr für einen ruhigen und ungestörten Verlauf der Polymerisation gibt. Wie aus den Beschreibungen der verschiedenen Gießharze hervorgeht, besteht bei den kalthärtenden Gießharzen mitunter auch die Möglichkeit, die Erhärtung des Gießharzes dadurch zu beschleunigen, daß man die Polymerisation in einer Temperatur von 40° C und mehr im Wärmeofen vornimmt. Warmhärtende Gießharze werden in jedem Falle nach dem Einguß bei einer bestimmten Wärmetemperatur im Wärmeofen in den gewünschten festen Formzustand gebracht.

Nach vollständiger Aushärtung des verformten Gießharzes läßt sich der Folienschlauch leicht von dem so gefertigten Werkstück abnehmen, nachdem man die untere Verschnürung gelöst hat. Ebenso läßt sich das Werkstück selbst leicht vom Fertigungsmodell lösen und zeigt nun innen und außen eine absolut glatte Oberfläche. Ganz gleich, ob die Verformung mit ungefärbten oder angefärbten Gießharzen vorgenommen worden ist, kann das Werkstück ohne Nachbearbeitung seiner Oberflächen verwendet werden.

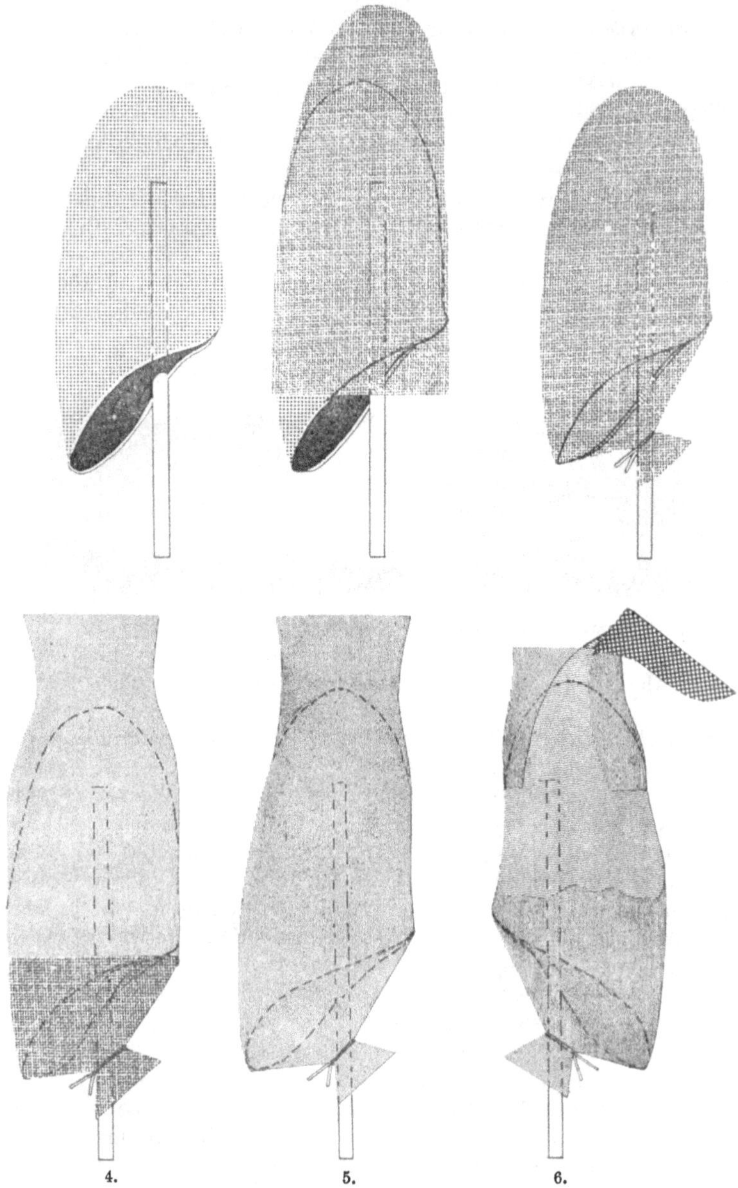

4. 5. 6.

Abb. 10. Gießverfahren mit Oberflächenverformung
1. Fertigungsmodell, einteilig, mit Haltestab. — 2. Der Schichtstoff wird über das Modell gezogen und 3. unten am Haltestab abgebunden. — 4. Der PVC- oder Polyäthylen-Folienschlauch wird über den Schichtstoff gezogen und 5. unten ebenfalls am Haltestab abgebunden. — 6. Der Einguß des Gießharzes erfolgt von oben durch die obere Öffnung des Folienschlauches

Läßt sich wider Erwarten der verformte Stumpfschaft oder die Hülse wegen einer ungünstigen Formgebung nicht vom Fertigungsmodell lösen, so ist an der Innenseite, die bei der Verwendung dem Körper zugewendet ist (kürzeste Länge) ein Längsschnitt anzubringen. Damit wird beim Abziehen des Modelles die Öffnung erweitert, und sie ist dann groß genug, um das Modell aus seiner Umhüllung herausgleiten zu lassen. Alsdann werden die Schnittflächen wieder einander zugeführt und die Schnittstelle sorgfältig verschweißt. Das geschieht in der Weise, daß eine Seite der Schnittfläche mit PVC-Folie abgedeckt wird und der Spalt des Einschnittes mit flüssigem Gießharzgemisch ausgegossen wird. Dieser kleine Einguß erhärtet sehr bald, und nach vollständiger Aushärtung wird die so herbeigeführte Schweißstelle in der üblichen Weise bearbeitet.

Trotz sorgfältigster Herstellung des Fertigungsmodelles können sich bei der Anpassung der verformten Kunststoff-Hülse oder Schaft noch Paßmängel ergeben, die auf eine Formveränderung des Stumpfes oder des Gliedrestes zurückzuführen sind und u. U. Druckstellen herbeiführen, die beseitigt werden müssen. Während solche Mängel bei den natürlichen Werkstoffen wie Leder „ausgewalkt" oder wie Holz „herausgeschliffen" werden können, kann beim Gießharz — je nach seiner Art — über den Weg einer Erwärmung des verformten Werkstückes eine, allerdings nur

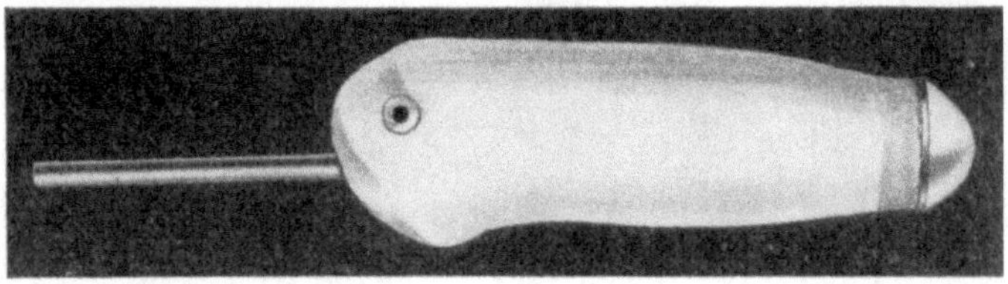

Abb. 11–15. Aus MANUEL OF UPPER EXTREMITY PROTHETICS. „University of California, Los Angeles, USA".

Abb. 11. Für den Verformungsprozeß vorgerichtetes Modell.

ganz geringe Änderung erreicht werden. Dabei ist die Höchstgrenze der Wärmebeständigkeit um ein geringes zu übersteigen. An der Stelle, wo eine geringe Veränderung der Form (Ausbeulung) notwendig ist, wird das Werkstück entsprechend erwärmt. Bei kalt erhärtendem Gießharz überläßt man danach das Werkstück der Wiedererhärtung. Voraussetzung für diesen Arbeitsvorgang sind die genaue Kenntnis über die Eigenschaften des verformten Gießharzes und die Anwendung großer Sorgfalt. Überhaupt ist es von größter Wichtigkeit, daß man sich ein ausreichendes Wissen über alle Eigenschaften des zu verformenden Gießharzes aneignet, ehe man die chemischen Vorgänge durch entsprechende Verarbeitungsmethoden zu regulieren bzw. zu kontrollieren oder gar zu lenken versucht.

Wer Stumpfschäfte aus Gießharz herstellt, sollte tunlichst jede Veränderung des verformten Schaftes vermeiden und zur Vorbeugung etwaiger Form- und Paßfehler erst einen Wachsprobierschaft herstellen. Das geschieht in der Weise, daß man die im Abschnitt III unter 1 und 2 beschriebene Fertigungsform — bevor sie dem Trocknungsprozeß unterzogen wird — mit mehreren Trikotschlauchbinden überzieht und die so bezogene Form in eine flüssige Wachsmischung kurz eintaucht und wieder herauszieht. Das flüssige Wachs zieht bei diesem Tauchvorgang in das Schlauchbindengewebe ein und erhärtet, sobald es kalt wird. Diese Wachsmischung besteht aus 4 Teilen Hartparaffin, 1 Teil Bienenwachs und 1 Teil Ceresin. Ebenso läßt sich hierzu eines der Gerstenhofener Wachse (Farbwerke Hoechst) sehr gut anwenden. Der so hergestellte Wachsschaft zeigt eine gute Festigkeit und Elastizität und wird nun für die Anprobe am Körper des Amputierten angewendet. Er gestattet die verschiedenen Korrekturen, die sich herausstellen und kann leicht in die endgültig notwendige Form gebracht werden. Alsdann wird dieser Wachsschaft mit Gipsbrei ausgegossen und nach Erhärtung des Gipses wird die Wachsumhüllung abgenommen. Das über den Weg des Wachsprobierschaftes hergestellte Fertigungsmodell bedarf

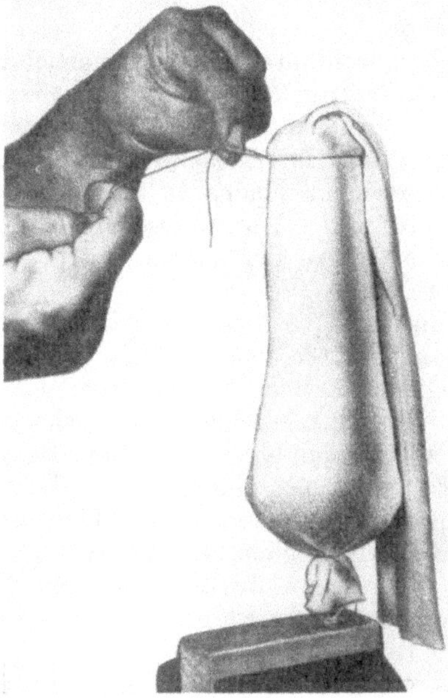

Abb. 12

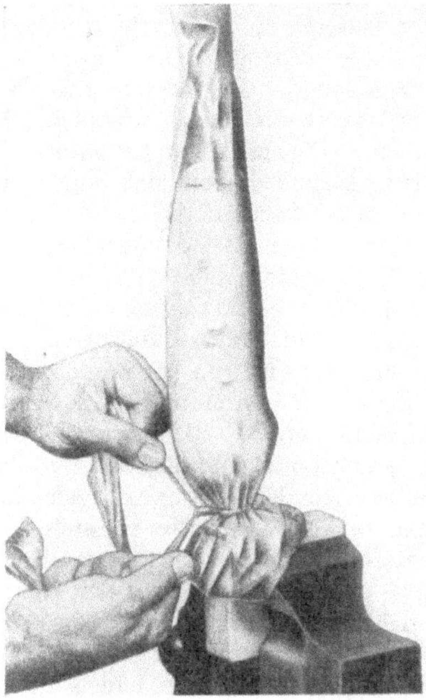

Abb. 13

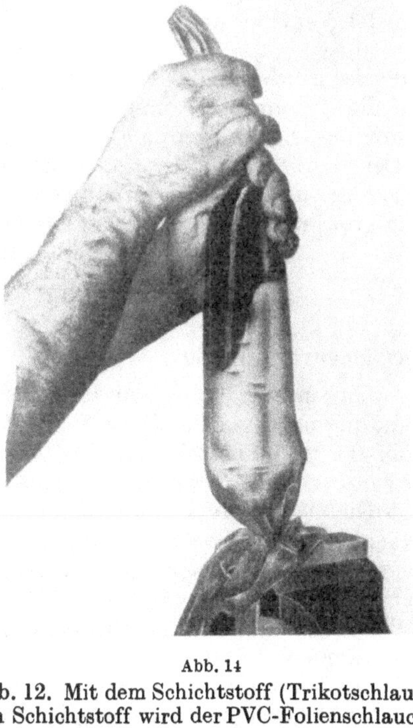

Abb. 14

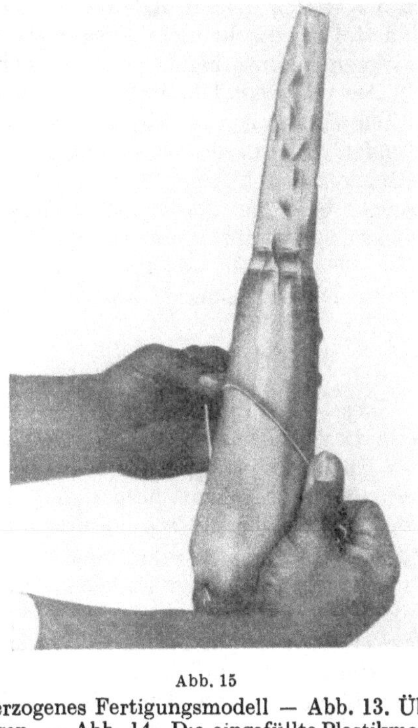

Abb. 15

Abb. 12. Mit dem Schichtstoff (Trikotschlauch) überzogenes Fertigungsmodell – Abb. 13. Über den Schichtstoff wird der PVC-Folienschlauch gezogen. – Abb. 14. Die eingefüllte Plastikmasse (Gießharz) wird mit der Hand verteilt bzw. in den Schichtstoff hineinmassiert. – Abb. 15. Das Gießharzgemisch wird nunmehr mittels eines gespannten Fadens gleichmäßig an alle Oberflächenpartien des Fertigungsmodelles gebracht keiner weiteren Modellierarbeit und bei einwandfreier glatter Oberfläche wird es wie jedes andere Modell für die Verformung zugerichtet.

Wie aus der Beschreibung der verschiedenen bekannten Gießharze ersichtlich ist, gestatten sie nach vollständiger Aushärtung eine mechanische spanabhebende Bearbeitung. Sie lassen sich bohren, schleifen usw. wie andere festen Werkstoffe und lassen sich auch hinsichtlich ihrer Oberflächenbehandlung mit einem guten Farbauftrag versehen, wenn entsprechend zugepaßte Farbstoffe angewendet werden. Bei der mechanischen Bearbeitung des Kunststoffes dürfen aber keine Temperaturgrade entstehen, die über die Grenze der Wärmebeständigkeit hinausgehen, weil sonst die Festigkeit leiden würde.

Die Zeiten für die vollständige Aushärtung sind bei den Gießharzen unterschiedlich. Sie sind von der Temperatur und manchmal auch von der Art und Menge der Zusatzstoffe abhängig. Kalterhärtende Gießharze werden bei einer Raumtemperatur von 20—21° C ausgehärtet; u. U. kann eine beschleunigte Aushärtung auch bei erhöhter Temperatur (40—60° C) im Wärmeofen erreicht werden. Bei den warm erhärtenden Gießharzen geht die Aushärtung nur bei entsprechender Wärmetemperatur im Wärmeofen vor sich. Dabei empfiehlt es sich immer, die Abkühlung des verformten Werkstückes mit Sorgfalt und wenn möglich im Aushärtungsofen selbst — nach Ausschaltung der Wärmezufuhr — durchzuführen, wo sie allmählich vor sich geht. Art und Dauer dieses Abkühlungsvorganges werden am besten von Fall zu Fall erprobt und festgelegt.

Bei der Aushärtung und Abkühlung des verformten Werkstückes tritt eine Volumenkontraktion — Schrumpfung — ein, die bei den handelsüblichen Gießharzen recht unterschiedlich sein kann. Man rechnet mit Schrumpfungserscheinungen von 0,5—9,0% je nach Art des Gießharzes und der beigemischten Füll- oder Strekkungsstoffe. Sowohl beim Ansatz als auch bei der Verarbeitung des Gießharzes ist die Volumenkontraktion zu berücksichtigen.

Das vorstehend beschriebene Gießverfahren ist in vieler Hinsicht der amerikanischen Verarbeitungstechnik angepaßt, wobei die Erkenntnisse ihren Niederschlag gefunden haben, die eine deutsche Studienkommission gelegentlich einer Informationsreise nach Amerika gesammelt hatte. Der amerikanische Prothesenhersteller hat sehr bald die Vorzüge der Kunststoffe erkannt und eine Verformungstechnik entwickelt, die uns immer wieder Gelegenheit gibt, unsere Verarbeitungsweise zu überprüfen. Sie gibt uns aber auch manchen Anreiz, nach neuen Wegen und Mitteln zu forschen, die bisherige Entwicklung weiterzutreiben und zu höchster Vollendung zu bringen.

7. Gießverfahren ohne Oberflächenverformung

Dieses Gießverfahren wird angewendet, wenn grundsätzlich ein ungefärbtes Gießharz verformt und die Oberfläche der Wandung nach vollständiger Aushärtung einer Nachbearbeitung unterzogen werden soll, die darin bestehen kann, daß das Werkstück mit einem besonderen Farbauftrag versehen wird. Im Hinblick darauf, daß bei der Verarbeitung angefärbten Gießharzes auch die Schicht- oder Füllstoffe angefärbt werden müssen, wenn ein einheitlicher Farbton erreicht werden soll, wird man sich eher für einen entsprechenden Farbauftrag auf die Flächen der Außenwandung entscheiden. Für die Durchführung dieses Gießverfahrens wird das zur Verformung vorgerichtete Fertigungsmodell zunächst im Schraubstock oder einer Haltevorrichtung in fester Lage verankert, damit während der Arbeitsvorgänge beide Hände frei sind. Auch hier ist die Oberfläche des Modelles auf seine Glätte zu überprüfen, die nach Auftrag des Trennmittels oder durch einen PVC- oder Polyaetylen-Folienschlauchüberzug so geeignet sein muß, daß sie bei der Verformung eine glatte Innenfläche des Schaftes ergibt. Über das Modell wird nun eine Schicht des Gewebestoffes — also eine Lage Trikotschlauch — gezogen, die sich wie ein festes Netz um die Flächen des Modelles spannen muß. Diese Schicht wird zunächst oben provisorisch befestigt. Nunmehr wird die Glasfaserverstärkung an den dafür vorgesehenen Stellen (Ellbogengegend, obere Öffnung des Schaftes, Handgelenkstelle u. a.) angebracht. Werden lose Glasfasern aufgelegt, sind sie in dünner Lage auf das aufgestrichene Gießharz leicht anzudrücken, wo sie sofort haften und dann durch ihre Durchsichtigkeit mit dem Auge nicht mehr wahrgenommen werden. Nach diesem Vorgang wird sorgfältig die zweite Lage Trikotschlauch aufgezogen. Soll eine besonders dicke Schaftwandung geformt werden,

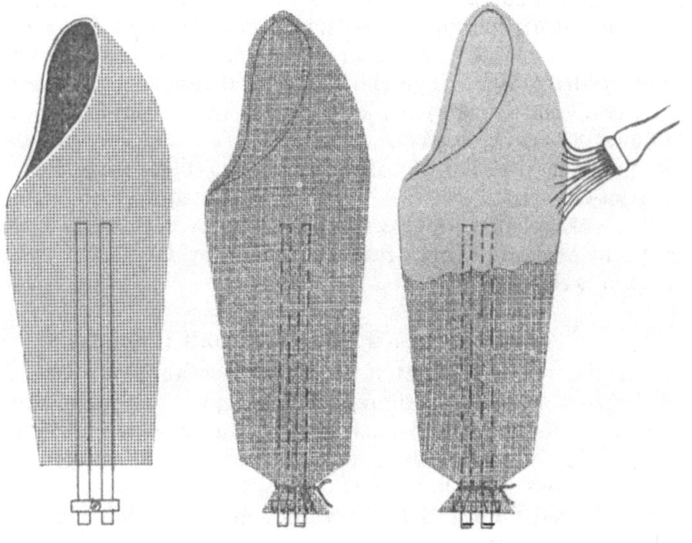

Abb. 16. Gießverfahren ohne Oberflächenverformung

1. Das Fertigungsmodell. — 2. Das Fertigungsmodell mit Schichtstoffüberzug. — 3. Das Gießharzgemisch wird mit dem Pinsel aufgetragen und in den Schichtstoff verteilt

sind weitere Trikotschlauchlagen erforderlich. Alle Schichtlagen werden nun sowohl am oberen als auch am unteren Ende fest zusammengebunden und zwar derart, daß sie bei fester Umspannung des Modelles ihre Lage weder nach oben noch nach unten verändern können. Jetzt erfolgt der Auftrag des flüssigen Gießharzgemisches mittels Pinsel auf die Trikotschlauchschichtlagen. Während die rechte Hand mit dem Pinsel den Harzauftrag bewirkt, verteilt die mit einem Gummihandschuh bekleidete linke Hand das Gießharz gleichmäßig auf alle Stellen des Modelles. Durch ein leichtes Andrücken des Fingers oder der Hand wird das aufgestrichene Gießharz gut in das Gewirk des Trikotschlauches hineingeknetet. Das Einkneten ist bei diesem Gießverfahren besonders wichtig, weil im Gegensatz zu dem unter 6. beschriebenen Verfahren — die Außenabgrenzung durch den Folienschlauch nicht vorhanden ist. Sind der Harzauftrag und die gute Verteilung des Harzgemisches beendet, kann der Gießling der Aushärtung überlassen werden. Da — wie bereits ausgeführt — die Polymerisation bereits nach erfolgter Beimischung des Katalysators bzw. des Härters beginnt, wird sie während und nach den eben geschilderten Arbeitsvorgängen bereits fortgesetzt. Bei dieser Verformungsmethode ist es in jedem Falle angebracht, den Erhärtungsprozeß zu überwachen. Sobald festgestellt wird, daß das Harzgemisch bereits in einen teigigen Zustand verformt ist und nicht mehr fließt, wird die Außenwandung mit einem zusammengedrehten

Stück PVC-Folie oder einem gespannten Faden von oben nach unten geglättet. Dabei werden etwa aus dem Schichtstoff hervorstehende Fadenreste oder Faserspitzen in das Harzgemisch eingedrückt und die Außenfläche geglättet. Bei kalterhärtendem Gießharzgemisch geschieht dies in Raumtemperatur. Ein warmerhärtendes Harzgemisch macht es notwendig, das verformte Werkstück im Wärmeofen zu kontrollieren, es im geeigneten Augenblick für diesen Arbeitsgang herauszunehmen, um es danach bis zur vollständigen Erhärtung im Wärmeofen zu belassen. Abb. 16.

Nach vollständiger Aushärtung des verformten Kunststoffes geschieht die Abnahme vom Modell und die Nachbearbeitung wie bei dem unter 6. beschriebenen Verfahren. Ein Unterschied besteht lediglich darin, daß die Außenfläche des Werkstückes rauh und etwas uneben geblieben ist. Das Werkstück, das nach erfolgter Anprobe und Anpassung an den Armstumpf montagefertig ist, wird nun geschliffen — am besten von Hand mit einem mittelfeinen Schleifpapier vorgeschliffen, mit einem feinen Schleifpapier feingeschliffen — und mit dem vorgesehenen Farbauftrag versehen. Ein maschinelles Schleifen ist nicht zu empfehlen, weil sich dabei an den Reibungsflächen eine Wärmetemperatur entwickelt, die die Grenze der Wärmebeständigkeit des Kunststoffes übersteigt und seine Festigkeitswerte nachteilig beeinflußt. Von außen gesehen, ist dann ein solcher Stumpfschaft kaum von einem solchen aus Leichtmetall oder Holz zu unterscheiden, hat aber den großen Vorteil eines sehr geringen Gewichtes, was vor allem der Träger einer Armprothese sehr zu schätzen weiß.

8. Gießverfahren mit Hohlform

Bei den bisher genannten beiden Gießverfahren für die Verformung von Schäften und Hülsen wurden Fertigungsmodelle ein- oder mehrteilig als sogenannte Vollmodelle benutzt. Es sind auch Fälle bekannt, wo man es aus betriebstechnischen Gründen für den Einzelfall vorzieht, eine Hohlform zu benutzen. Die Arbeitstechnik für die eigentliche Verformung des Gießharzes ist dabei die gleiche wie bei den Verfahren zu 6 und 7, nur wird hier als Modell eine Hohlform gebraucht, die möglichst dünnwandig gehalten ist. Nach vollständiger Aushärtung des Harzgemisches wird sie mit leichten Holzhammerschlägen auf die Außenwandung des verformten Werkstückes zertrümmert und aus dem Innern des Werkstückes entfernt. Diese Methode hat den Vorzug, daß die Form immer aus einem Stück bestehen kann und daß auch eine ungünstige Formgebung des Stumpfes keinerlei Schwierigkeiten bereiten kann, denn die Trümmer der zerstörten Hohlform lassen sich ohne Schwierigkeiten aus dem Innern des Werkstückes herausnehmen. Es fragt sich lediglich, ob und inwieweit die Schläge mit dem Holzhammer auf die Außenwandung des Werkstückes für die Beschaffenheit der Oberflächen und die Festigkeit des Werkstückes selbst nachteilig sein können.

9. Einschmelzung der Verbindungsteile

Das Gießverfahren — ganz gleich, welche der drei Arbeitsmethoden angewendet werden, hat neben der Verformung eines Kunststoffes mit wertvollen technischen Eigenschaften den großen Vorzug, daß Teile und Gegenstände in das Gießharzgemisch eingeschmolzen werden können. Bei Oberarmschäften läßt sich das Ellbogenteil aus Metall oder Holz mit Oberarmdrehgelenk und Ellbogengelenk fest und sicher in die Schaftwandung einschmelzen, die Schienen zum Unterarmteil werden nicht mehr ein- oder angenietet, sondern mit den Schichtlagen des Gießharzgemisches verschmolzen, wie auch das Handansatzstück oder das mechanische Handgelenk mit dem Unterarmteil auf diese Weise verbunden werden. Diese Verschmelzungsmöglichkeiten in erfolgreicher Weise auszuschöpfen, bleibt der Sorgfalt und geschickten Handhabung des Orthopädiemechanikers überlassen. Ihre Auswertung setzt voraus, daß er mit absolut genauen Maßen arbeitet, denn eine nicht maßrecht vorgenommene Verschmelzung kann nicht rückgängig gemacht werden und hätte zur Folge, daß der ganze Verformungsprozeß von Anfang an wiederholt werden müßte. Verarbeitungstechnisch für die Herstellung kompletter Ober- und Unterarmteile sind folgende Arbeitsgänge erforderlich:

1. Das Fertigungsmodell wird maßrecht verlängert, d. h. der Gipsabguß der Abform (Gipsbindenverband) wird entsprechend den am Körper des Versehrten abgenommenen Maßen soweit verlängert, wie es für die Justierung des Ellbogenteiles, des Handansatzstückes oder des Handgelenkes notwendig ist. Auf einen dafür vorgesehenen Falz wird das einzuschmelzende Teil aufgesetzt und u. U. derart befestigt, daß es sich bei der Abnahme des verformten Werkstückes leicht vom Fertigungsmodell lösen läßt. Meistens erübrigt sich eine solche Befestigung, wenn der Falz als Aufnahmeteil formgerecht gehalten ist. Dabei ist zu beachten, daß der Umfang des einzuschmelzenden Teiles dem Umfang des Unterarmes des Fertigungsmodelles zugepaßt ist, weil sonst bei der Verformung Übergänge entstehen, die sich am Fertigprodukt unschön auswirken. Die Querrillen oder entsprechende Lochvertiefungen an dem einzuschmelzenden Teil geben an der Verbindungsstelle zwischen Schaft und Gelenkteil einen festen und sicheren Halt.
2. Nach dem Aufsetzen des einzuschmelzenden Teiles werden über die beiden so verbundenen Teile die verschiedenen Lagen Trikotschlauch aufgezogen. An der Stelle, wo der einzuschmelzende Teil des Gelenkteiles endet, wird der Trikotschlauch mit einem Hanfbindfaden fest abgebunden. Ähnlich wird dann auch mit dem darüber aufzuziehenden PVC-Folienschlauch zu verfahren sein. Arbeitstechnisch können dann die verschiedenen Gießverfahren angewendet werden. Man kann aber auch eine Einschmelzung zwischen den Schichtstoffen vornehmen, was sich insbesondere bei der Einschmelzung der Schienen u. a. Verbindungsteile bewährt hat. Hier wird vor dem Ansetzen bzw. Aufbringen des einzuschmelzenden Teiles zuerst eine Lage Trikotschlauch über das Fertigungsmodell gezogen. An der Stelle, wo der Falz für den einzuschmelzenden Teil ist, wird in diese Lage Trikotschlauch flüssiges Gießharzgemisch verteilt, und erst darüber wird das Gelenkteil aufgesetzt, so daß bereits an seiner inneren unteren Fläche eine Harzverbindung entsteht. Die zweite und weitere Trikotschlauchlagen — je nach der gewünschten Dicke der Schaftwandung werden nun aufgezogen und am Ende des Falzes — wie beschrieben — fest abgebunden.
3. Nach dem Aufbringen der Schichtlagen und gegebenenfalls auch des PVC-Folienschlauches wird das Harzgemisch vergossen und auf alle Stellen des Fertigungsmodelles verteilt. Der weitere Ablauf der Verformung wurde bereits beschrieben.
4. Nach vollständiger Aushärtung des Harzgemisches wird die Fertigungsform abgenommen, und nun zeigt der aus Gießharz verformte Schaft bzw. das verformte Unterarmteil eine absolut feste Verbindung mit dem eingeschmolzenen Teil.

Ohne Zweifel zeigt diese Verarbeitungsmethode verschiedene Vorzüge, die aber auch eine nachteilige Auswirkung haben kann, wenn an einer so gefertigten Prothese Reparaturen oder Änderungen ausgeführt oder Teile ausgewechselt werden müssen.

Prothesenkonstruktionen, bei denen die Schäfte bzw. Hülsen aus Kunststoff gefertigt und die Verbindung mit den übrigen Teilen der Prothese durch Vernietung oder Verschraubung vorgesehen ist, geben für Reparaturarbeiten und Auswechslung einzelner Teile bessere und leichtere Arbeitsmöglichkeiten.

10. Gießverfahren für die Herstellung des Unterarmteiles für Oberarmprothesen

Bei Benutzung der auf Seite 20 beschriebenen dreiteiligen Fertigungsform aus Holz ergeben sich folgende Arbeitsgänge für eine Verformung ohne Oberflächenverformung:

Die aus insgesamt sieben Einzelteilen bestehende Fertigungsform aus Holz wird zu einem Ganzen justiert und mit dem Haltestab im Schraubstock waagerecht eingespannt und festgehalten. Alsdann wird das Trennmittel auf die Flächen des Modelles gut verteilt und die Abtrocknung der Trennfolie abgewartet. Als Trennmittel kann auch hier ein PVC- oder Polyaetylen-Folienschlauchüberzug dienen. Danach wird die erste Lage Trikotschlauchschicht über das Modell gezogen und durch festes Abbinden oben und unten gleichmäßig über die Oberflächen der Fertigungsform gespannt. An den Stellen, wo sich die Haltenuten für die anzubringenden Ellbogenschienen (Gelenkschienen) befinden, werden sie mit flüssigem Harzgemisch durchtränkt. Die beiden Schienen — jede für sich — werden mit ihrem Gelenkauge über die Fixierachse zum Ellbogengelenk geführt und mit dem Längsteil in die Haltenute des Modelles eingedrückt. Die Stellung der Fixierungsachse und die Lage der Haltenuten in der Form gewähren eine absolut richtige Lage der Ellbogengelenke. Bis zur Durchführung der weiteren Arbeitsgänge kann man die in die Haltenuten eingedrückten Schienenenden vorläufig festhalten. Nunmehr werden die zu verstärkenden Stellen des Unterarmteiles, nämlich in Nähe des Ellbogengelenkes, der obere Teil und das untere Ende zur Hand, zunächst mit Glasfasern belegt, nach dem sie vorher mit dem flüssigen Harzgemisch durchtränkt worden sind. Die Glasfasern haften gut an diesen so vorbereiteten Stellen, nehmen infolge ihres durchsichtigen Aussehen sofort die Farbe ihrer Auftragfläche an und sind dann mit dem Auge kaum erkennbar. Es wird nun die weitere Schichtlage Trikotschlauch aufgebracht, gegebenenfalls auch mehrere Schichten für eine bestimmte Dicke der Schaftwandung; dann erfolgt der eigentliche Verguß des Harzgemisches. Das Fertigungsmodell mit den aufgebrachten Trikotschlauchschichten, die oben und unten fest abgebunden werden, wird nun senkrecht in den Schraubstock eingespannt und das flüssige Harzgemisch mit dem Pinsel aufgetragen. Die linke Hand — bekleidet mit einem Gummihandschuh — übernimmt durch Abwärtsstreichen und sanftes Massieren der Wandungsflächen die gleichmäßige Verteilung des Harzgemisches an alle Stellen des Modelles, bis die Fäden und Fasern des Gewirkes die Flüssigkeit aufgesaugt haben. Die Aushärtung des verformten Gießharzes erfolgt in der beschriebenen Weise. Immerhin empfiehlt es sich, sobald das Harzgemisch teigig geworden und nicht mehr flüssig ist, die Wandungsflächen mit einem gewickelten PVC-Schlauchstück nach unten abzustreichen, damit etwa vorstehende Fadenreste oder Faserenden in den Harzbrei eingedrückt werden und die Fläche einigermaßen geglättet wird. Nach vollständiger Aushärtung des Gießharzes und allmählicher Abkühlung des verformten Unterarmteiles wird die Abbindung oben und unten gelöst bzw. mit einem Messer am Hülsenrand abgeschnitten, so daß die Fertigungsform herausgenommen werden kann. Nach dem Abschrauben der Halteplatte am Ellbogengelenk wird das Mittelteil der Form frei und kann mühelos herausgezogen werden. Danach

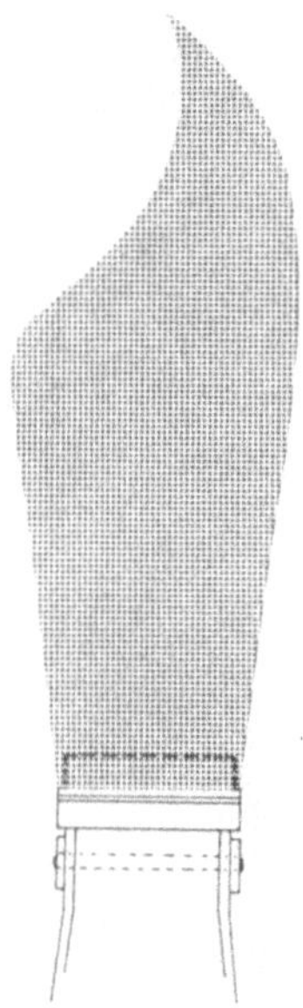

Abb. 17

werden die beiden Seitenteile etwas zusammengedrückt und ebenfalls aus der Hülse entfernt. Alsdann kann ohne weiteres in die weitere Bearbeitung der verformten Kunststoff-Hülse eingetreten werden. Diese kann darin bestehen, daß die Endflächen am Ellbogengelenk oder am Handgelenk in ihrer Form oder die Hülse in ihrer Länge korrigiert oder verändert werden müssen. Vor der endgültigen Montage des verformten Unterarmteiles wird dieses — wie auch der Oberarmschaft — von Hand mit Schleifpapier geschliffen und geglättet, damit der notwendige Farbauftrag ordnungsgemäß durchgeführt werden kann.

Es sei hier ergänzt, daß dieses Verfahren auch wie unter 6. beschrieben vorgenommen werden kann und daß selbstverständlich auch das Handansatzstück oder ein mechanisches Handdrehgelenk — das sonst mit Schrauben befestigt wird, — in das Kunststoffteil eingeschmolzen werden können. Abb. 17 und 18.

Abb. 17. Oberarmhülse mit Schulterwölbung in Verbindg. mit dem eingegossenen Ellbogenteil — Abb. 18. Oberarmhülse mit Einsatzhülse i. Verbindg. mit eingegossenem Ellbogenteil

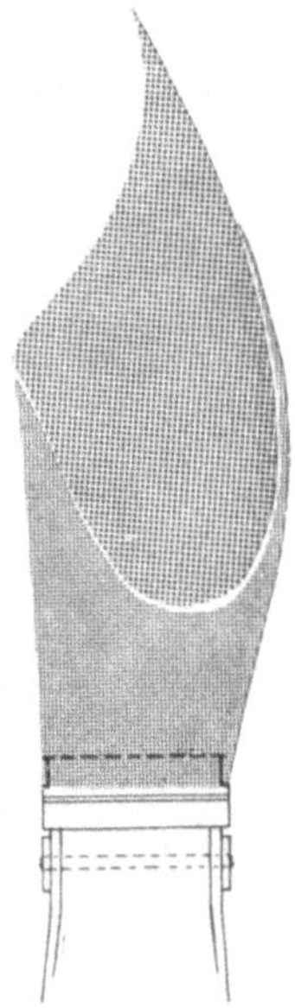

Abb. 18

11. Gießverfahren für kleine Formteile

Die verschiedenen Gießharze lassen sich selbstverständlich auch für die Herstellung kleiner Formteile, wie Rollen, Rädchen, Buchsen und andere kleine Zubehörteile verformen. Man kann dazu Fertigungsmodelle aus Holz, Gips, Stonex-Steinmodellmasse oder auch Metall verwenden, die nach einem Originalstück ein- oder mehrteilig hergestellt werden. Die Kunststoffindustrie hat für solche Kleinteile — es können auch größere sein — eine Schmelzmasse entwickelt, die sich für diese Zwecke als besonders wertvoll erwiesen hat. Diese Schmelzmasse ist von gummiartiger Beschaffenheit und wird bei einer Temperatur von 160—165° C im Wärmeofen oder Wärmebad in einen dünnflüssigen Zustand gebracht, wobei jede lokale Überhitzung vermieden werden muß. Um unnötigen Luftzutritt auszuschalten, hält man das Schmelzgefäß abgedeckt. Zeitweiliges langsames Umrühren der Schmelzmasse beschleunigt die Wärmeverteilung und fördert das Entweichen etwa eingeschlossener Luftblasen. Der abzuformende Gegenstand bzw. das Originalstück des zu verformenden Gegenstandes wird zum Abguß auf etwa 100° C erwärmt, nachdem ein Trennmittelauftrag vorgenommen wurde. Alsdann wird dieser Gegenstand mit seiner unteren glatten Fläche auf ein entsprechend isoliertes Blech gestellt, das ringsherum einen festen Rand haben soll oder höher gehalten sein muß als die Höhe des Modellstückes ausmacht. Form und Art können wie ein Kuchenblech bzw. ähnlich wie die Dose eines Schuhputzmittels gehalten sein. Die hohe Umrandung ist erforderlich, damit die flüssige Schmelzmasse nicht abfließen kann. Die flüssige Schmelzmasse wird nun so eingegossen, daß zunächst der Boden ringsum den Formkörper ausgefüllt wird, beim weiteren Einguß höher steigt und zuletzt den ganzen Formkörper weit über seiner Oberfläche bedeckt. Mit der nach dem Eingießen beginnenden Abkühlung der Schmelzmasse beginnt diese zu gelieren und gelangt sehr bald in ihren Ausgangszustand zurück, wird wieder gummiartig, elastisch und doch zähe in der Struktur. Ist dieser Zustand erreicht, wird das Blech bzw. die

Unterlage mit der erstarrten Schmelzmasse umgedreht und auf ein Brett gestellt, so daß der Boden nach oben kommt. Die Isolation des Bleches ermöglicht ein leichtes Abheben von der Schmelzmasse, und auch das eingeschmolzene Originalstück kann

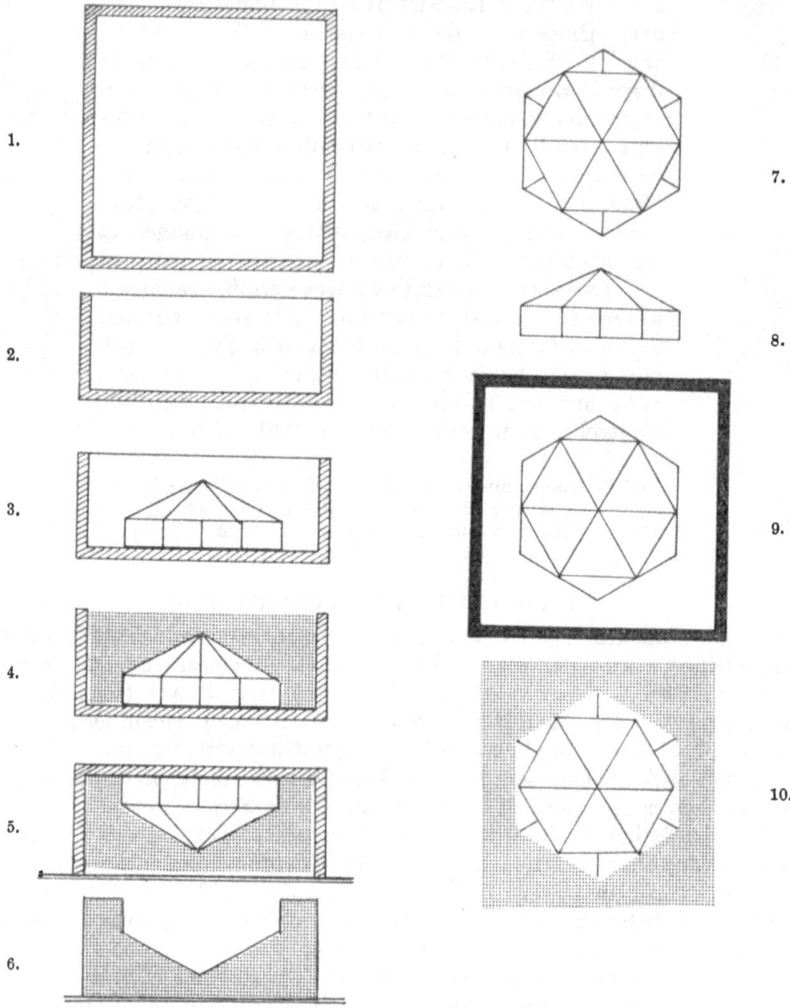

Abb. 19. Formkasten für kleine Formteile

1. Formblech mit Seitenwänden, von oben gesehen. — 2. dasselbe, von der Seite gesehen (Schnitt). — 3. dasselbe mit Formmodell (Schnitt). — 4. dasselbe mit Formmodell und mit Schmelzmasse gefüllt. — 5. dasselbe; nach dem Erstarren der Schmelzmasse auf den Kopf gestellt. — 6. Form aus Schmelzmasse nach Entfernen des Formbleches und des Formmodelles. — 7. Formmodell von oben gesehen. — 8. dasselbe, von der Seite gesehen. — 9. wie 3, von oben gesehen. — 10. wie 6, von oben gesehen

leicht der Schmelzmasse entnommen werden. Hemmnisse können dabei nicht auftreten, denn die Elastizität der Schmelzmasse gestattet ein Auseinanderbiegen der Form. Nach dem Herausheben des Formkörpers wird die Schmelzmasse infolge ihrer Elastizität von selbst in ihre gegossene Stellung zurückgebracht, und nun können die eigentlichen Formteile aus Gießharz darin verformt werden, soweit es sich um Teile handelt, die aus einem kalthärtenden Gießharz hergestellt werden sollen. Selbst ein Anwärmen dieser Form oder eine beschleunigte Aushärtung des verformten Gießharzes bis zu 60° C Wärmetemperatur vermögen den Zustand der aus solcher Schmelzmasse bestehenden Form nicht zu verändern.

Für den Ablauf des Gießverfahrens in einer Form aus dieser Schmelzmasse ergeben sich folgende Arbeitsgänge:

1. Die Herstellung der Form aus Schmelzmasse hat in der vorstehend beschriebenen Art und Weise zu erfolgen.
2. Nach Herausnahme des Originalformstückes wird die Form isoliert, d. h. mit einem Trennmittel ausgegossen, um eine Verbindung mit dem Gießharz zu verhindern.
3. Nach Trocknung der Trennmittelfolie wird das Harzgemisch eingegossen, bis es den obersten Rand der Abform erreicht. Zur Verhinderung einer Schrumpfung bei der Aushärtung ist zu überlegen, ob und wie weit ein Füllstoff beigemischt werden kann.
4. Nach vollständiger Aushärtung des verformten Gießharzes ist eine langsame Abkühlung des Werkstückes herbeizuführen.
5. Sobald das Gießharz seinen Endzustand und damit seine Festigkeit erreicht hat, läßt sich eine spanabhebende Nachbearbeitung durchführen. Abb. 19.

VI. Verarbeitungstechnik für PVC-Pasten

Für die Herstellung orthopädischer Hilfsmittel, wie künstliche Finger und Handersatzstücke, künstliche Ohren und Nasen, werden am besten die Polyvinylchlorid-Pasten angewendet, deren Verformung in einem Geliervorgang besteht, der eine Wärmetemperatur von 160—170° C beansprucht.

Die Fertigung von Formkörpern und Hohlkörpern aus solchen Pasten kann durch ein Gießverfahren erfolgen; Formkörper können aber auch durch Tauchverfahren oder durch Spritzverfahren verformt werden. Bei den hier erwähnten Gegenständen ist es von größter Wichtigkeit, daß die Oberflächen der verformten Paste genauestens dem Formkörper entsprechen, und darum wird das Gießverfahren als die beste Methode für diesen Zweck angesehen.

Für die Verarbeitung der PVC-Pasten wählt man am besten solche von pastöser bis zähflüssiger Konsistenz. In der Regel werden Gießformen aus Metall oder keramischen Massen benutzt. Für die handwerkliche Fertigung bei geringen Mengen kann man auch Gießformen aus einem hitzebeständigen feinkörnigen Hartgips verwenden. Vor Beginn des Gießvorganges sind folgende Vorbereitungen zu treffen bzw. die nachstehenden Punkte genauestens zu beachten:

a) Für die Herstellung der erwähnten Körperersatzstücke wird meistens eine zwei- und mehrteilige Fertigungsform erforderlich sein; insbesondere dann, wenn die Verformungsarbeit aus form- oder farbtechnischen Gründen in mehreren Arbeitsvorgängen vor sich gehen muß (Hohlform).
b) Die Fertigungsform muß für den Verarbeitungsprozeß entsprechend vorbereitet und vorgerichtet sein.

   Fertigungsformen aus Gips, Keramik, Porzellan, Metall oder Stonex-Steinmodellmasse müssen vollständig ausgetrocknet sein. Die poröse Oberfläche wird mit einer Trennmittelschicht Polyvinylalkohol (Moviol) oder Siliconöl überzogen. Dieser Filmauftrag muß eine gute Haftfestigkeit auf seinem Untergrund haben und sich gegenüber der gelierten PVC-Paste abweisend verhalten.

c) Für den Verarbeitungsvorgang müssen die nötigen Mengen ungefärbter und angefärbter PVC-Paste in gießfertiger Konsistenz bereitgestellt sein.

Neben der Paste im angefärbten Grundton sind auch die Farbtöne für die Adernzeichnung und Flächenzeichnung (Handröte, Handlinien, Nagelfarbton u. a.) bereitzuhalten.

d) Nicht zuletzt ist aber vor Beginn der Verarbeitung zu entscheiden, welche Fertigungsmethode für den herzustellenden Gegenstand angewendet werden soll.

Wir unterscheiden:

1. Verformung der PVC-Paste mit eingefärbter Grundpaste und anschließenden Farbauftrag für die einzufärbenden Stellen (Adern, Handröte, Nagelbett, Handlinien usw.).
2. Verformung der PVC-Paste mit eingefärbter Grundpaste bei gleichzeitiger Verformung der einzufärbenden Stellen (wie zu 1.).

Die Verformung der PVC-Paste mit eingefärbter Grundpaste und anschließendem Farbauftrag der verschiedenen Stellen des Formstückes zeitigt folgende Arbeitsgänge:

Die für den Abguß vorgerichtete Fertigungsform (Hohlform) wird — nach vollständiger Abtrocknung der Isolationsschicht — geschlossen, d. h. die Formteile werden in ihren Kerbstellen miteinander verbunden, so daß sie ein Ganzes bilden. Die einzige Öffnung zum Forminneren ist die Eingießöffnung.

Um zu vermeiden, daß Luftblasen entstehen, wird die Form angewärmt, d. h. auf etwa 60—80° C erwärmt.

Das Einfüllen der PVC-Paste hat sorgfältig zu geschehen, damit keine Luftblasen eingeschlossen werden, die bei der Zähflüssigkeit des Gießstoffes nur äußerst langsam oder gar nicht aufsteigen können.

Die gefüllten Formen werden zum Gelieren der Paste in Heizschränken, Heizkanälen oder heißem Öl erhitzt. Die gesamte Masse muß dabei die Geliertemperatur annehmen und für die Dauer der Gelierzeit halten. Bei größeren Körpern mit größerer Wärmekapazität der Formen muß die Gelierzeit bedeutend länger sein. Unter Umständen ist es ratsam, eine längere Zeit bis 140° C vorzugelieren, um die Randzonen nicht zu lange der Temperatur von 170° C aussetzen zu müssen.

Die Herstellung von Hohlkörpern, wie Finger- oder Handüberzüge gelingt leicht nach folgender Arbeitsweise:

Die beiden Hohlkörperhälften (bei einer Hand können es auch drei Teile sein) werden justiert und die ganze Hohlform entsprechend angeheizt. Nunmehr wird die Form durch die Eingießöffnung bis zum Rand gefüllt. Nach einigen Minuten hat sich ein gleichmäßig dicker Film vorgelierter Paste an den inneren Wänden der Form angesetzt, so daß die übrige — nicht gelierte Paste aus der Hohlform herausgegossen werden kann. Danach wird die Form bis zur Ausgelierung der Paste beheizt und nach Abkühlung kann der allseitig geschlossene Hohlkörper — in diesem Falle der Finger- oder Handüberzug — aus der in ihre Teile zerlegten Form herausgenommen werden.

Wichtig hierbei ist die Kontrolle, ob und inwieweit mit dem Herausgießen der nicht vorgelierten Paste die richtige Wandungsstärke für den Gießkörper erreicht wird. Das Ausgelieren hat bei etwa 170° C zu erfolgen.

Bei dem Gelierungsvorgang ist von größter Wichtigkeit, daß die Gelierungstemperatur von 160—170° C in jedem Punkt des Querschnittes eines Filmes oder Formlings erreicht wird und während des Gelierens eingehalten wird. Die Gelierung muß solange dauern, bis der Weichmacher die einzelnen Pastenteilchen durchgeliert hat. Bei unvollständiger Gelierung — also bei zu tiefer Temperatur oder zu kurzer Gelierzeit, können die Fertigerzeugnisse nicht die besten Werte an mechanischer Festigkeit, Kältebeständigkeit und Dehnung erreichen. Die Dauer der Gelierung hängt ganz wesentlich von der Wärmekapazität der Unterlagen und der Form ab. Um eine ausreichende Arbeitsgeschwindigkeit zu erzielen, wird die Lufttemperatur des Heizofens beim Gelieren von Filmen und Bestrichen auf 180—200° C gehalten. Geringe, kurze Überhitzung ist für Filme und Formlinge nicht von Nachteil.

Lang andauernde und starke Überhitzung ist jedoch zu vermeiden, weil dann die Gefahr der Zerstörung der Paste besteht, deren thermische Stabilität begrenzt ist. Zur größeren Verarbeitsicherheit kann man geeignete Stabilisatoren zusetzen.

Das Ende der Gelierzeit läßt sich bei ungefüllten und ungefärbten Pasten leicht daran erkennen, daß der Film oder Formling ein transparentes Aussehen annimmt und gummiähnliches Verhalten zeigt. Stark milchig getrübte, hellfarbige Erzeugnisse sind noch nicht ausgeliert. Unvollständig gelierte Formlinge sind bröckelig.

Die Gelierung muß beendet sein, bevor eine Verfärbung nach braun stattfindet. Stark dunkel gefärbte Fertigprodukte sind überhitzt.

Entscheidend für die Beurteilung der Gelierung kann aber nicht die Beobachtung nach dem Aussehen allein bleiben, sondern es muß eine genaue physikalische Untersuchung des zu prüfenden Films oder Formlings vorgenommen werden. Es sei darauf hingewiesen, daß die in den Gelierräumen gemessenen Temperaturen nicht immer ein Maß für die in den Teilen und Formkörpern erreichten oder erreichbaren Temperaturen sind. Es empfiehlt sich daher immer, durch einige Versuche das Optimum der Geliertemperatur und Gelierzeit zu finden.

Nach der Entnahme des Formlings aus der abgekühlten Fertigungsform wird der Farbauftrag der noch zu verfärbenden Stellen (Adern, Nagelbett, Knöchelröte u. a.) vorgenommen.

Eine weitere Verarbeitungsmethode ist folgende:

Die zugerichtete Hohlform, z. B. die zweiteilige Form für Finger, Ohr o. a. werden nach Isolation ihrer Formflächen mit einem Trennmittel auf etwa 40—60° C erwärmt. Beide Formteile bleiben offen.

Dann werden zuerst die zu verfärbenden Stellen des Nagelbettes, der inneren Knöchelgelenklinien, der oberen Knöchelpartien usw. mit der eingefärbten Paste mittels Pinsel eingezeichnet und im Heizofen dann angeliert, was in der Regel bei etwa 130° C vor sich geht. Unmittelbar darauf werden die Formteile aus dem Heizofen entnommen, und nun werden beide Formteile zusammengefügt und miteinander verbunden. Durch die Eingießöffnung wird nun die Paste eingefüllt und die gefüllte Form bis zum Rand gefüllt. Das Ganze wird nun auf 140° C erwärmt und nach einigen Minuten hat sich dann ein gleichmäßig dicker Film der vorgelierten Paste an den Formwänden angesetzt, so daß nunmehr das übrige, noch nicht gelierte Pastenmaterial aus der Form herausgegossen werden kann.

Danach wird bei 160—170° C die vollständige Ausgelierung abgewartet. Wenn dann der Formling der beiden Formenhälften entnommen wird, kann man feststellen, daß die zuerst verfärbten und angelierten Stellen in der gezeichneten Weise in den eigentlichen Einguß der angefärbten und zuletzt verformten Paste eingeschmolzen wurden und sich im Endzustand nicht ablösen lassen.

Diese Fertigungsmethode hat den Vorzug, daß sich die verschiedenen eingeschmolzenen Farbstellen auch bei längerem Gebrauch erhalten.

Eine weitere Herstellungsmethode — auf welche allerdings Schutzrechte ruhen, sieht folgende Arbeitsgänge vor:

Die zugerichtete mehrteilige Hohlform wird in ihren Formteilen nach der Isolation ihrer Formflächen auf etwa 40—60° C erwärmt. Die Formteile bleiben dabei offen.

Dann werden die Formflächen vollständig mit einem Film ungefärbter PVC-Paste versehen, der mit einem feinen Pinsel dünn aufgetragen wird. Auch diese ungefärbte Paste wurde auf die gleiche Temperatur erwärmt, ehe der Filmauftrag vorgenommen wurde.

Die Formteile werden dann im Heizofen auf etwa 140° C erwärmt, wo der Film angeliert wird.

Dann werden die Formteile dem Heizofen entnommen, und als zweite Schicht werden die zu verfärbenden Stellen (Nagelbett mit Möndchen, Knöchellinien an den Fingergelenken, die Rötungen der Knöchelpartien, Adern u. a.) mit der eingefärbten Paste eingezeichnet. Die so bearbeiteten Formteile werden wieder in den Heizofen gebracht und auf 140° C erwärmt, wo dieser Farbauftrag nach einigen Minuten geliert.

Nochmals werden die Formteile dem Heizofen entnommen und nun miteinander fest verbunden. In die verbliebene Gießöffnung wird nun das mit der Grundfarbtönung angefärbte Pastenmaterial eingegossen, bis die Form gefüllt ist. Nach einigen Minuten bei einer Temperatur von 140° C im Heizofen wird die Form nochmals herausgenommen und das nicht gelierte Pastenmaterial herausgegossen, so daß nur der angelierte dicke Film an den Formwänden verbleibt.

Es folgt dann die Ausgelierung der verformten Paste bei 170° C.

Nach vollständiger Gelierung der Paste läßt man die Form abkühlen, und der verformte Gießling läßt sich nun mühelos den Formteilen entnehmen. Dabei ergibt sich ein Fertigprodukt, das bei einer durchgehenden Grundfärbung die richtige Wiedergabe der Hautzeichnungen in ihrer Färbung usw. und vor allem eine genaue Wiedergabe der Hautoberfläche zeigt. Die zuerst eingebrachte ungefärbte Pastenfolie wirkt bei dieser Methode als Schutzschicht für die Gesamtfärbung der Oberfläche.

Die Güte der bei solchen Verarbeitungsmethoden hergestellten Gegenstände hängt in jedem Falle davon ab, daß alle einer solchen Fertigung mitwirkenden Faktoren vom Anfang bis zum Abschluß des Abform- und Verformprozesses beachtet und berücksichtigt werden. Bei der Verwendung zwei und mehrteiliger Formen zeigt sich nach Entnahme des Formlings aus der Fertigungsform meistens eine Gießnaht, die sich aber leicht mit einem scharfen Messer oder einer Rasierklinge entfernen läßt.

Es bleibt der Kunstfertigung und Geschicklichkeit des Orthopädiehandwerkers überlassen, bei der Verformung solcher PVC-Pasten die Formstücke als feste Körper, als Hohlkörper oder auch in vermischter Verformung zu fertigen. So lassen sich auf diese Weise komplette Handüberzüge herstellen, die in Form und Aussehen der natürlichen menschlichen Hand entsprechen und über die aus anderen festen Stoffen gefertigten künstlichen Hände gezogen werden. Ebenso können die Teilverluste einer Hand, eines Fingers usw. als feste Formteile in Verbindung mit einem Handüberzug verformt werden, der den Gliedverlust in kosmetischer Weise ausgleicht. Die Formtechnik für die PVC-Pasten gestattet eine Reihe von Variationen, die noch unbegrenzte Möglichkeiten in sich tragen.

So sei hier auf die Fertigungstechnik für plastische Handprothesen nach *Dr. Timmermanns* (Firma Ludwig Bertram RUSSKA Gummiwaren, Hannover) und das Tauchverfahren nach *Bertram* (Abschnitt X 3 und 4) hingewiesen.

In Amerika sind in langjähriger Versuchs- und Forschungsarbeit die verschiedenen Verformungsmethoden und Arbeitsverfahren entwickelt und erprobt worden; teilweise wird auch bei uns danach gearbeitet.

VII. Verarbeitungsverfahren für Latex-Schaum

Die im Orthopädiemechaniker- und Bandagisten-Handwerk benötigten und bewährten Materialien haben in dem neuen Werkstoff Latex-Schaum eine wertvolle Bereicherung erfahren.

Latex-Schaum ist elastisch, federleicht, hygienisch einwandfrei, waschbar — man kann ihn sogar kochen —, hautfreundlich und geruchlos, kurzum ein wertvolles Material für Brustprothesen und Ausgleiche zur Verdeckung der verschiedenen körperlichen Verunstaltungen und Mißbildungen.

Ausgangspunkt ist Natur-Latex (Latex-Milch), wie sie vom Gummibaum abgezapft wird (siehe Abschnitt Buna XVII, 14). Diese Milch wird durch den Zusatz von Ammoniak in der Plantage haltbar gemacht. Dieser Zusatz verhindert eine Koagulation, also das Eindicken der Milch. Der Transport der Latex-Milch erfolgt in Spezialbehältern (Thermosbehälter), die eine Haltbarkeit der Latex-Milch für die Dauer von 5—10 Jahren gewährleisten.

Für die V e r a r b e i t u n g d e r L a t e x - M i l c h werden dieser zunächst einige Zusätze (Seifen) beigemischt, die schaumbildend wirken und solche, die zur Vulkanisation unbedingt notwendig sind (Schwefel-Beschleuniger). Weiter beigegebene Geliermittel bewirken eine Verfestigung des Schaumes. Es erfolgt sodann die Herstellung des Schaumes in einer Rührmaschine, in der unter ständiger Bewegung der Ammoniakgehalt in der Latexmilch-Mischung reduziert wird. Gleichzeitig wird — etwa wie bei der Herstellung von Schlagsahne — Luft in die Mischung geschlagen. Es bilden sich Blasen oder Poren, die sämtlich untereinander verbunden sind und eine dauernde Luftzirkulation gewährleisten. So enthält z. B. 1 ccm Schaumgummi durchschnittlich rund 15000 solcher Poren. Die Schaumherstellung erfolgt in einer Maschine, die ähnlich wie für die Sahnenindustrie konstruiert ist. Senkrecht angeordnete Schaumschläger tauchen in einen darunter befindlichen mit der oben erwähnten Latexmilch-Mischung gefüllten Kübel. Durch das Rühren wird innerhalb von 10—20 Minuten die Schaumbildung bewerkstelligt.

Nunmehr beginnt der eigentliche Guß, mit der sich anschließenden Vulkanisation. Die Latexmilch-Mischung wird in Formen, die aus Leichtmetall bestehen, gegeben. Die Formdeckel werden geschlossen, und die Vulkanisation — die unterschiedlich mit Wasser oder Dampf vorgenommen wird — erfolgt. Nach einer gewissen Beheizungsdauer entnimmt man die fertigen Formstücke; sie werden gewaschen und von Seifenrückständen befreit. Anschließend hieran werden sie in Trockenkammern bei Temperaturen von 70—85° C in zirkulierender Luft getrocknet. Bei der Eigenart des Latex-Schaums ist es jeweils erforderlich, eine größere Menge geschlagenen Schaumes sofort zu verarbeiten, da dieser sonst zusammenfällt und merkliche Unterschiede in der Materialhärte auftreten.

Während des Heizungsprozesses schrumpft der Werkstoff; es ist daher notwendig, die Fertigungsform um einen bestimmten Prozentsatz größer als das Fertigfabrikat zu halten. Damit wird auch verständlich, daß man ein am Körper geformtes Gipsmodell nicht ohne weiteres als Fertigungsform verwenden kann. Bei der Vulkanisation werden durch die hohen Temperaturen die mechanischen Eigenschaften des Gipses stark beeinträchtigt. Eine Fertigungsform aus Gips kann man kaum mehrfach benutzen. Es ist deshalb in der Regel notwendig, nach der vom Körper hergestellten Abform eine Metallform anzufertigen. Sich bei einem Einzelfall für die Erstellung einer solchen Metallform zu entschließen, ist sehr schwierig, denn man muß bedenken, daß eine solche Gußform immerhin einige hundert Mark Herstellungskosten verursacht und daß sich ein solcher Betrag nur bei einer Serienfertigung im Laufe der Zeit amortisieren läßt.

Für das Handwerk wird der Werkstoff Latex-Schaum in der Form von Plattenmaterial zur Herstellung von Ausgleichsformstücken bei Hüft- und Rückenanomalien angewendet. Bei Skoliosen oder Lordosen sowie bei ungleichem Stand der Beckenknochen — die funktionell keiner Behandlung bedürfen, dem kritischen Auge aber doch auffallen, schaffen Latex-Schaum-Polster leicht den gewünschten Ausgleich. Kann eine Gußausführung des Ausgleichsstückes nicht vorgenommen werden, so ist der Handwerker in der Lage, durch ein Aufeinanderkleben mehrerer Stücke des Plattenmaterials — was zweckmäßig mit einem Spezialkleber geschieht — den zur weiteren Bearbeitung gewünschten Rohling in jeder Stärke vorzubereiten. Den auf diese Weise erhaltenen Rohling bringt man durch das Schleifen an einer Maschine mit möglichst hoher Umdrehungszahl (z.B. Trichterfräsmaschine) in seine gewünschte Form. Als geeignetes Werkzeug für einen solchen Schleifvorgang ist ein mehr oder weniger grobkörniger Flintkegel zu empfehlen. Das Schleifen selbst hat mit allergrößter Vorsicht zu geschehen, wobei eine besondere Fingerfertigkeit des Handwerkers einer sauberen und akkuraten Verarbeitung sehr zustatten kommt. Unter keinen Umständen darf das in sich sehr weiche und poröse Material mit einem für Latex-Schaum zu hohen Druck gegen das bearbeitende Werkzeug gebracht werden. Hierfür genaue Normen zu geben, ist praktisch unmöglich. Es liegt ganz in der Hand des Handwerkers, wie das fertige Ausgleichsstück aussieht.

Nicht zuletzt sei noch besonders darauf hingewiesen, daß dieser hochwertige Werkstoff-Schaum keiner großen, trockenen Wärme oder einer intensiven Lichteinwirkung ausgesetzt werden darf, um einem vorzeitigen Altern des Materials entgegenzuwirken.

VIII. Verarbeitungstechnik für den synthetischen Kautschuk

Zunächst seien hier die Verarbeitungsmöglichkeiten aufgeführt, die unmittelbar mit Latex durchgeführt werden können:

a) Bestreichen von Stoffen unter Beimischung von Füllstoffen, sowie Schwefel und Beschleuniger zur Vulkanisation (Kunstleder, Bettstoffe, Zellstoffe u. ä.)

b) Tauchen von nahtlosen Gegenständen (Flaschensauger, Handschuhe usw.). Die Porzellan-Tauchformer werden in einem Tauchapparat in eine mit Latex gefüllte Wanne getaucht. Nach dem Herausnehmen der Formen aus dem Latex bleibt eine dünne Latexschicht auf der Form haften. Durch Verdunsten des Wassers bleibt eine dünne Kautschukschicht auf der Form zurück, die durch mehrfaches Tauchen verstärkt werden kann. Die getauchten Artikel werden dann vulkanisiert.

c) Elektrolytische Abscheidung. Durch Anlegung eines elektrischen Feldes können die im Latex befindlichen und elektrisch geladenen Kautschukpartikelchen zum Wandern gebracht werden. Die negativen Kautschukteilchen wandern zur positiven Anode (Gegenstände), und so kann man Metalle, Siebe, Rohre u. dgl. mit Kautschuk umkleiden. Der Gummibelag schützt das Metall vor mechanischem und chemischem Angriff.

d) Schwammgummi. Eine Latexmischung wird durch Schlagen zum Schäumen gebracht und dieser Schaum zu einem porösen Koagel koaguliert. Durch Trocknen und Vulkanisieren wird dann der Schwammgummi zubereitet (Schaum- und Moosgummi).

e) Klebstoff. Latex wird vielfach in den Schuhfabriken zum Kleben von Leder auf Leder oder Filz oder Leinen verwendet.

f) Zerstäuben. Latex kann auch mittels Spritzpistole auf beliebige Flächen aufgespritzt oder zerstäubt werden, wo die Fläche dann mit einer dünnen Kautschukschicht versehen wird, die dann entsprechend vulkanisiert werden muß, um eine haltbare Gummischicht zu erhalten.

Die Formgebung ist die Voraussetzung für die endgültige Existenz eines Gummiartikels. Es gibt Artikel, die durch Vulkanisation in einer Stahlform oder z. B. in der Schlauchmaschine oder in einem Vierwalzenkalander ihre Form erhalten.

Für Bälle und Hohlkörper wird der Kautschuk mit der Hand oder mit geeigneten Klebemaschinen geklebt, und nach dieser rohen Formgebung erhalten sie eine bestimmte Menge eines gasentwickelnden Mittels oder Treibmittels. Diese entwickeln beim Vulkanisieren Gase, z. B. Stickstoffe, die die rohe Masse an die Wand der Vulkanisierform pressen, wodurch der Gummi die Gestalt der Form annimmt und zu einem fertigen, dichten Körper vulkanisiert. Diese werden dann geschliffen, getrommelt, verputzt und nötigenfalls mit Lackfarben dekoriert. Patentgummiwaren, zu denen früher auch Artikel der Chirurgie- und Krankenpflege gehörten, werden in älteren Gummifabriken hergestellt. Es sind Vulkanisate, die man aus einer besonders hergestellten Kautschukplatte durch Kneten usw. zu einem zylindrischen Kautschukblock geformt hat und in einem Stahlzylinder einer Kälteanlage gefrieren läßt. Der erhärtete Kautschuk ist ein steinharter Block, und der Zweck des Gefrierens ist die Überführung des weichen, plastischen Kautschuks in einen harten, holzartigen Zustand, um ihn nachher in einer Schälmaschine — ähnlich der Furnierschneidemaschine — abzuschälen. Es entstehen „unendliche" Platten, die vor der Weiterverarbeitung im warmen Wasser aufgetaut werden müssen.

Die Kautschukgegenstände der Chirurgie und Krankenpflege werden meistens von Hand konfektioniert, was eine besondere Geschicklichkeit und Handfertigkeit erfordert. Die fertig konfektionierten Gegenstände wie Urinale, Bruchbänder, Handschuhe usw. werden entweder kalt oder warm vulkanisiert. Sie besitzen große Weichheit, sind leicht und reißen nicht ein.

Die Schwammgummifabrikation (Moos-, Schaum- und Schwammgummi) für leichte, feinporige und elastische Gummischwämme kann nur unter Verwertung langjähriger Erfahrungen vor sich gehen. Die kleinen und größeren Poren im Schwammgummi entstehen durch Treibmittel (backpulverähnliche Stoffe wie Ammoniumkarbonat), die man der Kautschukmasse auf der Walze zusetzt, und diese entwickeln bei der Vulkanisationswärme Gase, die sich dann in der Mischung ausdehnen und die Poren bilden. Die Kuchen werden gewalzt, damit sich die Gaszellen öffnen; denn erst dann kann der Schwamm seine Funktion — nämlich aufzusaugen — ausüben. Beim Vulkanisieren bildet sich jedesmal eine Kruste (Brotkruste), die mit einer geeigneten Schneidevorrichtung entfernt wird, um den eigentlichen Schwammgummi freizulegen. Handelt es sich um Moosgummi u. a., die als

Dichtungen, Unterlagen usw. verwendet werden, so bleibt diese äußere Kruste über dem porösen Gummi.

Es ist verständlich, daß ein Werkstoff wie Kautschuk bei seiner vielseitigen Verwendung hinsichtlich seiner Qualität genau und weitgehendst kontrolliert werden muß. Es ist kaum möglich, diese Prüfungen in bezug auf Zugfestigkeit und Dehnung am Fertigfabrikat vorzunehmen. Meist wird die Prüfung an den Mischungen in den Fabrikaten vorgenommen. Es kommen dabei folgende Prüfungen zur Anwendung:

1. die Prüfung auf Zerreißfestigkeit und Dehnung,
2. Elastizitätsbestimmung zur Ermittlung der
   a) Zugelastizität,
   b) Stoßelastizität,
   c) Eindruckshärte,
3. Zermürbungsprüfung,
4. Bestimmung der Kerbzähigkeit (Widerstand gegen Einreißen),
5. Alterungsprüfung,
6. Spezifisches Gewicht.

IX. Verarbeitungstechnik für die Verformung von „Plexidur“

1. Herstellung von Einlagen

Bei der Erhitzung von Plexidur für die Warmformung ist zu berücksichtigen, daß der Werkstoff bei 140° C nachhärtet und dann versprödet.

Die Erwärmung muß deshalb genau nach den Vorschriften erfolgen und möglichst rasch vorgenommen werden; außerdem darf die Formungstemperatur keinesfalls überschritten werden. Dies ist besonders bei der Nachkorrektur der Einlagen zu beachten, wo die lokale Erhitzung oft mit ungeeigneten Vorrichtungen vorgenommen wird. Treten bei der Erhitzung ungleichmäßige Verfärbungen innerhalb des Materials auf, so ist damit zu rechnen, daß eine Versprödung und damit eine erhöhte Bruchgefahr vorliegt.

Durch das Erhitzen wird Plexidur weichgummiähnlich und damit spanlos formbar. Die Formgebung ist viel einfacher als bei Leichtmetall.

Für die Erhitzung gibt es verschiedene Möglichkeiten:

1. Durch Auflegen des Rohlings auf Heizplatten mit einer Temperatur von max. 140° C.

   In diesem Falle dürfen nur Geräte Verwendung finden, die eine automatische Temperaturregelung haben. Die Temperatur von 140° C ist keinesfalls zu überschreiten. Die Erhitzungsdauer beträgt ein bis zwei Minuten. Es empfieht sich, den Rohling ein- bis zweimal während des Erhitzens umzudrehen.

2. Erhitzen in Öfen mit Luftumwälzung.

   Hier ist ebenfalls eine automatische Temperaturregelung erforderlich. Die Erhitzungsdauer beträgt etwa zehn Minuten. Die Rohlinge werden am besten auf einer glatten Metall- oder Glasplatte erhitzt.

Neben diesen Verfahren, die für eine werkstoffgerechte Bearbeitung des Materials am geeignetsten sind, kann die Erhitzung auch in einem Paraffinbad vorgenommen werden. Dies garantiert bei Temperaturkontrolle ebenfalls eine gleichmäßige und schnelle Erhitzung. Die Entfernung des Paraffinöls vor der Formung macht aber gewisse Schwierigkeiten.

Eine Erweichung durch Lagerung in Aceton oder anderen organischen Lösungsmitteln ist nicht zulässig. Durch diese Behandlung treten starke Schädigungen des Materials auf und bedingen vorzeitigen Bruch der Einlage. Außerdem gelingt es nicht, die organischen Lösungsmittel wieder so weit zu entfernen, daß ein gleichmäßiges Produkt erhalten wird.

Ist Plexidur thermisch erweicht, so läßt es sich sehr leicht formen. Dazu ist nötig, daß der Rohling auch wirklich 140° C warm ist. Gerade dies ist die Voraussetzung für die Herstellung möglichst spannungsfreier und daher haltbarer Einlagen.

Durch das Erhitzen wird die Farbe etwas intensiver. Plexidur, das zu lange erhitzt wurde, ist wesentlich dunkler und im Gegensatz zu normalem Plexidur spröder und für die Herstellung von Einlagen nicht mehr brauchbar. Aus diesem Grunde sollte auch die Wiederholung des Formungsverfahrens auf einige Male beschränkt bleiben. Eine gut verformte Einlage erkennt man an ihrer hellen, gleichmäßigen Färbung.

Die erhitzten Rohlinge können nach verschiedenen Verfahren geformt werden:

1. mittels Negativform und Schwammgummi- bzw. Luftkissen,
2. unter Anwendung einer Positivform,
3. mittels Patrize und Matrize,
4. Formung am Körper.

Für welches Verfahren man sich entscheidet, hängt von der Art der Einlage (z. B. Schaleneinlage) oder aber auch von der geforderten Genauigkeit ab.

Die Formen können aus Gips, Stonex (Lieferant: *Dr. F. Raschig*, Ludwigshafen a. Rh.), Metall, Holz oder auch aus sogenannten Abdruckmassen hergestellt werden. Die für die Formung notwendigen Auflageflächen müssen möglichst glatt sein. Gegebenenfalls ist Zwischenschaltung von Handschuhstoff (Lieferant: Fa. *Adolf Müller*, Schönwald-Oberfr.) zweckmäßig.

1. Formung mittels Negativform und Schwammgummi- bzw. Luftkissen

Vom Fuße des Patienten wird zunächst ein Gipsabdruck hergestellt und durch Auftragen von Gips die notwendige Korrektur vorgenommen. Bei den Negativen werden Unebenheiten beseitigt und nach Auflegen das erhitzte Plexidur durch Andrücken mittels Schwammgummi- bzw. Luftkissen geformt. Nach Abkühlung auf etwa 50° C behält Plexidur die ihm aufgezwungene Form bei.

2. Formung unter Anwendung einer Positivform

Die thermoplastische Formung von Plexidur ist noch einfacher, wenn man sich von dem Negativ einen Positivabdruck herstellt, bei dem die Korrekturstellung des Fußes berücksichtigt ist. Auch das Positiv wird geschliffen und Oberflächenrauhigkeiten beseitigt, ein Stück Handschuhstoff aufgelegt und der erhitzte Rohling mittels Handschuhstoff aufgepreßt. Hierbei muß besonders darauf geachtet werden, daß die Ränder gut aufliegen und daß das erhitzte Material an allen Stellen gleichmäßig angepreßt wird. Nach Abkühlen auf etwa 50° C kann der Rohling von der Form abgenommen werden.

3. Formung mittels Patrize und Matrize

Schaleneinlagen müssen im allgemeinen mittels Patrize und Matrize hergestellt werden, damit eine genaue Passung erreicht wird. Die Formen werden wie oben angegeben hergestellt und der erhitzte Rohling zwischen Patrize und Matrize gepreßt. Der Preßdruck sollte etwa 0,1—2 kg/cm^2 betragen. Die Anwendung höheren Druckes ist nicht notwendig.

4. Formung am Körper

Es sind verschiedene Verfahren vorgeschlagen, deren Erfolg von der Geschicklichkeit und Erfahrung der Ausführenden abhängt. Sie sollen deshalb hier nicht näher behandelt werden.

Die vorgeformten Einlagen bedürfen meist noch einer Nachkorrektur, für die eine lokale Erhitzung notwendig ist. Für die punktförmige Nacherhitzung sind verschiedene Verfahren üblich:

1. mittels Nachkorrekturbrenner,
2. durch Warmluft (Spezialfön),
3. mit einem geeignet ausgebildeten erhitzten Metallbolzen.

Notfalls kann man auch mit einem klein eingestellten Bunsenbrenner oder besser Spiritusflamme im Abstand von 10—20 cm an Plexidur die Erhitzung für die Nachformung vornehmen.

Welches Verfahren am günstigsten ist, hängt weitgehend von den Vorrichtungen, der Genauigkeit und dem Geschick des Mechanikers ab. Vor allen Dingen muß berücksichtigt werden, daß Plexidur ein sehr schlechter Wärmeleiter ist und daß das Erhitzen möglichst langsam vorgenommen werden muß. Plexidur darf daher nicht mit der direkten Flamme oder sehr heißem Luftstrom erwärmt werden. Die lokale Nacherhitzung muß langsam und vorsichtig erfolgen, um ein Verbrennen des Material auszuschließen.

Da Plexidur sich wegen der geringen Dicke nach dem Formen sehr schnell abkühlt, treten im Material mehr oder weniger starke Spannungen auf. Ein mehrstündiges Tempern der fertigen Einlage im Warmluftofen bei Temperaturen von 60—70° C zur Beseitigung der Spannungen ist günstig und sollte möglichst stets vorgenommen werden. Gerade bei Schaleneinlagen ist dies zu empfehlen, da durch die Formung zwischen Patrize und Matrize stärkere Spannungen als bei einfachen Einlagen auftreten.

Für die Haltbarkeit der Einlagen ist ihre Dicke entscheidend. Bekanntlich sind Einlagen aus Plexidur einer starken Dauerbiegebeanspruchung ausgesetzt, so daß entsprechend dem Körpergewicht die Einhaltung einer bestimmten Mindestdicke notwendig ist. Auf Grund der bisherigen Erfahrungen ist es zweckmäßig, folgende Dicken zu verwenden:

Schuhgröße	Materialdicke	Gewicht
19—33	1,5—2 mm	
33—41	etwa 2,5 mm	
41—48	3 mm	
41—48	3,5 mm	über 120 kg

Sollten sich durch Wahl zu geringer Dicke Deformationserscheinungen bei Einlagen bemerkbar machen, dann ist es möglich, diese auch nach dem Tragen noch nachzukorrigieren. Dies hat auch für den Fall Bedeutung, daß Veränderungen beim Fuß selbst auftreten, die bei Aluminium oft eine neue Einlage notwendig machen. Nach Wiedererhitzen ist eine Neuformung der Einlage bzw. auch nur eine Nachkorrektur möglich, ein Faktor, der gerade für die Praxis nicht übersehen werden sollte.

Einlagen aus Plexidur haben sich im praktischen Gebrauch vielfach bewährt. In den seltenen Fällen, in denen Brüche aufgetreten sind, ist dies auf Herstellungsfehler zurückzuführen, z. B. nicht werkstoffgerechte Randbearbeitung, Nichtbeachtung der Erhitzungszeit bzw. -temperatur oder zu geringe Dicke des Materials.

Dabei ist außer dem Körpergewicht bei Kindern das Temperament und bei Erwachsenen der Beruf zu berücksichtigen. Fast immer ist aber mit einer Dicke von 3 mm auszukommen.

2. Verkleben und Beschriften

Für das Verkleben von Plexidur mit sich selbst wurden Spezialkleber entwickelt, die von dem Herstellerwerk zu beziehen sind.

Es ist notwendig, vor dem Auftragen der Klebstoffe die Oberflächen aufzurauhen. Nach dieser Bearbeitung sollte stets eine mehrstündige Temperatur bei etwa 70° C erfolgen, um Materialspannungen zu beseitigen. Dann wird die Kleblösung aufgetragen und die grundierten Flächen so lange bei Zimmertemperatur gelagert, bis sie nicht mehr kleben. Nur wenn Trübung auftritt, ist die Anwendung erhöhter Trockentemperaturen notwendig.

Vor dem Verkleben der grundierten Teile wird so viel Kleblösung aufgetragen, daß ein blasenfreies Zusammenlegen möglich ist. Anschließend werden die Teile belastet und etwa 15 Stunden bei 40—50° C getrocknet. (Näheres s. Klebvorschrift des Herstellers.)

Dieses Klebverfahren ergibt bei Schräg- und Überlappverklebungen gute Festigkeitswerte, ist aber wenig geeignet für Stumpfverklebungen.

Für das Aufkleben von Leder oder Textilien können handelsübliche Klebstoffe wie UHU, Desmocoll Wi (Hersteller: Fa. *Bayer*, Leverkusen) oder Produkt 13312 (*Boston Blacking Comp.*, Oberursel/Taunus) verwendet werden. Hierbei sind die Klebvorschriften der Hersteller zu berücksichtigen.

Darüber hinaus ist zu beachten, daß die in den Klebstoffen enthaltenen Lösungsmittel durch Trocknung bei erhöhter Temperatur entfernt werden. Dies ist vor allem dann wichtig, wenn Plexidur höheren mechanischen Beanspruchungen, z. B. durch Biegung, ausgesetzt wird. Manche organischen Lösungsmittel verursachen dann Rißbildung und vorzeitigen Bruch des Materials. Die Trocknung muß je nach verwendetem Lösungsmittel bei + 40 bis + 70° C in 5—20 Stunden erfolgen. Man sollte Vorversuche machen, wie eine werkstoffgerechte Verklebung erreicht wird.

3. Kaltbearbeitung

Plexidur läßt sich leicht spangebend bearbeiten. Hierbei ist der Vorschub der entsprechenden Schneidwerkzeuge so zu regeln, daß kein Verschmieren auftritt. Gegebenenfalls ist Kühlung mit Bohremulsion oder Wasser zu empfehlen. Aus Gesundheitsgründen ist auf gute Abführung der bei der Bearbeitung entstehenden Dämpfe zu achten.

Für die Bearbeitung durch Sägen sind Bandsägen oder Dekupiersägen geeignet. Gute Schnittflächen erhält man bei Verwendung von Sägebändern von etwa 10 mm Breite und 0,7—1 mm Dicke sowie 2—2,2,5 mm Zahnung. Die Bandgeschwindigkeit sollte etwa 10—15 m/sec. betragen. Ein Verkratzen der Rohlinge vermeidet man durch leichtes Anheben. Ein Schränken der Säge ist nicht erforderlich. Wenn geschränkte Sägen Verwendung finden, so dürften diese nur ganz leicht geschränkt sein, andernfalls ist mit Ausbrüchen zu rechnen.

Die Kanten sind abzurunden bzw. abzuschrägen und dann so zu schleifen, daß alle Kerbstellen verschwinden. Das Schleifen sollte möglichst mittels Bandschleifmaschine durchgeführt werden. Besonders brauchbar ist der Polifix und eine Reihe anderer Schleifmaschinen.

Nicht brauchbar für die Randbearbeitung sind Schleifscheiben, weil sie Plexidur stark erhitzen und hierdurch starke Randspannungen im Material auftreten. Darüber hinaus ist es damit nicht möglich, die Ränder so zu glätten, wie es für die Praxis notwendig ist.

Zum Vorschleifen sind Bänder mit Körnung Nr. 60 brauchbar; zum Nachschleifen empfiehlt sich Körnung Nr. 400. Schleifbänder liefert die Firma *Pyrogen G. m. b. H.*, Frankfurt a. M.-Hausen, Industriehof. Je besser der Rohling bzw. auch die verformte Einlage vorgeschliffen wird, um so leichter und schneller ist das Polieren. Die Bandgeschwindigkeit sollte etwa 9 m/sec. betragen.

Kleine Änderungen in der Form können auch durch Bearbeitung mit einer Raspel bzw. Feile vorgenommen werden. Vorteilhaft sind sogenannte Zinkfeilen. In jedem Falle muß aber nachgeschliffen werden.

Zum Polieren vorgeschliffener Einlagen aus Plexidur verwendet man die üblichen Polierblöcke mit Schwabbelscheiben und einem Anfangsdurchmesser von etwa 200 mm, die etwa 1400 Umdrehungen/min. machen. Die Schwabbelscheiben werden aus Köperstoff in 20—30 mm Dicke hergestellt. Vor Gebrauch werden sie zunächst mit einer Säge abgedreht und dann Polierwachs, wie es für Plexiglas üblich, zu beziehen von *Jacob Wahl*, Obertshausen b. Offenbach a. M., aufgetragen.

Die Schwabbel ist von Zeit zu Zeit mit einem Sägeblatt abzuziehen, um ein Verkratzen durch hartgewordenes Wachs auszuschließen. Das Polieren selbst muß so erfolgen, daß ein Erwärmen von Plexidur vermieden wird.

Falls eine Schwabbel nicht zur Verfügung steht, kann behelfsmäßig auch auf dem Polifix poliert werden, wenn das Schleifband durch ein Filzband, zu beziehen von der *Hessischen Textil-Gesellschaft Müller & Spilger*, Darmstadt, Schulstraße, ersetzt wird. Auf dieses wird das gleiche Polierwachs aufgetragen und die Kanten dann poliert. Wegen der kleinen Bandgeschwindigkeit ist ein etwas größerer Druck beim Polieren erforderlich.

Die Vorteile von Plexidur können nur dann ausgenutzt werden, wenn eine werkstoffgerechte Bearbeitung gewährleistet ist. Die Ursachen für vorzeitigen Bruch sind fast immer in Kerbstellen zu suchen, die durch mangelhafte Randbearbeitung bedingt sind. Es muß darauf geachtet werden, daß die Ränder sorgfältig mit feinstem Schleifpapier bearbeitet und erst anschließend poliert werden. Die Form der Einlage sollte so gewählt werden, daß schroffe Querschnittsübergänge und kleine Abrundungsradien vermieden werden.

X. Kosmetische Ersatzstücke

1. Allgemeines

Es muß nicht immer die Amputation eines Armes oder eines Beines sein, die das fachliche Denken des Orthopädie-Handwerkers beschäftigt; die Absetzung eines oder mehrerer Fingerglieder, eines oder mehrerer Finger, der ganzen oder teilweisen Hand, eines Ohres oder der Nase kann häufig viel größere Anforderungen an sein Leistungsvermögen stellen!

Wer sich einmal die Mühe macht, die Menschen mit einem solchen Defekt zu beobachten, wird erstaunt sein, wie unterschiedlich ein solcher Verlust hingenommen wird und wie verschieden die Auffassungen hinsichtlich eines technischen Ersatzes für das verlorene Glied sind. Diejenigen, die im erlernten Beruf gewohnt und gezwungen sind, die Hände als Werkzeuge für die manuelle Arbeitsleistung zu nutzen, werden zunächst immer versuchen, den Stumpfrest daran zu gewöhnen, daß er funktionell mitwirken muß. Diese Mitwirkung kann darin bestehen, daß der Versehrte mit dem Stumpfrest greifen, fassen und festhalten kann. Wenn dazu die Aussicht vorhanden ist, daß ihm mit Hilfe eines technischen Ersatzstückes (Prothese) eine solche Arbeitsfähigkeit gegeben, erhalten oder gefestigt werden kann, wird er nichts unversucht lassen, eine solche orthopädische Versorgung zu erfahren.

Leider handelt es sich aber bei den meisten Finger- und Handstümpfen um Fälle, die sich prothetisch nur in kosmetischer Hinsicht ausgleichen lassen.

Bisher gehörte der kosmetische Finger- oder Handersatz zu den Erzeugnissen, die recht stiefmütterlich behandelt und angesehen wurden. Worin die Ursache zu suchen ist, läßt sich schwer sagen, aber immer wieder hört man von solchen Versehrten die lakonische Meinung, daß Finger- und Handstümpfe schlecht, mangelhaft oder unzureichend versorgt werden können, weil die Stumpfreste technisch als prothetisch ungünstig angesehen werden. Das kann aber nur bedingt richtig sein, soweit es sich um regelrechte Arbeitshilfen handelt; für kosmetische Ausgleiche stehen dem Fachmann viele Möglichkeiten für die Formung und Gestaltung offen. Allerdings spielt hierbei die Kostenfrage eine große Rolle, denn häufig genug wird gerade die Herstellung und Anpassung solcher kosmetischer Ersatzstücke arbeits- und wertmäßig recht niedrig angesehen. Am fertigen Stück sieht man nur die Kleinheit der Form und Gestalt und glaubt damit auch annehmen zu können, daß auch die Zeit und Mühe für die Herstellung gering sein müssen! Man kann und will nicht erkennen, daß ein solches Ersatzstück die gleiche Konstruktionsarbeit, die gleichen Arbeitsvorgänge und die gleiche Anpaßarbeit wie eine andere Prothese erfordert.

Ein Beispiel aus der Praxis mag dies zeigen:

Ein Cellospieler hatte im Kriege das Endglied des linken Kleinfingers eingebüßt. Das Grundgelenk und das Gelenk des Mittelgliedes waren funktionsfähig geblieben. Damit der Versehrte als Cellospieler wieder in seinem Berufe arbeiten konnte, mußte er eine Fingerprothese haben, die einmal das Endglied ersetzte und außerdem in ihrer Beschaffenheit so geformt und geartet sein mußte, daß er die Saite auf dem Instrument weich und elastisch auf dem Griffbrett fixieren konnte.

Er erhielt von dem Orthopädie-Handwerker eine solche Prothese aus Walkleder, am Grundglied verschnürbar. Im oberen Teil der Aufsatzhülse an der Greiffläche wurde diese mit einem elastischen Gummiteil ausgestattet, über welches ein dünnes Leder garniert wurde.

Der Effekt für den Versehrten war, daß er nunmehr seinem Berufe wieder nachgehen und als vollwertiger Mitspieler in einer Kapelle seinen Lebensunterhalt verdienen kann. Die Konstruktionsarbeit, die verschiedenen Versuche und die endgültige Fertigungsarbeit wurden seitens des Auftraggebers so niedrig bewertet, daß von einer Bezahlung des materiellen und geistigen Aufwandes nicht gesprochen werden kann. Schuld daran hatte der Begutachter, und das Opfer war der Hersteller.

Gottlob handelt es sich hier um einen Einzelfall.

Die bisherigen Finger- oder Handersatzstücke werden in der bisherigen Art aus Holz, Blockfilz oder Leder gefertigt. Man wird mir nicht bestreiten können, daß diese Ausführungen nicht immer die Erwartungen der Versehrten erfüllen. Wenngleich auch diese Ausführungen eine erhebliche Arbeit machen, so wird es sich aber nicht umgehen lassen, daß der Versehrte über solche Prothesen einen Handschuh aus Leder oder Stoff trägt. Aus psychologischen Gründen wird gerade der Finger- oder Handversehrte immer darauf halten, seinen körperlichen Defekt zu verdecken, um der Umwelt seinen Anblick zu ersparen. Überall dort, wo der Finger- oder Handamputierte im Umgang steht, fühlt er sich irgendwie gehemmt, erhält Minderwertigkeitskomplexe und wird letzten Endes resignieren, d. h. sich der menschlichen Gesellschaft entziehen. Wie groß solche seelischen Einwirkungen sein können, mögen zwei Beispiele aus der Praxis zeigen:

a) Eine Lehrerin hat das Endglied und ein Drittel des Grundgliedes vom rechten Daumen verloren. Sie sagt selbst:

„Ich erteile Religionsunterricht und habe beim Unterricht und auch wenn ich sonst in Gesellschaft bin, das Gefühl, daß die Blicke unaufhörlich auf meinen Daumenrest gerichtet sind. Das stört mich innerlich und seelisch so stark, daß ich Hemmungen in meiner Arbeit habe. Dabei werde ich so erregt, daß ich nach jedem Unterricht wie zerschlagen bin und wiederholt Weinkrämpfe gehabt habe. Seit ich nun den Kunststoff-Finger habe, sind diese Hemmungen fort, und ich fühle mich freier und ausgeglichener."

b) Bei einem Bühnenunfall verlor eine Tänzerin das End- und Mittelglied des linken Zeigefingers. Auch sie empfand störende Hemmungen in ihrer künstlerischen Arbeit und hatte beim Auftreten auf der Bühne stets das Gefühl, daß die Zuschauer nur auf ihre Hand sehen und dann feststellen, daß ihr der halbe Finger fehlt. Solche Störungen führten dazu, daß ihre Arbeit darunter litt. Erst die Ausstattung mit einem Kunststoff-Finger-Ausgleich brachte auch hier eine erlösende Wirkung, die sich sowohl in seelischer als auch auf die berufliche Arbeit der Tänzerin wohltuend auswirkte.

In beiden Fällen wurde den Versehrten eine kosmetische Fingerprothese aus Plastikmaterial in lebensnaher Gestaltung und Form geliefert.

Die Schilderung dieser wenigen Fälle könnte beliebig fortgesetzt werden, mag aber zeigen, daß hier noch ein Gebiet ist, welches recht aufmerksam von uns zu behandeln ist. Die Werkstoffe, wie Holz, Filz, Leder oder Metall lassen sich nur bis zu einer gewissen Grenze kosmetisch verformen; der Kunststoff gibt uns heute die Möglichkeit, unsere Leistungsfähigkeit auf eine wirklichkeitsnahe Ausführung auszudehnen, die geeignet ist, Wünsche und Erwartungen vieler Versehrten zu erfüllen. Es ist ja bekannt, daß Amerika auf diesem Gebiete einen großen Vorsprung gegenüber uns hat und diesen auch nutzt. Bei uns waren solche Entwicklungen aus den verschiedenen Gründen nicht möglich, und es wird auch noch einige Zeit brauchen, bis wir unser Absatzgebiet mit derartigen und gleichwertigen Erzeugnissen beliefern können. Das ist nicht die Frage unseres geistigen und technischen Könnens, sondern ausschließlich die Frage unserer finanziellen Möglichkeiten.

Im großen Amerika sind es nur einige wenige Unternehmen, die sich mit der Herstellung kosmetischer Finger- und Handersatzstücke beschäftigen, und auch sie sind in ihrer Leistungsfähigkeit unterschiedlich. Immerhin ist es eine Spitzenleistung, wenn eine Firma Erzeugnisse auf den Markt bringt, die in Form, Ausführung und Farbe wie lebend wirken und außerdem im Bedarfsfalle sogar mit Naturhaaren ausgestattet werden. Bewundernswert ist die natürliche Wiedergabe der Hautoberfläche und der Hautfarbe, welche ganz dazu angetan sind, daß der Versehrte auf das Tragen der Handschuhe verzichten kann. Es ist ein ganz natürliches Verlangen unserer deutschen Finger- und Handversehrten, daß sie auch solche lebensnahen Ersatzstücke haben möchten.

Wenn wir uns nun mit der Frage beschäftigen, wie die Herstellungsverhältnisse in Amerika liegen, so müssen wir einmal die leistungsfähigste Firma in Betracht ziehen. In ihrem Handbuch beschreibt sie allein

26 Modelle für Frauen-Hände rechts und links = 52 Stck.
25 Modelle für Männer-Hände rechts und links = 50 Stck.
6 Modelle für Kinder-Hände rechts und links = 12 Stck.

17 Fabrikationsmodelle für Handüberzüge für Gebrauchs-Kunsthände der verschiedenen Konstruktionen rechts und links, meistens in 2—3 Größen insges. 50 Stck.

Bei einer derartigen Anzahl von Fertigungsmodellen können natürlich die verschiedenen Ansprüche an Größen, Formen und Gestaltung erfüllt werden. Dabei spielen die Längen, Arten und Umfänge der Finger, die Formung der Fingernägel und die Knöchelumfänge eine maßgebliche Rolle. Aber diese große Zahl an Modellen schließt nicht aus, daß gerade für den Ersatz des teilweisen Verlustes von Finger- oder Handgliedern besondere Modelle von Fall zu Fall gefertigt werden müssen. In bezug auf die Hautfarbe zeigt diese Firma, daß sie ihre Erzeugnisse in 48 Farben bzw. Farbtönungen liefern kann. Vom zarten Blond bis zum Dunkelbraun sind alle Farbtönungen der verschiedenen Menschenrassen vertreten.

In einem Lande, wie z. B. in Deutschland, wo die Verarbeitung von Kunststoffen für die Herstellung solcher Finger- und Handersatzstücke noch neu ist, kann sich die Fertigung zuerst nur in handwerksmäßiger Weise abwickeln, d. h. man wird die Herstellung der nötigen Fertigungsformen erst nach und nach — also in einem längeren Zeitraum — bewirken können, weil die Abformen für solche Fertigungsformen am lebenden Körper des Menschen erfolgen muß. Wenn man ferner überlegt, daß das kosmetische Ersatzstück in Form, Gestalt, Hautzeichnung und Hautfarbe dem noch verbliebenen Glied zugepaßt sein muß, bedeutet dies nicht weniger, daß für die Bereitstellung der nötigen Anzahl Fertigungsformen ein erhebliches Kapital aufzubringen bzw. zu investieren ist, was außerdem nicht ausschließen würde, daß trotzdem weitere Fertigungsformen für den Einzelfall notwendig sein können. Beschränkt man sich auf ein Minimum an Fertigungsmodellen, wird man den seitens der Versehrten gestellten Ansprüchen nicht gerecht werden können.

Bei dieser Sachlage wird sich der Weg der Einzelherstellung als der gegenwärtig günstigere erweisen und dies um so mehr, als es in erster Linie die Finger- oder Handversehrten sein werden, welche ihren Bedarf an Fingerprothesen oder Handersatzstücken geltend machen werden.

In gleicher Weise haben mit Recht die Hand- und Armamputierten ein Anrecht darauf, daß sie für die künstlichen Hände, aus Holz, Blockfilz, Leder u. a. Stoffen, einen kosmetischen Handüberzug erhalten, der in seiner äußerlichen Gestalt und Farbe zu der noch verbliebenen gesunden Hand paßt und den bisherigen Leder- oder Stoffhandschuh ablöst, der von den Versehrten immer als das sichtbare Versehrtenabzeichen angesehen wird.

2. Finger- und Handersatzstücke

Der kosmetische Fingerersatz wird viel mehr verlangt, als allgemein angenommen wird. Wie häufig passiert es, daß durch eine Verletzung eines oder mehrere Fingerglieder abgesetzt werden müssen. Beim Vorhandensein des Finger-Grundgliedes, gegebenenfalls auch des ganzen oder teilweisen Mittelgliedes wird man sich darauf beschränken können, den kosmetischen Ersatz als Aufsatzglied zu fertigen. Dieses wird aus einem Stück gefertigt und stellt das vordere Glied mit dem Fingernagel und gegebenfalls mit anschließendem Mittelglied dar, welche innen entweder hohl oder gefüllt sind. Der weitere Teil dieses Gliedes ist die Aufsatzhülse, welche über den verbliebenen Fingerrest (Grundglied) gestülpt wird. Der Baustoff — PVC-Paste — ist gummiartig und elastisch. Die Aufsatzhülse läßt sich unschwer über den Fingerstumpf ziehen, und vermöge der Elastizität des Materials haftet sie fest am Stumpf ohne diesen abzuschnüren. Der untere Teil der Schaftwandung wird ausgeschärft, so daß der Übergang zwischen Hülse und Haut so gering als nur möglich sichtbar bleibt. Solche Aufsatz-Fingerprothesen kann man auch beim Verlust des Daumen-Endgliedes anwenden. Da der Daumen nur aus Grund- und Endglied besteht (das Mittelglied fehlt), muß beim Verlust beider Glieder eine andere Konstruktion gewählt werden.

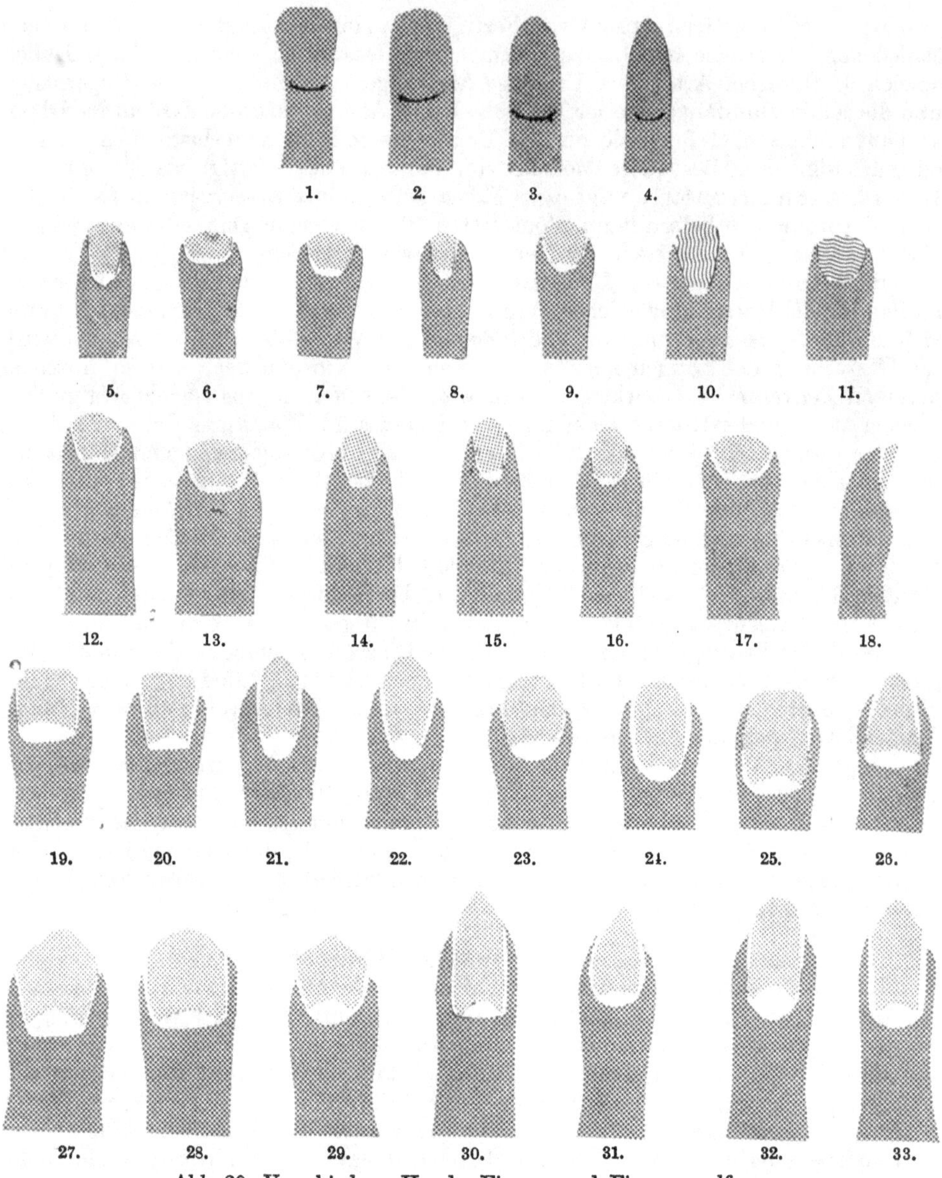

Abb. 20. Verschiedene Hand-, Finger- und Fingernagelformen

Fingerkuppen
1. spachtelförmig
2. eckig
3. konisch (kegelförmig)
4. spitz

Fingerkuppen mit Fingernägeln
5. lang
6. kurz
7. breit
8. schmal
9. ausgebuchtet
10. geriffelt
11. gefurcht

Daumen mit Fingernägeln
12. lang-breit-gerade
13. kurz-breit-dick
14. kurz-konisch
15. lang-schmal-gerade
16. tailliert-eingebuchtet
17. lang-spachtelförmig
18. flacher Daumen

Fingernagelformen
19. quadratisch-rechteckig
20. trapez- und fächerförmig
21. zungenförmig
22. rhombusförmig
23. rund-gewölbt
24. mandelförmig
25. lang-breit
26. lang-schmal-dreieckig
27.—33 manikürte Formen

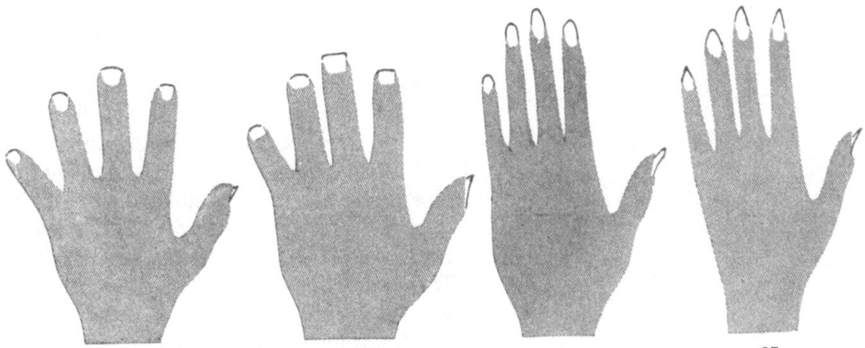

34. 35. 36. 37.

Handflächen und Fingerformen
34. knotige Finger — spachtelförmige Handfläche
35. kurze Finger, eckige Handfläche
36. zarte Finger, konische Handfläche
37. lange Finger, lange und schmale Handfläche

Bei Totalverlust eines Fingers der Vierfingerpartie der menschlichen Hand müssen — wenn es sich um den Mittel- od. den Ringfinger handelt — die Nachbarfinger die Befestigungsmöglichkeit geben. Man wird also den kosmetischen Fingerersatz derart gestalten, daß man den abgesetzten Finger bis einschließlich des Grundgliedes verformt, wobei die untere Wandung verlängert bis über die Fingerwurzel reicht. Die vorhandenen Nachbarfinger werden als kosmetischer Fingerüberzug verformt. Auch sie reichen am unteren Teil bis über die Fingerwurzel. Bis zur Hälfte des Grundgliedes der somit verformten drei Finger sind sie fest miteinander verbunden. Beim Überziehen der Fingerüberzüge über die vorhandenen Finger wird

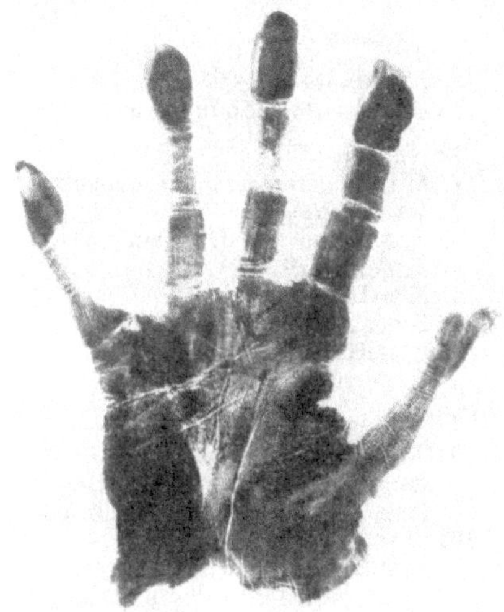

a →

b ←

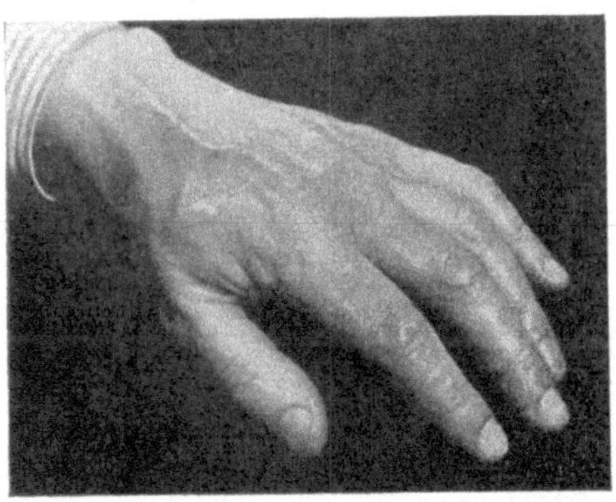

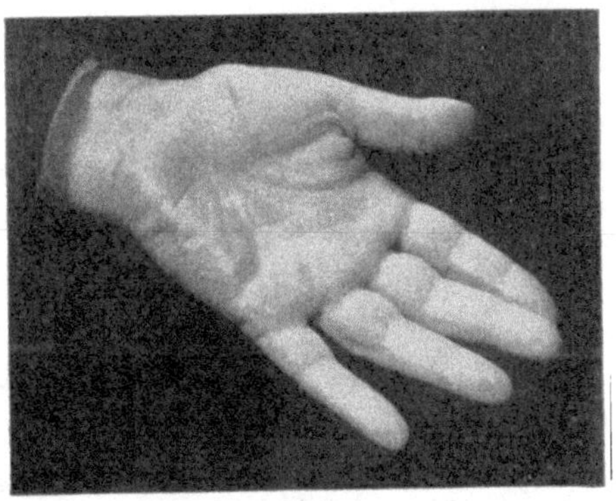

c →

Abb. 21. Handlinien und Handoberflächenzeichnung

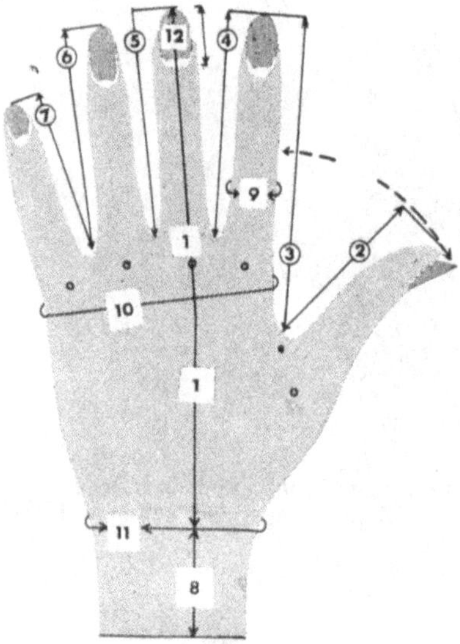

Abb. 22. Maßtabelle für kosmetische Hand oder Handüberzug

Längenmaße:
1. Mittelfingerspitze b. Handgelenk
2. Daumenlänge
3. Zeigefinger bis Daumenwinkel
4. Zeigefingerlänge
5. Mittelfingerlänge
6. Ringfingerlänge
7. Kleinfingerlänge
8. Handgelenk bis Unterarm

Umfangmaße:

9. Daumenumfang; Zeigefingerumfang; Mittelfingerumfang; Ringfingerumfg.; Kleinfingerumfg.
10. Handumfang
11. Handgelenkumfang
12. Fingernagelform der einzelnen Finger, und zwar: a) Form, b) Breite in mm, c) Länge in mm

der kosmetische dazwischen ruhende Ersatzfinger fest an die Fingerwurzel angedrückt und die unteren Enden notfalls mit Mastisol an den Handteil angeklebt. In der Regel genügt aber die Verbindung der Fingerüberzüge mit dem Ersatzstück, um den kosmetischen Finger an der defekten Hand festzuhalten. S. Abb. 23 u. 24.

Nicht immer kann man mit solchen Aufsatz- oder Überzugprothesen den erwünschten Effekt erzielen. Beim Verlust mehrerer Finger oder des Daumens wird man dann zweckmäßig einen kompletten Handüberzug anwenden, bei welchem die fehlenden oder abgesetzten Finger bzw. Fingerglieder kosmetisch ausgeglichen werden, so daß nach dem Überziehen des Handüberzuges der Hand- oder Fingerschaden für den Außenstehenden nicht ohne weiteres erkennbar ist. Es empfiehlt sich dazu, den Handüberzug mit einem Reißverschluß auszustatten, der auch die erweiterte Öffnung zum Hineinschlüpfen sehr gut abschließt.

Totalverlust aller Finger oder eines Handteiles werden am besten dadurch ausgeglichen, daß man einen vollständigen Handüberzug anfertigt, der in der äußeren Gestaltung vollständig der noch verbliebenen anderen Hand zugepaßt ist. Der Baustoff läßt es zu, die zu ersetzenden Teile oder Stücke in einer verstärkten Form zu verformen, um eine gewisse Standfestigkeit im Material zu erreichen. Diese Teile oder Glieder können somit innen hohl gehalten werden. Ebenso können sie auch mit einer Schaummasse gefüllt werden. Die Übergänge zwischen Fingeraufsatzstück oder kosmetischen Handüberzug und der natürlichen Hand bzw. dem Unterarm werden vorteilhaft mit einem

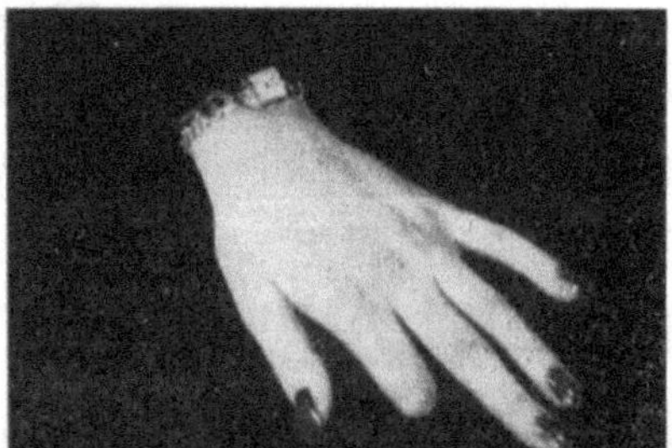

1. 2.

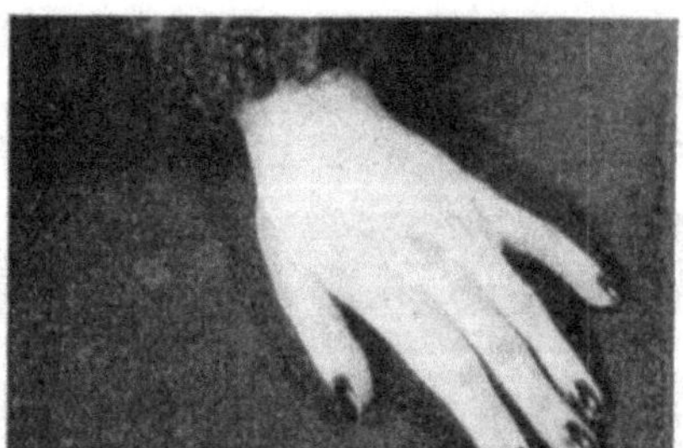

Abb. 23. Kosmetischer Aufsatz-Finger
1. Hand ohne kosmetischen Fingerersatz. — 2. Hand mit kosmetischem Fingerersatz
(Aufnahmen: F. Püschel, Berlin)

Ring oder Armband verdeckt, die mit einer Spannmöglichkeit versehen sind. Diese Abdeckung wirkt als Schmuck und bildet gleichzeitig einen guten Abschluß. Siehe Abb. 24.

Der komplette kosmetische Handersatz ist nichts weniger als eine künstliche Hand aus Kunststoff, bei welcher alle Merkmale der menschlichen Hand in Gestalt und Farbe berücksichtigt worden sind. Konstruktiv wird sie genau wie der kosmetische Handüberzug gearbeitet, wobei allerdings die Finger und das Handteil bis zur Handwurzel eine verstärkte Wandung haben müssen und das Innere des Ersatzstückes mit einem Füllstoff versehen sein muß, damit Gestalt und eine notwendige Standfestigkeit gegeben wird. Eine amerikanische Firma füllt den Handüberzug mit einem Kreppmaterial, und in diesen Füllstoff werden metallene Fingerstangen

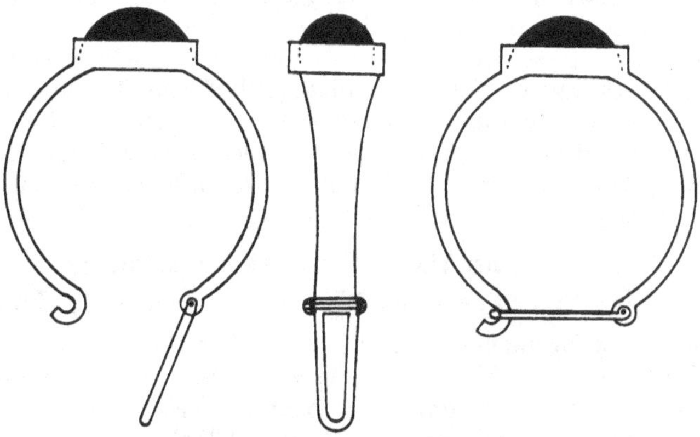

1. 2. 3.

Abb. 24. Spannring mit Schmuckstein für Fingerprothese
1. Spannring, offen. — 2. Spannring, seitlich, mit Spannöse. — 3. Spannring, gespannt

eingegossen, welche an der Handwurzel in einem Kunststoffteil enden, das den Abschluß der Hand bildet und zum Befestigen an einer Armprothese dient. Ähnlich wie bei der Filzhand kann der Versehrte die Finger in eine beliebige Stellung bringen.

Der kosmetische Handüberzug wird auch als Überzug über die verschiedenen künstlichen Hände verwendet. So werden in Amerika Handüberzüge (plastic gloves) für die mechanischen Gebrauchshände hergestellt, welche bei der Betätigung der Hand mit einem solchen Überzug eine gewisse Lebendigkeit zeigen sollen. Weil aber die Anordnung der Mechanik im Handkörper oftmals schwierig ist, zeigt das Äußere dieser Gebrauchshände, die aus Holz, Metall oder auch Kunststoff gefertigt sind, manchmal große Mängel hinsichtlich ihrer kosmetischen Gestaltung. Damit geht dann auch ein Teil der mit dem kosmetischen Handüberzug geschaffenen kosmetischen Form verloren. Um diesen Mangel auszugleichen, wird z. B. der Hookarm mit einem willkürlichen Greifgerät (dem Hook) und mit einer kosmetischen Schmuckhand ausgestattet. Der Versehrte kann beide Teile nach Belieben auswechseln. Er hat dabei allerdings keine Möglichkeit, die Schmuckhand aktiv für die verschiedenen Arbeitsverrichtungen einzusetzen.

Für die Herstellung kosmetischer Schmuckhände wird es bei Bereitstellung einer ausreichenden Anzahl von Fertigungsformen möglich sein, solche künstlichen Hände in Serien und zu einem erschwinglichen Preis industriemäßig zu fertigen. Als Baustoff ist hierfür ein härtbares Gießharz mit entsprechender Glasfaserverstärkung zu empfehlen. Eine solche Verformung gibt der Hand eine große Festigkeit bei geringem Gewicht, wenn die Hand innen hohl gehalten wird. Die Durchführung einer solchen Fertigung ist eine Frage wirtschaftlicher Überlegungen, denn der Bedarf an solchen Erzeugnissen ist zwar vorhanden, aber die Ansprüche der Versehrten hinsichtlich der kosmetischen Formung und Gestaltung sind in den letzten Jahren erheblich gestiegen, und es erscheint mir wichtig, in dieser Hinsicht die in Amerika gemachten Erfahrungen zu berücksichtigen. In Deutschland waren sowohl die kosmetischen Finger- und Handprothesen als auch die kosmetisch verformten Kunsthände bisher wenig bekannt, weil solche Ersatzstücke nur aus den natürlichen Werkstoffen gefertigt wurden, die in kosmetischer Hinsicht erhebliche Mängel aufzeigten, deshalb dazu führten, daß der Versehrte einen Stoff- oder Lederhandschuh über seinen körperlichen Defekt trug.

Wenn von kosmetischen Ersatzstücken gesprochen wird, müssen sie in Form, Gestalt und Aussehen auch den heutigen kosmetischen Ansprüchen für den Einzelfall gerecht werden. Und diese Ansprüche bedeuten in der Orthopädietechnik eine individuelle handwerkliche Fertigung aus den synthetischen Stoffen, wie sie uns die Kunststoffindustrie heute in ausreichendem Maße bietet. Inwieweit der Handwerker mit seinem Können und Wissen die sich hieraus ergebenden Möglichkeiten zu nutzen versteht, um das Beste auf diesem Gebiete zu erzeugen, hängt von seiner fortschrittlichen Einstellung und fachlichen Tüchtigkeit ab.

3. Plastischer Handschuh nach Timmermanns

Hersteller: *Ludwig Bertram*, RUSSKA Gummiwaren, Hannover

Der Hersteller hat für die Fertigung des plastischen Handschuhes aus Kautschuk oder thermoplastischen Stoffen — auch als Handüberzug über künstliche Hände vorgesehen — einen anderen als die bisher beschriebenen Wege beschritten.

Nach seinem Verfahren (Patentanmeldung T 3218) wird von der natürlichen Hand eine Abform aus Gips hergestellt, nach welcher eine Metallhand gefertigt wird, die die natürliche Form und Oberflächengestaltung der abgeformten menschlichen Hand besitzt. Für die genaue Wiedergabe der Hautoberflächen bevorzugt er dabei das galvanische Verfahren. Diese Hand wird in der üblichen Weise getaucht, wobei ein Handschuh gewonnen wird, der in umgestülpter Form das entgegengesetzte Hautrelief hat und der korrespondierenden, anderen Hand entspricht. Dieser Handschuh — in seiner umgestülpten Form mit dem (negativen) Hautrelief nach außen — wird mit Wachs oder Gips ausgegossen. Um dabei eine Veränderung der Form des Handschuhes infolge der Schwere des eingegangenen Materials zu verhüten, taucht man ihn in ein (temperiertes) Bad und überläßt den Ausguß seiner Erstarrung. Nach dem so gewonnenen Handmodell mit entgegengesetzt orientierter (aus der Oberfläche herausragend) Hautreliefbildung wird eine gleiche Hand aus Metall angefertigt, wobei dem galvanischen Verfahren der Vorzug gegeben wird. Diese Metallhand mit ihrer natürlichen Gesamtform, aber reziproker Hautreliefbildung ist jetzt die Ausgangsform zur Herstellung der gewünschten Handschuhe, die nun mittels des Tauchverfahrens erzeugt werden und in umgestülpter Anordnung der ursprünglichen Naturhand in Stellung und Oberflächenbeschaffenheit entsprechen.

4. Plastische Handprothese nach Timmermanns

Hersteller: *Ludwig Bertram*, RUSSKA, Gummiwaren, Hannover

Bei dieser Handprothese handelt es sich eigentlich um einen Formenhandschuh, weil seine Lichtung eine durch die technischen Konstruktionselemente bestimmte Form hat und andererseits die Außenform der einer natürlichen Hand entsprechen soll. Die Höhlung des Handkörpers wird in einer technisch festgelegten Form gehalten, damit die einzubringende Handmechanik formschlüssig montiert werden kann. Für die Herstellung dieser Handprothesen bzw. Handüberzüge wird eine Modellhand nach Abform der natürlichen Hand gefertigt. Danach wird in der bekannten Weise eine Metallnegativ-Hohlform hergestellt. In diese Hohlform wird ein ein- oder mehrteiliger — gegossener Metall-Innenkörper eingebracht, der in seiner Form der vorgesehenen Handmechanik bzw. den zusätzlichen Füllkörpern (gasgetriebene Kunststoffe oder hohlgepreßte Körper) entspricht. Am Handeingang (Handgelenk) werden die beiden Formteile technisch gegeneinander eingepaßt, so daß sie sich in der technisch notwendigen Art gegeneinander fixieren lassen. Die Außenform wird dabei zweckmäßig zwei- oder mehrteilig gehalten (Deutsches Patent Nr. 938565).

Dieser hier beschriebene Formhandschuh bzw. diese weiche Handprothese kann ein- oder auch mehrteilig hergestellt werden; so können der Handkörper und auch der Daumen bzw. die Vierfingerpartie getrennt verformt werden, wie auch das Material aus Gummi oder thermoplastischen Stoffen bestehen kann.

5. Heidelberger Schmuckarm

Hersteller: Orthopädische Anstalt der Universitätsklinik Heidelberg

Der Heidelberger Schmuckarm ist ein Kunstglied, bestehend aus einem Unterarmteil mit Hand, das allen Anforderungen — auch in kosmetischer Hinsicht — gerecht wird.

Die Prothese wird aus einem Plastikmaterial hergestellt, das von innen nach außen hin porös verformt wird und damit ein Aufsaugen des Körperschweißes gestattet; die Hautverträglichkeit ist eine gute. Dieses Material ermöglicht eine formgerechte Nachbildung der menschlichen Hand mit naturgetreuer Wiedergabe der Hautoberflächen und Fingernägel. Seine mechanischen Eigenschaften weisen eine große Widerstandsfähigkeit gegen die Einwirkung verschiedener chemischer Stoffe auf; das Fertigfabrikat läßt sich daher auch leicht mit Wasser und Seife reinigen.

Unterarmteil und Hand werden in einem Stück und in einem Fertigungsgang paßgerecht für den abgesetzten Armstumpf hergestellt. Die nahtlose Verformung hat den Vorzug, daß die Prothese auch bei dauerndem Gebrauch eine gute Haltbarkeit und Reißfestigkeit aufweist; bei besonders hoher Beanspruchung (Autofahren usw.) werden entsprechende Versteifungen vorgesehen.

Die Farbgebung der Prothese kann den verschiedenen Hauttypen zugepaßt werden; dabei ist von Wichtigkeit, daß die Farbe nicht aufgetragen wird, sondern in vorher bestimmter Tönung lichtecht den Kunststoff durchsetzt. In einem besonderen Verfahren kann der Farbton nachträglich abgeändert werden.

Der Heidelberger Schmuckarm ist für die verschiedenen Unterarmstümpfe vorgesehen. Seine Ausführung gestattet in den meisten Fällen, daß auf die sonst üblichen Tragevorrichtungen in Form von Schulteraufhängungen u. ä. Bandagen verzichtet werden kann. Ein einfacher elastischer Abschluß aus breitem Gummiband, der die Verdickung des Armes im Bereich des Ellbogengelenkes — ohne abzuschnüren — hält die Prothese fest und sicher am verbliebenen Armstumpfrest. Bei geeigneten Stumpfverhältnissen kann auch das Haftverfahren angewendet werden. Handelt es sich um einen Oberarmstumpf, so wird das Unterarmteil mit Hand am Ellbogengelenk der Oberarmprothese angeschlossen.

Das Gewicht der Prothese beträgt etwa 220 g.

Aus Erfahrungsgründen wird von der Herstellerin nicht das spiegelbildliche Abbild der noch vorhandenen lebenden Hand, sondern eine formschöne, gering kleinere, dem Körperbau angepaßte und in der Farbe etwas stärker pigmentierte Hand gefertigt. Dabei sind die Finger biegsam und elastisch; auf Wunsch kann auch eine passive Bewegbarkeit der Finger eingebaut werden.

Die Heidelberger Schmuckprothese ist im Vergleich zu den bisherigen Schmuckprothesen aus anderen Werkstoffen wesentlich leichter und hat außerdem noch den Vorzug, daß sie auch im Wasser getragen werden kann.

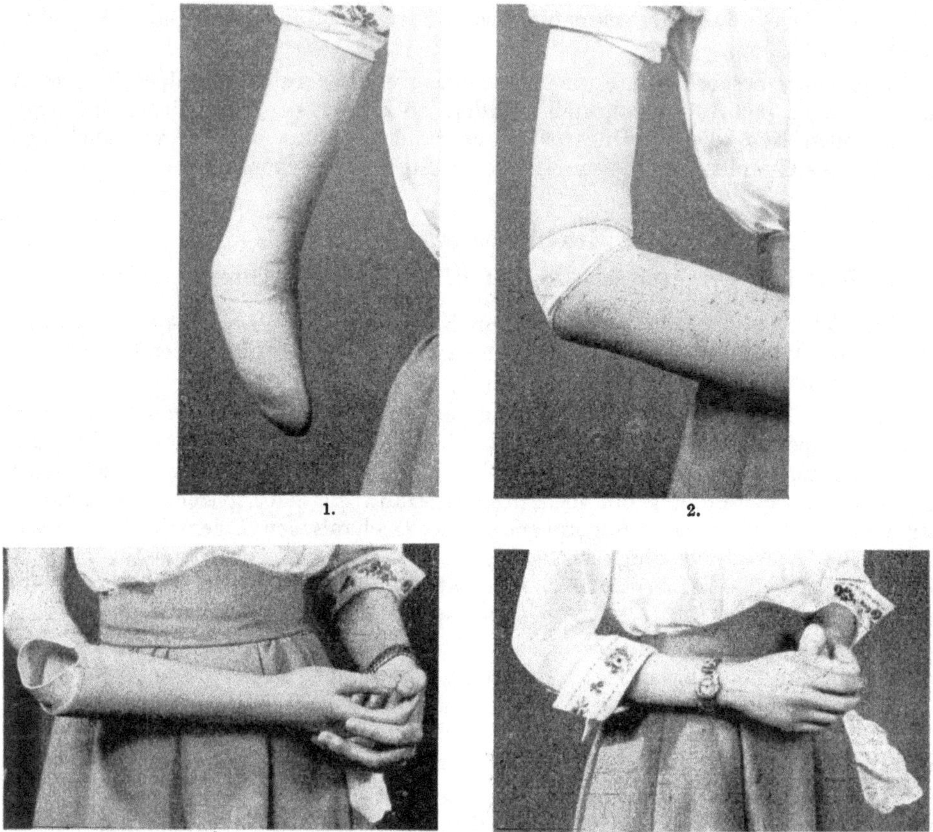

1. 2. 3. 4.

Abb. 25. Heidelberger Schmuckprothese (Aufnahmen: Orthopädische Klinik-Heidelberg) 1. Unterarmstumpf. — 2. Heidelberger Schmuckprothese mit elastischer Haltevorrichtung am Armstumpf. — 3. Heidelberger Schmuckprothese vor der Anbringung. — 4. Heidelberger Schmuckprothese, angezogen

6. Künstliche Nase

Die Nase des Menschen trägt entscheidend dazu bei, dem Gesicht seinen charakteristischen Ausdruck zu geben. Sie hat neben der Vermittlung des Geruchssinnes noch drei weitere Aufgaben zu erfüllen, nämlich die Erwärmung, die Befeuchtung und die Filterung der Einatemluft durchzuführen.

Der Vorsprung, der den Eingang in die Nasenhöhle umschließt, wird die äußere Nase genannt; sie besteht aus der knöchernen und der knorpeligen Nase. Die knöcherne Nase wird von den beiden Nasenbeinen und den Nasenfortsätzen gebildet.

An die knöcherne Nase schließt sich die knorpelige Nase an, die aus dem Scheidewandknorpel, den großen und kleinen Flügelknorpeln und eine diesen verlängernde Hautfalte besteht; sie umgrenzen die Nasenöffnungen (Nasenlöcher), wobei sich die äußere Haut eine Strecke weit in den Vorhof der Nasenhöhle hineinzieht.

Unter den Verletzungen der Nase ist der Nasenbeinbruch am häufigsten. Zur Verhinderung einer Verunstaltung oder zur Vermeidung einer Behinderung der Nasenatmung ist eine sofortige ärztliche Behandlung erforderlich. Bei Verstümmelung der Nase infolge Verletzung oder Krankheiten (Hauttuberkulose) ist die Verunstaltung durch eine Nasenplastik zu beheben. Wo eine solche nicht durchführbar ist, wird man sich für die Anpassung einer künstlichen Nase entscheiden müssen.

Von allen Prothesenarten, die die Orthopädietechnik kennt, ist es die künstliche Nase, die die höchsten Anforderungen an das Können des Orthopädiehandwerkers

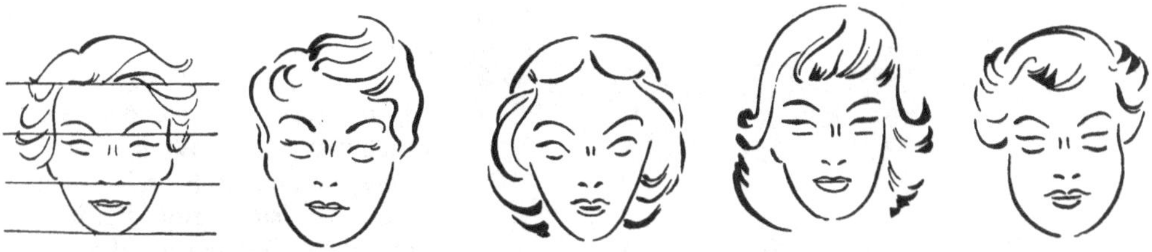

1. 2. 3. 4. 5.

Abb. 26. Gesichtsformen

1. Dreiteilung des Gesichtes. — 2. Ovales Gesicht. — 3. Herzförmiges Gesicht. — 4. Schlankes Gesicht. — 5. Unten volles Gesicht

stellt. Hier sind die Ansprüche des Versehrten begreiflicherweise recht hoch und können auch bis zu einer gewissen Grenze erfüllt werden. Allerdings bleibt es immer nur ein kosmetischer Ersatz, der die eigentlichen Aufgaben der natürlichen menschlichen Nase nicht zu übernehmen vermag.

In technischer Hinsicht hat der Fachmann für die Herstellung einer künstlichen Nase folgendes zu unterscheiden:

1. Abformung der Gesichtsverunstaltung,
2. Formgebung der künstlichen Nase,
3. Baustoff für die künstliche Nase,
4. Tragevorrichtung bzw. Befestigung der künstlichen Nase am Gesicht.

Hinsichtlich der Abform und Fertigungsform geben die bisherigen Abschnitte dieses Buches erschöpfende Anleitungen. Zweckmäßig ist es für Gesichtsprothesen einen Gipsabguß am Körper vorzunehmen. Als Fertigungsform erweist sich hier eine Hohlform als vorteilhaft.

Für die Formgebung der künstlichen Nase sind die Form der etwa noch vorhandenen Nasenbeinreste und die Form des Gesichtes maßgebend. Für ein rundes Gesicht paßt keine schmale längliche Nase, für ein langes schmales Gesicht keine gedrungene breite Nase. Die Länge der künstlichen Nase läßt sich leicht bestimmen, wenn man das Gesicht in drei Abschnitte unterteilt:

1. Entfernung vom mittleren Stirnhaaransatz bis zur Nasenwurzel (Augenbrauenansatz),
2. Entfernung von der Nasenwurzel bis zur Nasenspitze,
3. Entfernung von der Nasenspitze bis zum Kinnende.

Allgemein wäre daher ein Drittel der Entfernung vom mittleren Stirnhaaransatz bis zum Ende des Kinns die Gesamtlänge der Nase. Nicht immer wird diese Berechnung richtig sein, weshalb es in jeder Hinsicht besser ist, von dem Versehrten eine Fotografie von vorn und von der Seite (Profilansicht) zu verlangen. Bei einer entsprechenden Vergrößerung des Profilbildes läßt sich neben der Länge der Nase auch die richtige Nasenform (seitlich gesehen) feststellen. Erst wenn alle diese Einzelheiten festgelegt sind, kann die Herstellung des Nasenmodelles erfolgen, nach dem die Fertigungsform hergestellt werden muß. Dazu ist auch zu prüfen, in welcher Art die Befestigung der künstlichen Nase am Gesicht erfolgen soll. Bei ausreichenden Resten des Nasenbeines kann die Nasenprothese so gestaltet werden, daß sie nur mit Mastisol am Gesicht angeklebt wird. In den meisten Fällen empfiehlt es sich, die künstliche Nase mit einem Brillengestell zu verbinden und dieses als Tragevorrichtung zu nutzen. Das hat außerdem den Vorteil, daß sich die Nasenprothese jederzeit für die Reinigung der Nasenhöhle abnehmen läßt. Wenn der Versehrte wegen Seh- oder Augenfehler an sich eine Brille tragen muß, bedeutet diese Art der Befestigung keine Schwierigkeit. Im anderen Falle wird es notwendig sein, das passende Brillengestell mit normalen Brillengläsern zu versehen.

Als Baustoff für die künstliche Nase kann sowohl ein aushärtendes Gießharz als auch eine gelierende PVC-Paste gewählt werden. Das aushärtende Gießharz wird hart und fest, während die PVC-Paste gummiartig und elastisch verformt wird. Die Einfärbung des Baustoffes muß mit größter Sorgfalt der allgemeinen Hautfarbe des Gesichtes angepaßt sein. Die auf der Gesichtshaut aufliegenden Teile der künstlichen Nase werden tunlichst weitgehend ausgeschärft, um eine glatte Auflage zu ermöglichen. Der Übergang zwischen künstlicher Nase und der Haut des Gesichtes wird vom Versehrten mit einem farbigen Gesichtspuder leicht überpudert. Bei richtiger Formgestaltung und Anpassung wird ein solcher kosmetischer Ausgleich wenig oder garnicht bemerkt werden. Für den Versehrten ist ein solcher Effekt

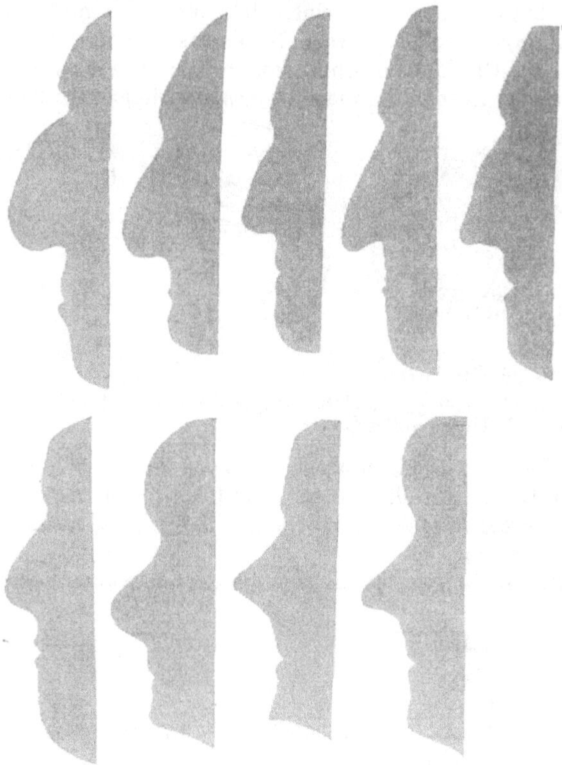

1.

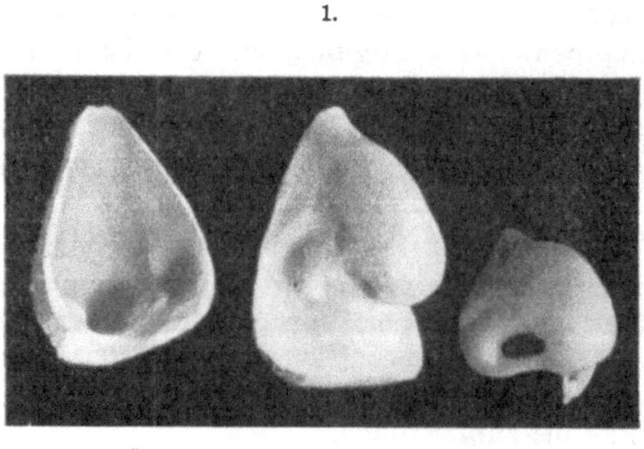

2. 3. 4.

Abb. 27. Nasenformen
1. Verschiedene Formen. 2. Hohlform für künstliche Nase. 3. Nasenmodell. 4. Künstliche Nase

von größtem psychologischem Wert, denn er nimmt ihm die in solchen Fällen immer vorhandene innere Hemmung, macht ihn im Umgang mit seiner Umwelt frei und gibt ihm für seine Lebensgestaltung die persönliche innere Festigkeit.

7. Künstliches Ohr

Die am Menschen äußerlich sichtbare Ohrmuschel wird im allgemeinen Sprachgebrauch meistens als das Ohr bezeichnet. In Wirklichkeit unterscheiden wir:

a) das äußere Ohr; dazu gehören die Ohrmuschel und der äußere Gehörgang,
b) das mittlere Ohr; bestehend aus dem Trommelfell, der Paukenhöhle mit den Gehörknöchelchen und den Nebenräumen: Ohrentrompete und Warzenfortsatzzellen,
c) das innere Ohr, bestehend aus der Schnecke, die das eigentliche dem Gehör dienende Sinnesorgan enthält.

1. 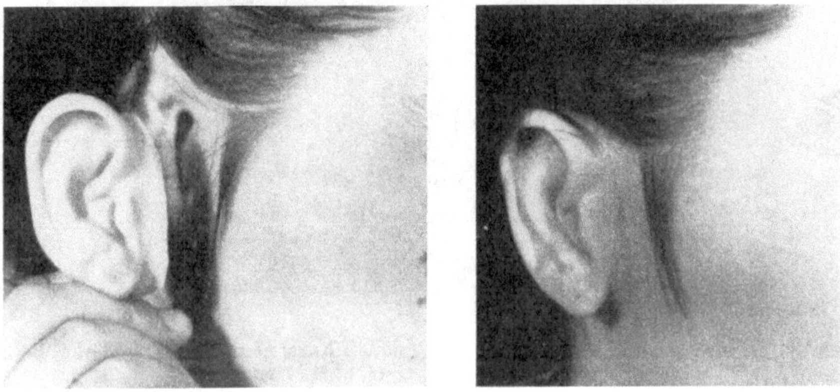 2.

Abb. 28. Künstliches Ohr mit Halteschale (Aufnahme: Prosthetic Services of San Francisco)
1. Vor der Montage. 2. Am Kopf montiert

Die Ohrmuschel wirkt wie ein Schalltrichter; sie ist eine unregelmäßig muschelartige, länglich platte Hautfalte, die den am Schläfenbein befestigten Knorpel enthält. Ihre Form wird wesentlich vom Ohrknorpel bestimmt, der meist nur von der dünnen äußeren Haut überzogen ist; nur der untere Teil — das Ohrläppchen — hat keine Knorpeleinlage. Die Ohrmuschel ist zum guten Hören nicht unbedingt erforderlich.

Mißbildungen, Verlust oder mangelhafte Ausbildung eines Teiles oder der gesamten Ohrmuschel können durch Verletzungen und auch durch Krankheiten (Hautkrebs) hervorgerufen werden. Kosmetische Operationen können hier je nach Lage des Falles eine Verbesserung herbeiführen. Aus kosmetischen Gründen wird sich der Versehrte aber zuletzt doch für eine Ohrprothese entscheiden, um diesen körperlichen Defekt für seine Umgebung unsichtbar zu machen.

Die Abform des menschlichen Ohres wurde bereits in einem vorangegangenen Abschnitt dieses Buches beschrieben. Bei einem künstlichen Ohr kommt es in erster Linie darauf an, es in Form und Gestalt seinem Gegenstück — nämlich dem verbliebenen Ohr — anzupassen. Auch die verschiedenen Windungen und Aushöhlungen der Ohrmuschel müssen genauestens wiedergegeben werden. Nicht zuletzt aber ist auf die Verformung einer entsprechenden Grundplatte der Ohrmuschel zu achten, mit welcher sie auf dem Schläfenbein am Kopfe ruhen soll. Die Anordnung der Ohrmuschel am Kopfe bringt es mit sich, daß auch das künstliche Ohr mit seiner Grundplatte am Schläfenbein festgeklebt wird. Hierzu eignet sich am besten Mastisol, wie es auch für Klebeverbände benutzt wird.

8. Brustausgleiche und Brustprothesen

Brustausgleiche werden als sogenannte „Füller" angewendet, wenn die natürlichen Brustformen nicht geeignet sind, den modischen Ansprüchen der weiblichen Eitelkeit zu entsprechen. Die Verwendung von Brustprothesen geht von konfektionierten „Normalformen" bis zur Maßarbeit des Orthopädiehandwerkers, die etwa nach Brustamputationen notwendig wird. In allen Fällen sind diese Ersatzstücke als Hilfsmittel anzusehen, die geeignet sind, nicht nur die Körperformen zu korrigieren, sondern auch dem Menschen das Selbstbewußtsein wiederzugeben, es zu festigen und zu stärken.

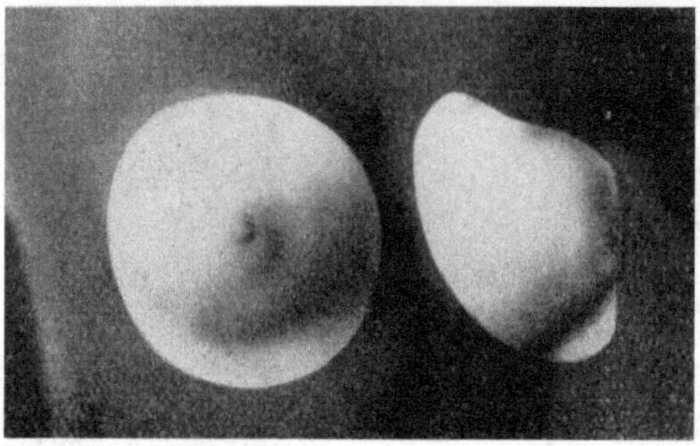

Abb. 29. Kosmetischer Brustausgleich (Aufnahme: Eggelmann-Medizinal-Markt Berlin) (Fabrikat: Hans Blum G. m. b. H. Hannover)

In jahrelanger Entwicklungsarbeit und im engsten Zusammenwirken von Ärzten und maßgeblichen Fachleuten wurden rund elf Normalgrößen — unterschiedlich für rechts und links — entwickelt. Für diese Normalformen, für die man die Maße von Tausenden von amputierten Frauen ermittelt hatte, kann man etwa 90% aller Amputierten versorgen. Die restlichen 10% weichen in den Maßen derart von den Normalgrößen ab, daß nur der Orthopädiefachmann mit einer individuellen Anfertigung helfen kann. Er verwendet zweckmäßigerweise für eine solche Einzelanfertigung auch eine der normalen Grundformen und verändert diese Grundform durch Ankleben von zusätzlichen Latexschaummaterial oder durch Abschleifen derart, daß sie für den Einzelfall passend ist. Nur so läßt sich die Einzelanfertigung zu einem erschwinglichen Preis herstellen. Es ist natürlich auch technisch möglich, für eine besonders anspruchsvolle Patientin eine Sonderanfertigung nach einem Gipsabguß zu machen. Eine solche Prothese würde aber wegen der notwendigen und umfangreichen Vorarbeit derart teuer werden, daß man kaum bereit sein wird, diesen Preis zu bezahlen.

Die zahlreichen Normalgrößen der Brustprothesen sind dem Körper gut angepaßt, sie sind ausgehöhlt, und dadurch sind sie auch leichter, weicher und passen sich der natürlichen Brust sehr gut an. Eingearbeitete Stege verstärken sie, wodurch sie nicht eingedrückt werden können. Die Brustprothese liegt nur mit ihrem weichen Rand auf, und dies wirkt sich besonders bei empfindlichen Narben günstig aus. Die Prothesen sind der Körperwölbung angepaßt; der auslaufende und bis unter den Arm reichende Lappen kann nicht abstehen. Die Partie vom Schlüsselbein zur

1. 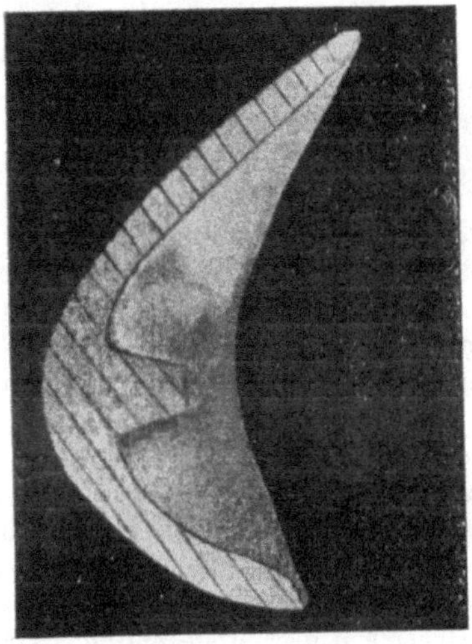 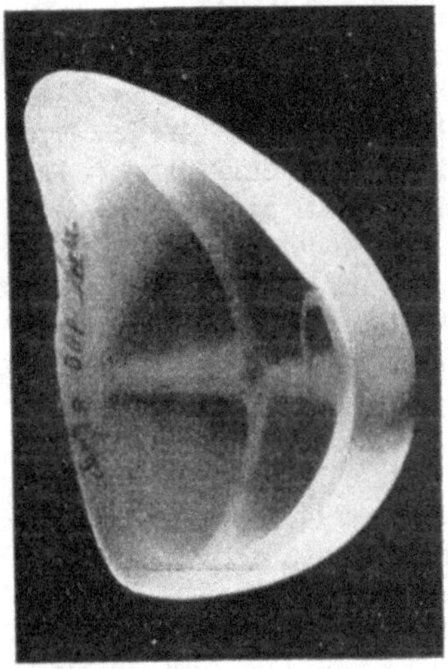 2.

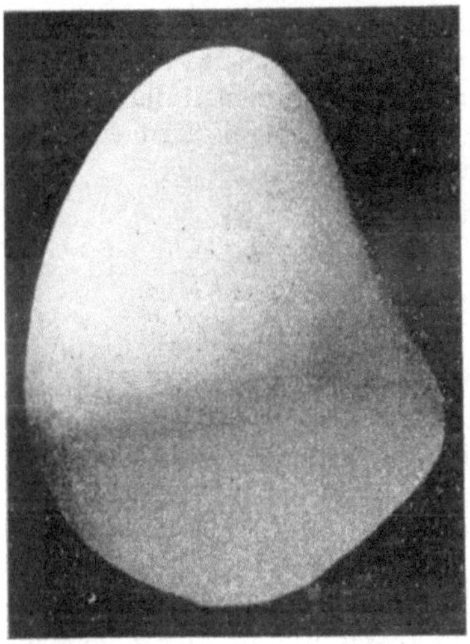 3.

Abb. 30. Brustprothese
(Bild: Hans Blum G.m.b.H. Hannover).
1. Brustprothese — seitlicher Schnitt.
2. Brustprothese — Innenform.
3. Brustprothese — Außenform

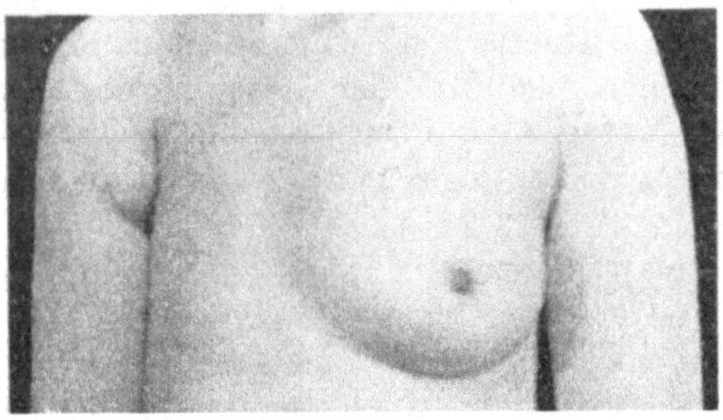

1. ←

2. →

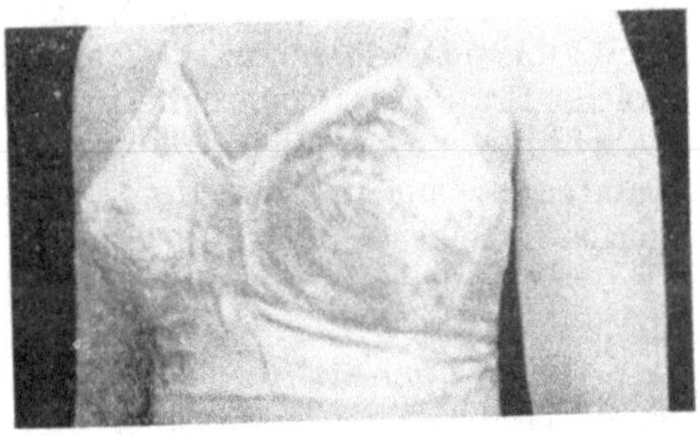

Abb. 31. Brustprothese (Bild: Hans Blum G. m. b. H. Hannover)
1. Weiblicher Oberkörper ohne Brustprothese. — 2. Weiblicher Oberkörper mit Brustprothese

Brustwölbung hat für einen guten Übergang einen flach auslaufenden Rand erhalten. Ein Teil der verschiedenen Größen dieser Prothesen hat eine kleine Kammer angeformt erhalten, in die man Beschwerungsmittel hineinlegen kann. Mit einem kleinen Schaumgummiplättchen kann man diese Kammer verschließen. Bei schweren Brüsten macht sich eine solche Beschwerung notwendig, um der Patientin das Gefühl des Gleichgewichts zwischen natürlicher Brust und Prothese zu geben.

Im übrigen lehnt sich die Größenstaffelung an die Standardmaße der Serienbüstenhalter an. Die kleinste Größe ist Nr. 2 und die größte Nr. 12. Die Bestimmung der passenden Größe ist von den schwer zu nehmenden Maßen abhängig. Man bedient sich hierbei sogenannter Anprobemodelle, die mit einer Haut überzogen sind und so gehalten sind, daß sich die Patientin selbst sofort von dem einwandfreien Sitz der Prothese überzeugen kann.

Für Badezwecke gibt es eine besondere Ausführung, die allerdings nur im Badeanzug getragen wird, weil sie luftundurchlässig ist, während die normalen Ausführungen luftdurchlässig sind und damit eine gute Hautatmung gewährleisten.

Man kann die Brustprothese fast in jeden Büstenhalter einarbeiten, soweit es der Schnitt des Halters möglich macht. Es gibt auch Büstenhalter, die eigens mit einer Tasche versehen sind, in welche die Brustprothese eingeschoben wird. Diese Tasche verhindert ein Verrutschen der Prothese. Vor dem Waschen des Halters läßt sich die Brustprothese leicht aus dieser Tasche herausnehmen. Da manche Brustamputierte in ihrer Bewegungsfreiheit behindert sind, soll der Büstenhalter einen Vorderverschluß haben. Elastische Knopflochbänder an der Unterseite des Büstenhalters verhindern durch ihre Befestigung am Mieder das Hochrutschen der leichten Brustprothese und garantieren einen straffen Sitz sowie ein sicheres Zurückgleiten der Prothese in die normale Lage bei der steten Bewegung des Körpers.

Die Brustprothesen sind durch D. B.-Patent gesetzlich geschützt.

9. Wadenausgleichsstücke

Muskelatrophie des Beines und Deformitäten, wie sie als Beinverkrümmung durch Rachitis sowie X- oder O-Beine hervorgerufen werden, sind Mißbildungen, die zwar an der Funktionstüchtigkeit des betreffenden Gliedes nichts geändert haben, aber doch stärkere psychische Störungen mit sich bringen. Je stärker diese psychischen Störungen und Belastungen sind, desto dankbarer wird die Hilfe, die der Bandagist oder der Orthopädiemechaniker zu leisten hat, empfunden.

Es liegt in der Natur der Sache, daß besonders Frauen unter körperlichen Mißbildungen in erhöhtem Maße leiden und daraus folgernd auch ein besonderes Interesse haben, solche Mängel nach außen hin — also kosmetisch — auszugleichen.

Von der Mode diktiert, tragen die Frauen heute kurze Kleider, die die Waden frei lassen und damit keine Möglichkeit geben, die Mißbildung zu verdecken. Es bleibt ihnen nichts weiter übrig, als sich für einen kosmetischen Ersatz zu entscheiden. Solche Ersatzstücke wurden früher ausschließlich aus Filz oder Leder hergestellt. Dies erfolgte in der Weise, daß man auf dieses Material das Positivmodell des Beines aufarbeitete und mit einem Messer oder einem Schleifkegel die gewünschte Form herausmodellierte.

Seit einigen Jahren werden solche Wadenausgleiche aus Latex-Schaumgummi hergestellt.

Heinz Pfau, Berlin-Schöneberg, schreibt hierüber in der Zeitschrift: Orthopädie-Technik: Es liegt nahe, den Latex-Schaumgummi auch für Ausgleiche zu verwenden. Gerade für diesen Zweck und weil die bisherigen Ausgleiche aus Filz oder Leder unansehnlich werden und schwer zu reinigen sind, ist Schaumgummi ein geradezu ideales Material. Es läßt sich waschen, ist leicht und luftdurchlässig, unempfindlich gegen Wasser und Schweiß. Ein Ausgleich aus diesem Material wird also für den Träger einwandfrei und angenehm im Tragen haltbarer, und im übrigen nicht zuletzt auch leichter als die bisherigen Ausgleiche sein. Leider ist es nicht möglich, Schaumgummi in der gleichen Art zu verarbeiten, wie man das bisher bei

1. 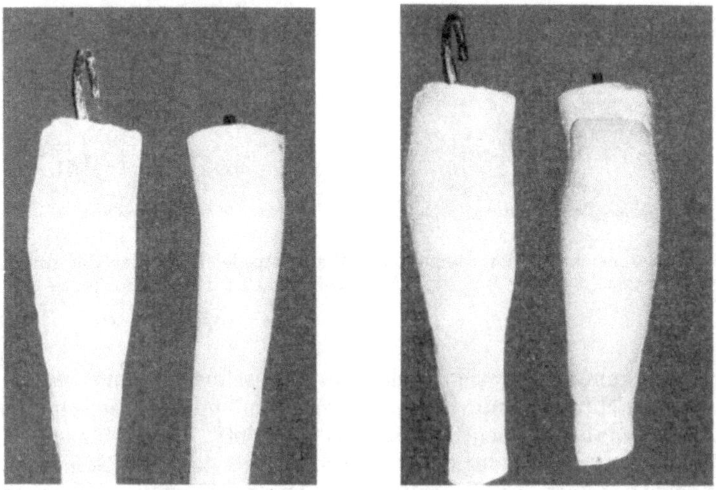 2.

Abb. 32. Wadenausgleichsstücke (Bilder: Heinz Pfau, Berlin-Schöneberg)
1. Positivabdrücke des gesunden (links) und des deformierten (rechts) Beines. — 2. Dieselben Abdrücke. Auf dem rechten Abdruck des deformierten Beines ist der fertige Schaumgummiausgleich gezogen

3. 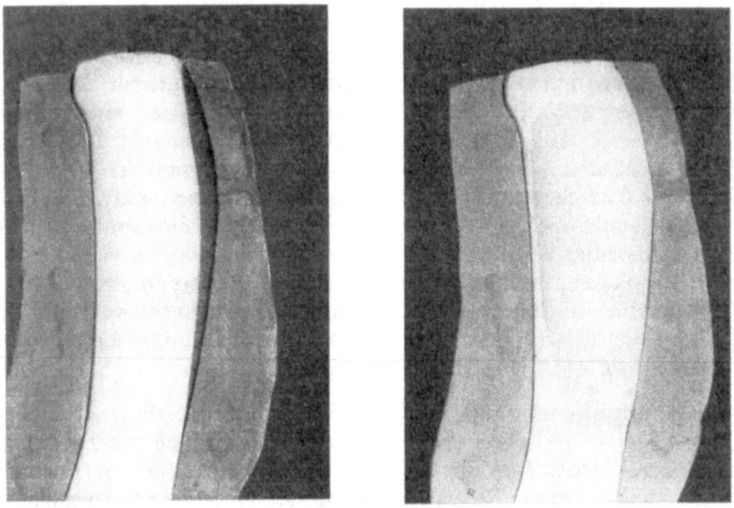 4.

3. Der Positivabdruck des deformierten Beines in einer Formhälfte der Negativform. — 4. Der Positivabdruck des deformierten Beines in der Formhälfte der Negativform mit dem gegossenen Schaumgummi-Ausgleich

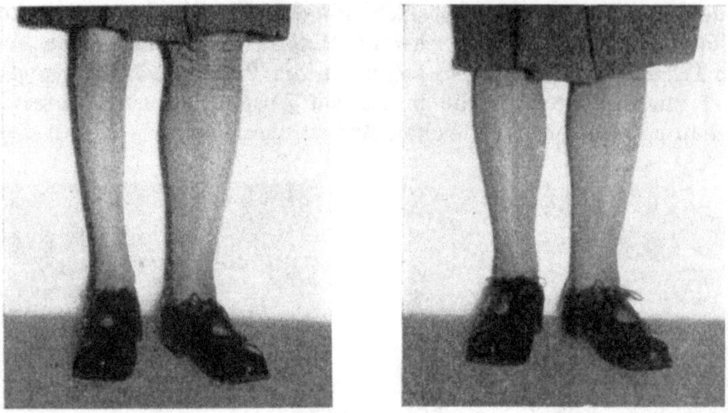

5. 6.

Abb. 32. 5. Vorderansicht beider Beine ohne Wadenausgleich für das deformierte Bein. — 6. Vorderansicht beider Beine mit Wadenausgleich für das deformierte Bein

Filz tat. Schaumgummi läßt sich nicht wie Filz schneiden und mit dem Messer modellieren; der Schnitt würde niemals sauber und unauffällig sein. Die nächste Möglichkeit wäre, daß man den Schaumgummi schleift. Da aber nach dem Durchschleifen der Haut, welche jeder Schaumgummikörper hat, die Gefahr besteht, mit dem Schleifkegel oder der Schleifscheibe tiefe und unregelmäßige Löcher im Material zu verursachen, ist auch dieser Weg praktisch nicht durchführbar.

Aus diesem Grunde muß ein Ausgleich für eine Deformation der Wade aus einem Stück gegossen werden und gleich so passen, daß keine Änderungen mehr notwendig sind. Das ist ein äußerst komplizierter Vorgang, zu dem einige Routine und auch Kenntnis des Verhaltens von Schaumgummi während des Gusses notwendig sind.

Zur Herstellung eines Wadenausgleiches aus Schaumgummi sind die Positivmodelle beider Waden notwendig, nämlich der gesunden und der deformierten. Der Abdruck der gesunden Wade wird als Vorlage für eine Form benötigt, die auf den Gips der deformierten Wade gesetzt, den Ausgleich ausmacht. Von dieser Form wird ein Negativ-Modell angefertigt, und es entstehen praktisch eine Patrize und eine Matrize. Der Zwischenraum wird mit Schaumgummi ausgefüllt, und hierdurch wird der Ausgleich gebildet. Hierbei muß insbesondere auf eine saubere und einwandfreie Bearbeitung beider Formen geachtet werden, da jede, auch nur die geringste Unebenheit im Schaumgummi wieder hervortritt. Außerdem muß der Schwund der Schaumgummimasse mit berücksichtigt und berechnet werden. Der fertiggegossene und vulkanisierte Ausgleich wird an seinen Rändern beschnitten und ist dann gebrauchsfertig.

Aus dieser Beschreibung geht bereits hervor, daß die Hauptarbeit in der Anfertigung des Modelles und der Form unter Berücksichtigung der Eigenschaften des Ausgleichsmaterials liegt. Der fertige Ausgleich wird später durch einen dünnen Gummistrumpf festgehalten. Es ist also nicht notwendig, den Ausgleich noch mit Bändern oder Schlaufen am Bein zu befestigen; der Gummistrumpf preßt ihn fest an die deformierte Wade, und die Poren des Schaumgummis verhindern ein Abrutschen.

XI. Orthopädische Hilfsmittel aus Plexidur

Bereits im Jahre 1938 hat *Dr. Marquardt* an der Orthopädischen Klinik in München die ersten Versuche mit Plexiglas und Plexigum gemacht, um daraus Lagerungs- und Korrektionsapparate, Apparate für Säuglinge, Abduktionsschienen, Finger- und andere Schienen herzustellen. Die dabei gemachten Erfahrungen waren ihm ein Anlaß, auf die Bedeutung dieses modernen Kunststoffes für die klinische Orthopädie hinzuweisen.

Angeregt durch diese Empfehlung wurden nunmehr auch im Orthopädie-Handwerk die praktischen Versuche durchgeführt. So hat die Firma *Helmut Röck*,

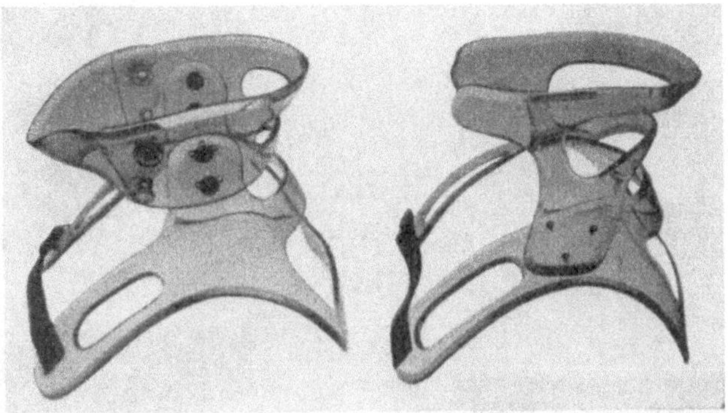

Abb. 33. Halskrawatten aus Plexidur (Bild: Helmut Röck-Kirchheim/Teck)

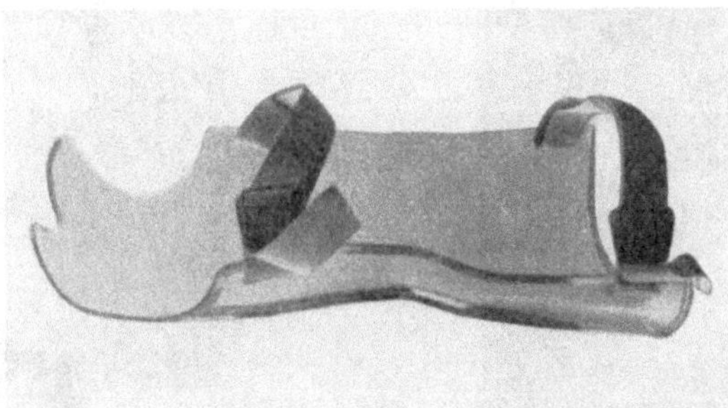

Abb. 34. Liegeschale aus Plexidur (Bild: Helmut Röck-Kirchheim/Teck)

Kirchheim-Teck zunächst die Verwendbarkeit von Plexiglas bei einfachen Schienen, angefangen über Armstützen, Stützkorsetts und Oberschenkeltrichter, erprobt und dabei u. a. festgestellt, daß sich bei Halstuberkulose die erforderliche Kopfstütze schön und gut aus diesem Kunststoff verformen läßt. In der von ihm entwickelten niet- und nahtlosen Verarbeitungstechnik hat er die bisher festgestellten Bruch- und Geräuschgefahren ausgeschaltet. Nach seinen Angaben wird bei der Verformung in der Weise verfahren, daß Rohre und Platten auf 140—180° C erhitzt werden. Bei einer solchen Erhitzung läßt sich das Material auf jede gewünschte Form bringen und kann so dem Körpermodell genau angepaßt werden. Die Verformung selbst ist nicht spanabhebend, sondern erfolgt durch Zug, Druck oder Vakuum mit Hilfe von Preßluft. Je nach seiner Stärke erkaltet das Material in etwa 3—4 Minuten und

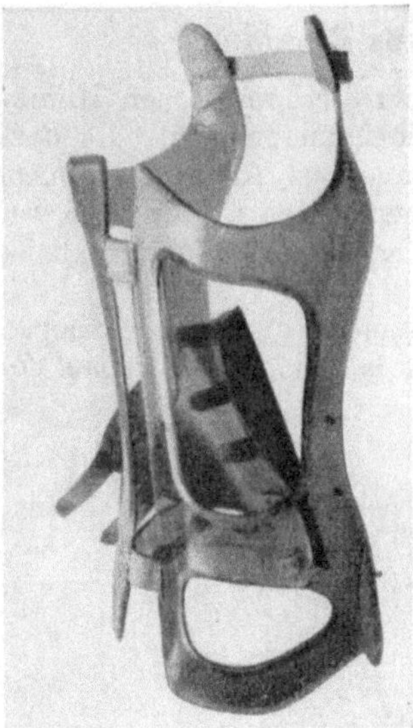

Abb. 35

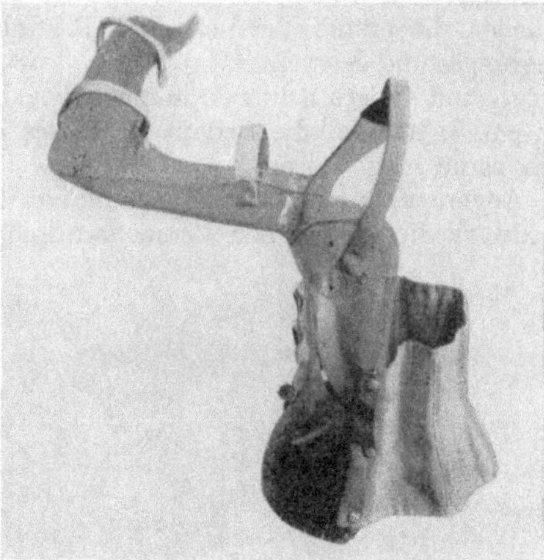

Abb. 36

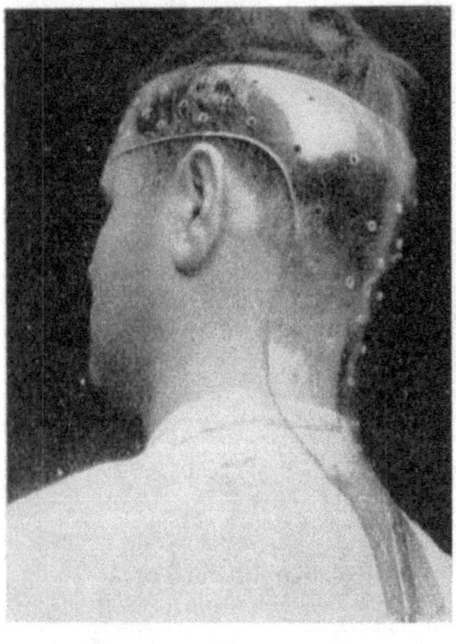

Abb. 37

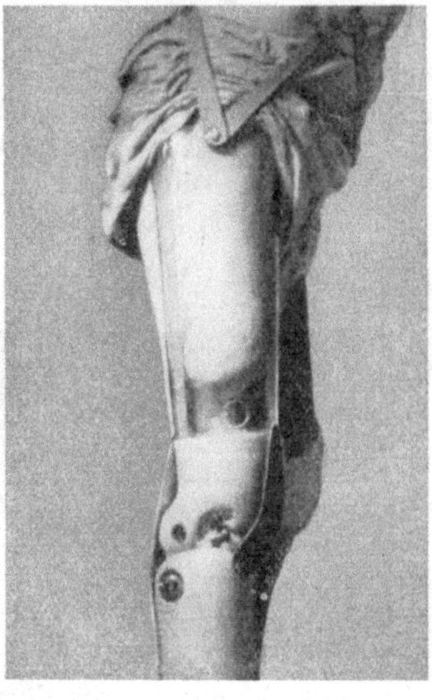

Abb. 38

Abb. 35. Stützkorsett für Ruhestellung aus Plexidur (Bild: Helmut Röck-Kirchheim/Teck)
Abb. 36. Schultergelenk-Stützapparat aus Plexidur (Bild: Helmut Röck-Kirchheim/Teck)
Abb. 37. Kopfstütze aus Plexidur (Bild: Helmut Röck-Kirchheim/Teck)
Abb. 38. Oberschenkel-Stumpfschaft aus Plexidur (Bild: Helmut Röck-Kirchheim/Teck)

behält dann seine Form. Korrekturen einzelner Stellen, z. B. bei Druckstellen, lassen sich bei einer isolierten Erhitzung oder Bestrahlung leicht durchführen.

Hinsichtlich der Herstellung von Oberschenkeltrichtern aus Plexiglas schreibt Herr *H. Röck* in der Medizinischen Technik Heft 9 Jahrgang 1951: Bei Oberschenkeltrichtern aus Plexiglas möchte ich darauf hinweisen, daß ich nicht bei jedem Patienten die Versorgung mit diesem Werkstoff vornehmen kann, da die Stumpfverhältnisse dabei maßgebend sind. Bei zutreffenden Stümpfen sehe ich den Vorteil gegenüber dem Holzoberschaft darin, daß durch die Durchsichtigkeit des Materials sich die Druckstellen sofort nach außen hin zeigen. Vor allem kann ich beliebige Nachkorrekturen am Schaft mit geringen Wartezeiten des Patienten vornehmen, da jegliches Nachlackieren und Trocknen wie beim Holzoberschaft fortfällt. Die Schweißabsonderung ist im allgemein sehr gering, da Plexiglas ein schlechter Wärmeleiter ist. Sehr gute Erfahrungen habe ich bei Erstversorgungen gemacht, da bei der nach kurzer Zeit eintretenden Atrophie sich der Oberschaft leicht und bequem einziehen läßt, so daß jegliches Verengern mit den üblichen Polsterungen wegfällt. Die Herstellung erfolgt auch in diesem Falle aus Plattenmaterial, welches entsprechend zugeschnitten und warm über das Gipsmodell gezogen wird. Die entstehende Naht wird verschweißt, und die letzte individuelle Anpassung wird, wie schon erwähnt am Patienten vorgenommen. Diese Eigenschaften des Plexiglases bestimmen die Überlegenheit des Werkstoffes in allen Anwendungsmöglichkeiten, und die Träger von orthopädischen Hilfsmitteln sind glücklich über die Sauberhaltung, über das geringe Gewicht, die Unauffälligkeit infolge der Durchsichtigkeit, und es dürfte auch in kosmetischer Hinsicht jedem anderen Material überlegen sein.“

Im Zusammenwirken mit der Herstellerin des Plexidur — der Firma *Röhm & Haas G. m. b. H.*, Darmstadt — hat die Firma *Helmut Röck*, Kirchheim-Teck diesen neuen Werkstoff für die klinische Orthopädie erprobt und dabei seine Bewährung einwandfrei festgestellt. Plexidur weist hinsichtlich der für den orthopädischen Zweck notwendigen Festigkeit bessere Eigenschaften als Plexiglas auf und stellt vermöge seiner großen Vorzüge gegenüber anderen bisher verwendeten Werkstoffen einen erheblichen Fortschritt in der technischen und medizinischen Orthopädie dar.

XII. Künstliche Augen

1. Allgemeines

Künstliche Augen sind die aus Kryolithglas, Kristallglas und farbigen Gläsern kunstvoll geblasenen Nachbildungen des vorderen Augenabschnittes, die die weiße Lederhaut (Sklera) mit den darüberziehenden Adern der Bindehaut, die gewölbte klare Hornhaut (Kornea) und dahinter in jeder beliebigen Farbe und Form die Zeichnung der Regenbogenhaut (Iris) mit der Pupille wiedergeben. Der Zweck des künstlichen Auges ist, den entstellenden Eindruck eines leeren Bindehautsackes oder eines erblindeten geschrumpften Augapfels zu verdecken, ferner aber auch deren Verunreinigung und Reizung durch Staub und Schmutz zu verhüten und weiterer störender oder entstellender Narbenschrumpfung entgegenzuwirken.

Als Geburtsstätte des Glasauges gilt Venedig. Um die Mitte des 17. Jahrhunderts wanderte die Herstellung nach Paris. Über 2 Jahrhunderte lang beherrschten die Erzeugnisse der französischen Augenkünstler den Weltmarkt. Aber diese Vorherrschaft des französischen Kunstauges wurde gebrochen, als es im Jahre 1835 dem Deutschen *Ludwig Müller-Uri*, Lauscha (Thüringen) gelang, Kunstaugen von solcher Güte herzustellen, daß Deutschland fortan keinen fremdländischen Wettbewerb mehr zu fürchten hatte.

Die ältere Form des Kunstauges aus Glas war bis Ausgang des 19. Jahrhunderts das einfache Schalenauge. Dieses bezweckt die Überkleidung geschrumpfter Augäpfel. Doch als in der zweiten Hälfte des 19. Jahrhunderts die Ausschälung, später die Ausweitung des Augapfels häufiger ausgeführt wurde, zeigte es sich, daß der dünne Rand des Schalenauges an der Rückwand des Bindehautsackes einschnitt und in dem hinter dem Glasauge entstehenden Hohlraum sich häufig schleimige und eitrige Absonderungen ansammelten. Auf Veranlassung des holländischen Augenarztes *Snellens* (Utrecht) wurden 1898 von einem Wiesbadener Augenkünstler Glasaugen hergestellt, die durch eine doppelte Wandung die offene Höhlung des Schalenauges vermieden. Diese Art stellt eigentlich die Urform der von *Müller-Uri* 1835 hergestellten Glasaugen dar. Diese von *Snellens* als „künstliche Augäpfel" empfohlenen doppelwandigen „Reformaugen" können heute in beliebiger Form so hergestellt werden, daß die Rückwandung den Verhältnissen der Augenhöhle angepaßt ist. Es kommen also zwei Grundformen des Glasauges in Betracht und zwar das einfache Schalenauge und das doppelwandige Reformauge.

Neben den einfachen Reform- und Schalenaugen werden je nach den Augen- und Gesichtsverhältnissen des zu Versorgenden eine Reihe von Augenprothesen hergestellt, bei denen es sich um Hebung des gelähmten Oberlides oder um Ersatz fehlender Lidteile handelt. Als solche sind zu nennen:

1. Kunstaugen mit Lidhebern und solche mit einseitiger Lidnachbildung.
2. Kunstaugen mit doppelseitiger Lidnachbildung, Nachbildung des Lidwulstes, Nachbildung der Wimpern, Lidheber usw.
3. Sogenannte Vorlegeaugen, die mit Brille getragen werden und nicht nur das verlorene Auge selbst, sondern auch den anschließenden Gesichtsteil wiedergeben (Orbitalprothesen). Diese in Brillengestellen getragenen Augenersatzstücke werden entweder ganz aus Glasflüssen hergestellt oder aus Holz, neuerdings auch aus Azetylzellulose mit eingearbeitetem Glasauge. An den Lidrändern werden meistens künstliche Wimpern eingesetzt.

Bei den unter 3. benannten Vorlegeaugen bei Verlust des Auges mit hochgradiger Zerstörung von Knochen und Weichteilen in der Umgebung haben nach *K. Hartmann*, Celle-Hannover die Vorlegeprothesen aus Zellstoff von *Ottomar Gurth-Müller-Uri*, Berlin eine derartige Vervollkommnung erfahren, daß der Lidaugenersatz zu den besten Hilfsmitteln gehört, die gegenwärtig zur Verfügung stehen.

So bestehen die bei zugewachsenen oder fehlenden Augenhöhlen zu tragenden Vorlegeprothesen aus einer etwa 4×5 cm großen scheibenförmigen Prothese aus Zellstoffmasse, welche die Lider und fehlenden Gesichtsteile darstellt. In diese Prothese ist ein Glasauge eingefügt, und das Ganze wird mit einem Metalldraht, der in der Prothese eingebettet ist, an einer Brille befestigt. Die Brille hält dann die Prothese in der richtigen Lage vor der zerstörten Augenhöhle fest. Das Glasauge wird im Beisein des Patienten in der Farbe des gesunden Auges hergestellt. Alsdann wird von der oberen Gesichtspartie (Augenpartie) ein Gipsabguß genommen und nach diesem ein Positiv sowie eine Metallform als Negativ angefertigt. In diese Form wird eine Zellstoffmasse — die nach einem besonderen Verfahren hergestellt wird — gegossen, die nach dem Erkalten die erforderliche Hautfarbe des Patienten hat. In diesen Zellstoffprothese wird das Glasauge eingesetzt und die Rückseite der Prothese geschlossen, so daß keine Falten, Furchen oder Kanten verbleiben. Die besonderen Vorteile der Ausführung mit Zellstoffmasse sind:

a) Die Zellstoffmasse ist unzerbrechlich und jahrelang haltbar,

b) der Zellstoff paßt sich infolge seiner matten Oberfläche und Struktur sehr gut dem Gesicht an und macht durchaus einen hautartigen Eindruck,

c) die Prothese läßt sich leicht reinigen (Wasser, Bürste, Seife),

d) das ständige Kältegefühl wird vermieden, weil es keine metallische Rückwand gibt,

e) Die Prothese ist absolut indifferent gegen Hautschweiß und erzeugt keinerlei Reizung oder Ekzem,

f) durch das geringe Gewicht (3—4 g) verursacht das Tragen keine Belästigung, Druck oder Ermüdung.

Für das Einsetzen, Herausnehmen und für die Behandlung des Kunstauges ist eine möglichst eingehende fachärztliche Aufklärung des Trägers zweckmäßig. Ebenso empfiehlt sich in jedem Falle die Mitgabe einer besonderen Anleitung zur Behandlung künstlicher Augen an den Kunstaugenträger, wie sie unter Absatz e) aufgezeichnet ist.

Ein Kunstauge aus Glas ist so hart, daß es ein bis zwei Jahre lang gebrauchsfähig ist. Es ist zu ersetzen, wenn sich matte Stellen auf ihm zeigen, die auch mit Essig nicht zu entfernen sind. Die rauhe Oberfläche reizt sonst die Schleimhaut, was zu Entzündungen führt.

2. Werkstoffe zur Herstellung der Glasaugen

Die von Lauschaer Hütten und neuerdings auch süddeutschen Glashütten zur Herstellung der künstlichen Augen gelieferten Glashalberzeugnisse sind folgende:

1. Kryolitglasröhren von etwa 1,6—1,7 cm Durchmesser und 1,1—1,2 mm Wandstärke, die zur Wiedergabe der weißen Lederhaut (Sklera) dienen.
2. Verschieden gefärbte Glasstäbe zur Darstellung der Regenbogenhaut (Iris), zum Aufzeichnen der Bindehautgefäße und zum Aufsetzen der Pupille.
3. Kristallglasstäbe zum Aufschmelzen der durchsichtigen Hornhaut.

Kryolithglas. Der Zusatz von Kryolith (Na^3AlF_3) zum Glasfluß bewirkt eine Trübung des Glases, die erst nach dem Schmelzen in der Gebläseflamme als milchartige Färbung sichtbar wird und die natürliche Farbe der Lederhaut des Auges wiedergibt.

Nach allgemeiner Hüttenregel soll auf 100 kg Sand nicht mehr als 12—14 kg Kryolith verwendet werden, da das Glas sonst zu spröde wird. Die Fluoridtrübung beruht auf Entglasungserscheinungen. Oberhalb der Temperatur des Verarbeitungsgebietes ist Kryolithglas klar. Beim Verarbeiten läuft es durch Ausscheidung von kleinsten Kristallen, die aus Natrium- und Kalziumfluorid bestehen, trübe an. Je niedriger die Verarbeitungstemperatur gehalten wird, um so größer werden die Kristalle und um so spröder wird der geblasene Körper, was sich besonders bei der Weiterbehandlung und beim späteren Gebrauch des Glaskörpers bemerkbar machen kann. Die richtige Verarbeitungstemperatur liegt bei 1050° C. Die Gefahr fehlerhafter Kristallbildung besteht auch, wenn das Glas bei Überschreitung der angegebenen Temperatur zu dünnflüssig wird.

Zur Erzielung besonderer Farbtönungen erhält das Kryolithglas bei seiner Herstellung einen geringen Zusatz von einem Silbersalz.

Farbgläser. Die Farbtöne der zur Wiedergabe der Regenbogenhaut und Pupille verwendeten farbigen Glasstäbe werden durch Zusätze verschiedener Metalloxyde (Kobaltoxydul, Chromoxyd, Eisenoxyd usw.) zum Glasfluß erzielt. Zur Darstellung der Bindehautäderchen wird sogenanntes Rubinglas verwendet.

Kristallglas. Kristallglas ist ein „Edelglas“, das sich durch völlige Klarheit und Farblosigkeit auszeichnet und durch Schleifen von Flächen, Ecken und Kanten ein „kristallähnliches“ Aussehen annehmen kann. Es hat einen verhältnismäßig hohen Kaligehalt. Das zum Überziehen (Überfangen) der Regenbogenhaut und Pupille des Glasauges verwendete Kristallglas ist ein bleifreies Kristallglas, das nach besonderer Vorschrift hergestellt wird.

3. Kunstaugen aus Kunststoff

Amerika war vor dem Kriege ein guter Abnehmer deutscher Kunstaugen aus Glas; denn es gab in Friedenszeiten rund 350 000 Kunstaugenträger. Während des Krieges war eine Einfuhr deutscher Waren in den USA nicht möglich und durch den weiter erhöhten Bedarf infolge des Bedarfsanfalles für die kriegsversehrten Soldaten wurde die Versorgung mit Kunstaugen problematisch. Regierung und private Unternehmen unterstützten die Versuche in drei einheimischen Glashütten, um ein Material zu schaffen, das eine eigene Kunstaugenherstellung ermöglichte. Da es jedoch nicht genügend Hersteller von Glasaugen in USA gab, hat man dort auch auf dem Gebiet der Kunstaugenherstellung die Kunststoff-Technik herangezogen.

Die „Plastic-Kunstaugen" haben in mancher Hinsicht besondere Vorteile aufzuweisen, weil sie

1. unzerbrechlich sind,
2. in Form und Gestalt durch Abschleifen oder Auftragen verändert werden können,
3. weniger Licht reflektieren und dadurch weniger glänzend, aber natürlicher wirken.

Die Herstellung solcher „Plastic-Kunstaugen" erfolgt nach einem Vergleich des noch vorhandenen gesunden Auges mit einem Muster der in einem solchen Institut vorhandenen 2500 Modellaugen, um die Farbe, Stellung und Größe der Iris und der Sklera festzustellen. Eine Form in einer Steinmulde nimmt den „Plastic-Kunststoff auf und in mehreren „Backprozessen" erhält das „Plastic-Auge" Form und Gestalt. Dabei wird die Iris mit Ölfarben gemalt, oder es werden Glas-Iriden eingesetzt, und neuerdings versucht man, Farbfilmaufnahmen zu verwenden. In einem besonderen Arbeitsgang erhält das Kunstauge dann die Politur, und die Iris ihren besonderen Glanz. Bei dieser Bearbeitung erhält das Kunstauge durch ausscheidende Rückstände des Kunststoffes einen öligen Überzug, der den Lidern des Auges eine leichte Bewegungsmöglichkeit geben soll.

Die Kunstharzaugen brechen zwar beim Hinfallen nicht, sie haben aber nach *Milhalyhezyi* und *Gyöffry* folgende Nachteile, die beim Gebrauch störend wirken können:

a) die Oberfläche ist niemals so glatt wie bei geschmolzenem Glas. Die Prothesen werden leicht als Fremdkörper empfunden,

b) die Widerstandsfähigkeit ist gegenüber den Absonderungen der Augenhöhle bei dem erheblich weicheren Kunstharz viel geringer als bei dem verhältnismäßig härterem Glas: nach *Gyöffry* wird das Kunstharz außer von Benzin beinahe von jedem chemischen Agens angegriffen,

c) infolge schnellerem Verkratzen der Oberfläche durch die auf die Prothese gelangenden Fremdkörperchen oder durch die unvermeidliche Reinigung muß die Prothese nach jedem Vierteljahr erneut poliert werden. Nach 3—4maligem Polieren ist infolge Substanzverlust ein neuer Überzug nötig,

d) die Reinigung des Kunstharzauges darf der leichteren Verletzbarkeit halber nur mit einem leichten Seidentuch und mit besonderen Flüssigkeiten durch vorsichtiges Tupfen vorgenommen werden,

e) die Kunstharzmasse verursacht in überheizten Räumen oder an heißen Tagen lästiges Brennen in der Augenhöhle.

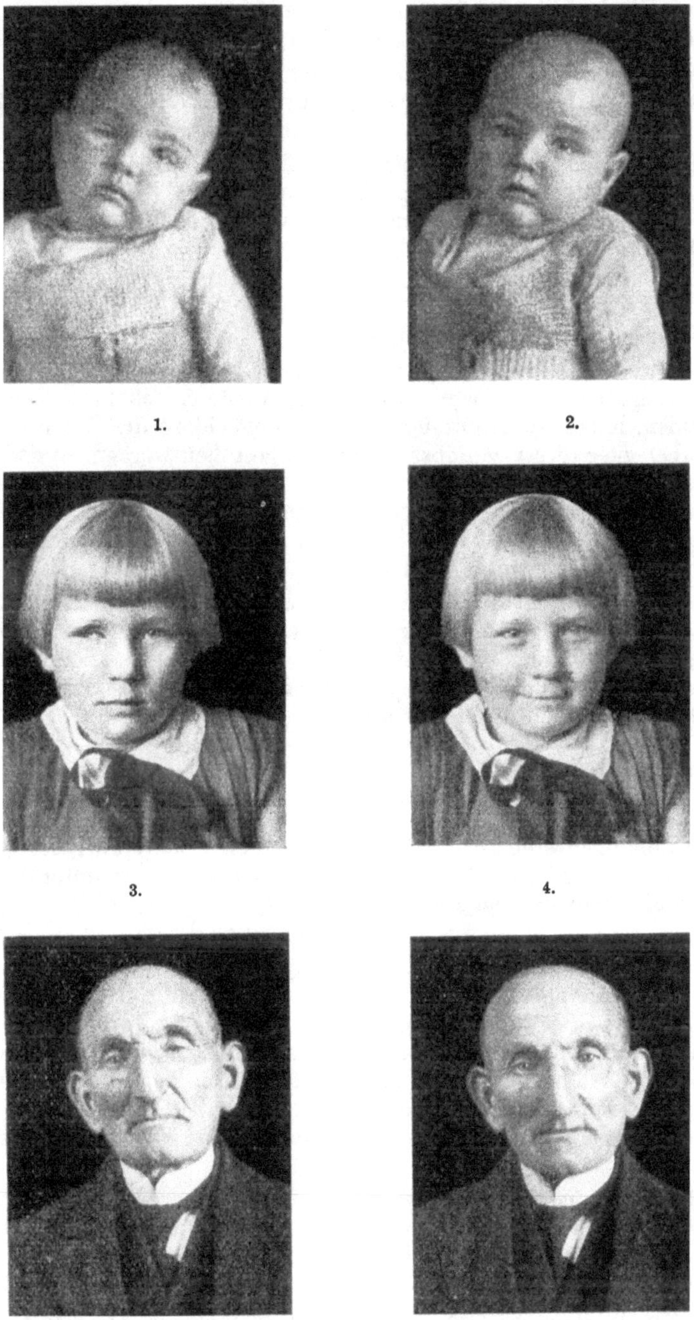

1. 2.

3. 4.

5. 6.

Abb. 39. Künstliche Augen (Bilder: Ludwig Müller-Uri, Berlin SW 11)
1. u. 2. Normaler Fall (3 Monate altes Kind). — 3. u. 4. Normaler Fall. — 5. u. 6. Kunstauge über erblindetem Augapfel

Bei einem Vergleich beider Ausführungsarten — nämlich Kunstaugen aus Glas und solche aus Kunststoff — wäre festzustellen, daß

a) die Kunstaugen aus Glas die unter a) bis e) dargelegten Nachteile nicht aufweisen, dafür aber leicht zerbrechlich sind. Ihre Fertigung erfolgt freihändig und individuell in jeder gewünschten Form und Farbe,

b) die Kunstaugen auf Kunststoff in besonderen Formen (Mulden) verformt werden und dazu die unter 1. bis 3. angezeigten Vorteile aufweisen. Ihre Fertigung ist nur dann wirtschaftlich, wenn eine Vielzahl an Fertigungsmulden zur Verfügung steht.

4. Bewegbare Kunstaugen

Die zahlreichen Versuche amerikanischer Augenärzte, durch Einheilen von Plomben, die auf der Vorderseite ein Loch haben, in das ein mit einem Stiel versehenes Kunstauge eingeführt wird, oder durch Annähen von Prothesen direkt an die Muskelenden, haben zu größtmöglichster Beweglichkeit der Prothesen geführt. Leider sind aber viele dieser Plomben wieder ausgestoßen worden, so daß eine Verschlechterung der Augenhöhlen durch den dabei unvermeidlichen Substanzverlust der Bindehaut eingetreten ist. Die fest eingeheilten Prothesen haben den großen Nachteil, daß die fest eingeheilten Kunstaugen nicht ohne operativen Eingriff entfernt und ausgewechselt werden können.

Am besten haben sich die von *Sattler* beschriebenen Operationsmethoden bewährt (s. Handbuch der gesamten Augenheilkunde von *Graefe* und *Saemisch*), bei denen sich auch nach Jahrzehnten keinerlei Nachteile gezeigt haben; während von den obenerwähnten modernen Operationsmethoden selbst durch die meisten amerikanischen Ophthalmologen abgeraten wird.

XIII. Verformungstechnik für Arcophor-Rohlinge

Arcophor-Rohlinge werden nach einem Wärmepreßverfahren hergestellt und ihre Verformung für orthopädische Zwecke erfolgt in ähnlicher Form unter dem Einfluß von Wärme und mechanischem Druck.

Die Erwärmung des Materials geschieht mit trockener Hitze (kochendes Wasser und Wasserdampf genügen nicht). Als Wärmequelle kann ein Bunsenbrenner, eine Gasflamme oder ein Spiritusbrenner dienen. Die Flamme soll weich sein (mäßige Luftzufuhr — keine Stichflamme). Der Rohling wird an der zu verformenden Stelle — obere und untere Seite — über der Flamme schnell hin und her bewegt, wobei die Flamme niemals konzentriert auf einen Punkt wirken darf. Der richtige Wärmegrad ist erreicht, wenn der Rohling an der erwärmten Stelle so heiß ist, daß man ihn mit bloßen Fingern nicht mehr anfassen kann. Diese Erwärmung des Materials macht es formfähig.

Da die Verformung unter mechanischem Druck zu erfolgen hat, wird der erwärmte Rohling in ein Richtgerät gebracht, das mit entsprechenden Biege- oder Formwerkzeugen ausgestattet ist. Das obere Werkzeug wird mit Hilfe einer Schraubenspindel gegen das untere Werkzeug gedrückt. Der zwischen beiden Werkzeugen gelagerte Rohling wird bei diesem Arbeitsvorgang verformt. Wiederholtes Lösen und Ausrücken der Schraubenspindel und ein gleichzeitiges Verändern der Stellung des Rohlings ermöglichen jede beliebige Verformung. In dieser Weise werden nicht nur das Längsgewölbe, sondern auch das Quergewölbe und die Fersenbettung mit der erwünschten Wirkung herausgebildet.

Nach der letzten Pressung läßt man den verformten Rohling zwischen den Werkzeugen kalt werden. Wenn zwischen den einzelnen Preßvorgängen längere Zeit vergeht, muß zwischenzeitlich die Erwärmung des Rohlings wiederholt werden. Nach vollständiger Erkaltung zeigt die so verformte Fußstütze eine unveränderte Festigkeit und Elastizität des Kunststoffes.

Formtechnik für Arcoplastic-Rohlinge

Der aus einem neuen schichtenlosen, thermoplastischen Kunststoff hergestellte Rohling ist durchweg dünnwandig gehalten. Lediglich an der Längswölbung ist auf der Unterseite eine neuartige Verrippung angeformt, die als Verstärkung dient.

Die Verformbarkeit liegt zwischen 100—140° C. Zur Erhitzung kann Heißluft in jeder Form, kochendes Wasser oder auch eine Gas- oder Spiritusflamme verwendet werden. Für die Verformung können die verschiedenen bekannten Formmethoden angewendet werden. Allerdings soll die Verformung schnell nach der Erhitzung erfolgen; denn sobald die Erwärmung auf unter 100° C absinkt, erhärtet der Kunststoff und kann dann nicht verformt werden. Wiederholtes Erwärmen und Verformen kann unbedenklich vorgenommen werden.

Der so verformte „Arcoplastic-Rohling“ ist trotz seiner Dünnwandigkeit enorm haltbar, unbedingt bruchsicher und praktisch unzerbrechlich. Eine hohe Elastizität sichert bei voller Formbeständigkeit ein natürliches Abrollen des Fußes beim Gehen, bewirkt eine dauernde Massage des Gewebes und sorgt für eine stete Durchblutung des Fußes.

XIV. Kosmetische und orthopädische Hilfsmittel aus Kunststoff in Amerika

1. Allgemeines

In der Produktion und Verformung synthetisch hergestellter Stoffe steht Amerika an führender Stelle. Eine Vielzahl von Erzeugnissen des täglichen Bedarfs — die früher ausnahmslos aus natürlichen Werkstoffen gefertigt wurden — werden bereits seit Jahren aus Kunststoffen hergestellt; die in den Verbraucherkreisen dabei erworbene allseitige Anerkennung ist für die amerikanische Kunststoffindustrie eine fortdauernde Anregung, weitere neue Wege und Mittel zu erfinden, die geeignet sind, weitere Anwendungsgebiete zu erschließen.

Auch auf dem Gebiete der Orthopädie-Technik hat Amerika gegenüber der alten Welt einen erheblichen Vorsprung in der Verformung verschiedener Kunststoffe zu kosmetischen und orthopädischen Hilfsmitteln und Ersatzstücken. Angefangen von den verschiedenen Teilen für die künstlichen Gebrauchshände werden Stumpfschäfte, Hülsen und andere Teile aus Plastikmaterial hergestellt. Besonders hervorzuheben ist dabei die geradezu hervorragende Fertigung kosmetischer Erzeugnisse, insbesondere der kosmetischen Hände und Handüberzüge.

Es mag in der Weitläufigkeit des amerikanischen Kontinents oder aber auch in der amerikanischen Mentalität in der Auswertung geschäftlicher Möglichkeiten liegen, daß man dort mit Bedacht den Fertigungsprozeß auf einer industrietechnischen Basis abwickelt, während man dieses Prinzip z. B. bei uns in Deutschland mit Rücksicht auf die hier geltenden Verhältnisse und auf die individuellen Ansprüche mehr oder weniger nicht durchführen kann. Man ist bei uns meistens auf eine handwerksmäßige Fertigung solcher Hilfsmittel aus Kunststoff angewiesen, was allerdings nicht ausschließt, daß manche solcher Erzeugnisse — bei denen eine Massenfertigung möglich ist — ebenfalls industriemäßig hergestellt werden. Amerika hat jedenfalls die Zeit schon vor dem letzten Weltkrieg erfolgreich dazu benutzt, die günstigsten Verarbeitungsmöglichkeiten auf diesem Gebiete zu erforschen, um auch die größten Ansprüche erfüllen zu könnnen.

2. Kosmetische Erzeugnisse

Nach den jetzt vorliegenden Veröffentlichungen ist festzustellen, daß viele Versuche und Entwicklungsarbeiten durchgeführt werden mußten, ehe die Resultate so waren, wie wir sie heute sehen. Insbesondere wurden diese Forschungsarbeiten von

The Mellon Institute for Industrial Research,
the Army Prosthetics Research Laboratory,
the Naval Ordnance Laboratory und
the Naval Dental School

durchgeführt.

Schon bei der Auswahl eines geeigneten Materials für die Herstellung der kosmetischen Handüberzüge mußten folgende Punkte beachtet werden:

1. Das Material muß so geartet sein, daß es im Aussehen und beim Anfühlen lebensecht wirkt,
2. das Material muß in seiner chemischen Zusammensetzung so beschaffen sein, daß es für den angestrebten Zweck voll genutzt werden kann,
3. das Material muß hinsichtlich seiner Haltbarkeit Eigenschaften aufweisen, die bei normaler Beanspruchung des Gegenstandes eine möglichst lange Lebensdauer gewährleisten.

Um dem verformten Gegenstand als kosmetische Hand oder Handüberzug ein lebensechtes und überzeugendes Aussehen zu geben, muß das Material eine entsprechende Dichtigkeit aufweisen, sich absolut und unter Beibehaltung der feinen Einzelheiten auf der Hautoberfläche verformen lassen. In seiner Einfärbung muß das Material eine gewisse Tiefenfärbung haben, weil die Vorstellung von der Hautfärbung einer menschlichen Hand bei dem kosmetischen Ersatz erst durch die Kolorierung der inneren Oberflächen des Materials wirksam erreicht wird. Dabei verlangt das kritische Auge eine besondere Farbverteilung über die verschiedenen Flächen der Hand, z. B. die Heraushebung der braunen, roten oder rosa Schatten der Knöchel, der Nägel und sonstige Hautoberflächenerhebungen; aber auch die genaue Adernzeichnung und die unregelmäßige Pigmentierung der menschlichen Haut müssen eindrucksvoll wiedergegeben werden. Und endlich sollen die Wärmeleitbarkeit und die Hitzeaufnahmefähigkeit niedrig sein, so daß das Material das Gefühl eines natürlichen und warmen Eindrucks hervorruft.

Die Nutzbarkeit des Materials bedingt eine angemessene Stärke, obwohl diese von seiner Erstarrung abhängt. Erwünscht ist ein Material von geringer Starrheit, hoher Dehnbarkeit und einer guten Elastizität. In seiner Struktur und in seiner chemischen Zusammensetzung muß es einen ausreichenden Abnutzungswiderstand aufweisen, muß frei sein von Giften und muß nicht zuletzt eine gute Beständigkeit gegenüber der Einwirkung anderer Chemikalien aufweisen. Für den Verformungszweck soll das Material außerdem in einen Zustand gebracht werden können, der es gestattet, aus ihm einen hohlen Gegenstand (Handschuh, Fingerling usw.) zu fertigen. Hinsichtlich der Haltbarkeit wird von diesem Material erwartet, daß es nach seiner Verformung und während des Gebrauches durch den Versehrten bei normaler Nutzung und pfleglicher Behandlung sein lebendig wirkendes Aussehen und seine mechanischen Eigenschaften behält.

Die angestellten Forschungsarbeiten erstreckten sich demzufolge auf die verschiedensten Materialien, z. B. auch auf

1. natürlichen Kautschuk, der aber nicht als geeignet angesehen werden konnte, weil er in vulkanisiertem Zustand — als Gummifilm verformt — ohne Füllstoff nicht der Einwirkung des Sonnenlichtes widersteht, also auch nicht farbbeständig ist. Auch seine sonstigen Eigenschaften sind für die Herstellung kosmetischer Handüberzüge in der angestrebten Beschaffenheit und Güte nicht geeignet.

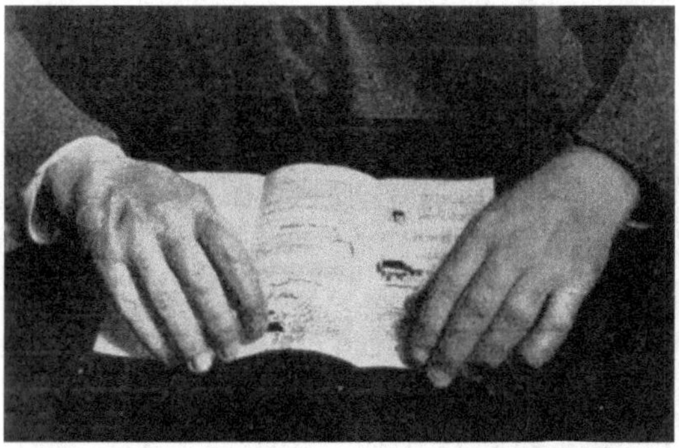

Abb. 40. Welches ist die künstliche Hand? (Bild: Prosthetic Services of San Francisco). Die rechte Hand ist eine Realastic-Hand und unterscheidet sich von der linken natürlichen Hand nur dadurch, daß die Fingernägel formrechter als bei der vorhandenen Hand sind

2. Leder, das mit einer Reihe guter Eigenschaften, nämlich Dehnbarkeit, Waschbarkeit, ~~Weichheit~~, Farbe und auch Reibungswiderstand ausgestattet ist. Seine Anwendung für kosmetische Handüberzüge mußte verneint werden, weil es in anderer Hinsicht den kosmetischen Anfordernissen nicht entspricht.
3. Synthetischer Kautschuk; er hat große Vorteile durch seine ausgezeichnete Widerstandsfähigkeit gegenüber Öl und Fetten sowie einer Reihe von Lösungsmitteln; aber auch er ist nicht farbbeständig und farbdurchlässig.
4. Neopren, ein gummiähnliches, synthetisches Material; es besitzt gummielastische Eigenschaften, ist widerstandsfähig gegen Lösungsmittel, ist chlorhaltig, aber nicht farbbeständig. Seine Charakteristik ist also nicht so, wie sie für den angestrebten Zweck als notwendig verlangt wird.

Bei solchen Ergebnissen lag es nahe, daß die Forschungsinstitute ihre Versuche auch auf die verschiedenen Kunststoffe ausdehnen würden, die ihnen die amerikanische Kunstoffindustrie zur Verfügung stellen konnte. Hier waren es insbesondere die Polymere und Copolymere der Vinylchloride, die bei entsprechender und inniger Vermischung einen harten und doch elastischen Film ergeben, der in lichthellen Tönen angefärbt werden kann und auch eine gute Widerstandskraft gegenüber Chemikalien ~~aufweist. Als ein recht günstiger~~ Plastikstoff ~~hat~~ sich Butyral-Polyvinyl erwiesen, der in seinen Eigenschaften als recht beweglich und widerstandsfähig gegen die Einwirkung von Chemikalien angesehen wird. Er ist allerdings weniger gummielastisch und nach vorgenommener Dehnung zieht er langsam in seine Ausgangsform zurück. Darum wird er weniger für die Fertigung von kosmetischen Handüberzügen über die mechanischen (Kunst-)Hände angewendet. Bei der Vielheit von Erwartungen, die an die Materialeigenschaften kosmetischer Handüberzüge gestellt werden mußte, mußten viele Versuche durchgeführt werden, und zu guter Letzt haben sich die PVC-Plastikstoffe in entsprechenden Mischungen so durchgesetzt, daß sie wohl von den meisten Herstellern von kosmetischen Artikeln verwendet werden.

Die Technik in der Herstellung eines kosmetischen Handschuhes oder Handüberzuges sieht vier Arbeitsgänge vor, und zwar:

1. Abdruck einer lebenden menschlichen Hand,
2. Herstellung des Positiv-Modelles,
3. Herstellung der negativen Form,
4. Gießen und Färben des Handschuhs.

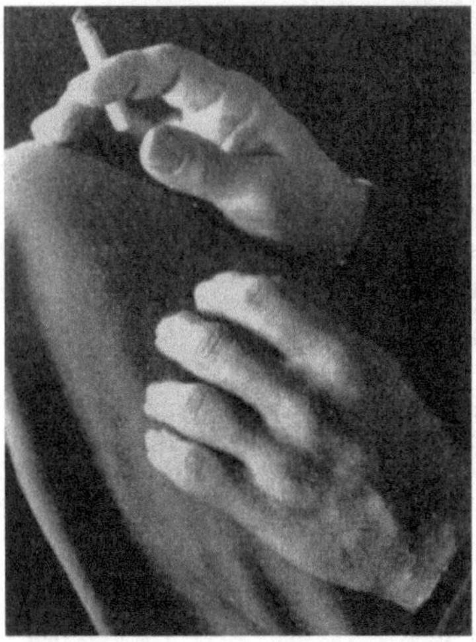

Abb. 41. Welches ist die künstliche Hand? (Bild: Prosthetic Services of San Francisco). Beide Hände sind Realastic-Hände und zeigen deutlich in Form, Stellung und Aussehen das Spiegelbild der natürlichen Hände

Um einen möglichst realistischen Eindruck zu erzielen, wird es als erwünscht angesehen, den Abdruck der lebenden Hand möglichst nahtlos zu erreichen. Das hängt aber nicht nur von der Form, der Elastizität und Steifheit des abzuformenden Gegenstandes ab; die Elastizität und Steifheit des Abformmaterials ist dabei maßgebend. Dazu ist die menschliche Hand in ihrer Form, ihren Kurven und an der Hautoberfläche so vielgestaltig, daß man für den Abdruck entweder ein flüssiges Material benutzen muß oder, wenn es sich um ein festes Material handelt, dieses flüssig macht und dann anwendet. Es muß weiter ungiftig sein, damit es die lebende Haut nicht angreift oder zerstört; es muß sich außerdem innerhalb weniger Minuten bei einem Minimum an Schrumpfung zu einer beweglichen, elastischen Masse verfestigen, damit man die abgeformte menschliche Hand aus dem Abdruck entfernen kann, ohne daß der Abdruck auch nur im geringsten Maße beschädigt oder zerstört wird. Gips und gespritzte — leicht schmelzbare Legierungen — wurden für die Fertigung nahtloser Abdrücke als nicht geeignet angesehen. Auch die Formmaterialien, wie sie die Dentisten für Gaumenabdrücke verwenden, sowie Gummi-Latex und verschiedene synthetische Stoffe wurden erprobt, ohne daß zufriedenstellende Resultate erzielt werden konnten. Heutzutage haben sich die Alginate-Abdrücke als günstig erwiesen. Die Alginate verfestigen sich innerhalb von 2 bis 5 Minuten zu einer verhältnismäßig starken elastischen Masse und gestatten den Abdruck in jeder gewünschten Stellung der Hand vorzunehmen, ohne den Abdruck zu verzerren.

Das alginate Abdruckmaterial, wie es gewöhnlich gebraucht wird, besteht aus

a) dem alginaten Abdruckpuder (Alginate impression powder) 450 gm,
b) dem Verzögerer + Erhärter (Retarder —1,2% aqueous solution) 2,300 cc,
c) Wasser 1,300 cc.

Dieses Gemisch wird in einen Abdruckbehälter, der aus einem Stoffeimer bestehen kann, gefüllt, und dann wird die abzuformende Hand in der gewünschten Stellung hineingehalten und so lange darin behalten, bis sich die Abformmasse verfestigt hat. Das beansprucht etwa 3—5 Minuten. Dann wird die Hand durch leicht freimachende Bewegungen langsam herausgezogen; gegebenenfalls kann durch Einführung von Wasser oder Luft dieser Vorgang begünstigt werden. Bei sorgfältiger Vornahme des Abdruckes werden die Handform und alle Einzelheiten der Hautoberfläche genauestens wiedergegeben. Für die Anfertigung des Positiv-Modelles wird die so geschaffene Formhöhle des Abdruckes mit heißem Wasser (50° C) gefüllt. Das heiße Wasser darf aber nur eine halbe Minute in der Formhöhle verbleiben und wird dann ausgeschüttet. Eine weitere Minute wird die Höhlung weiter durch Dampf erhitzt und dann endlich mit Azeton ausgespült und luftgetrocknet.

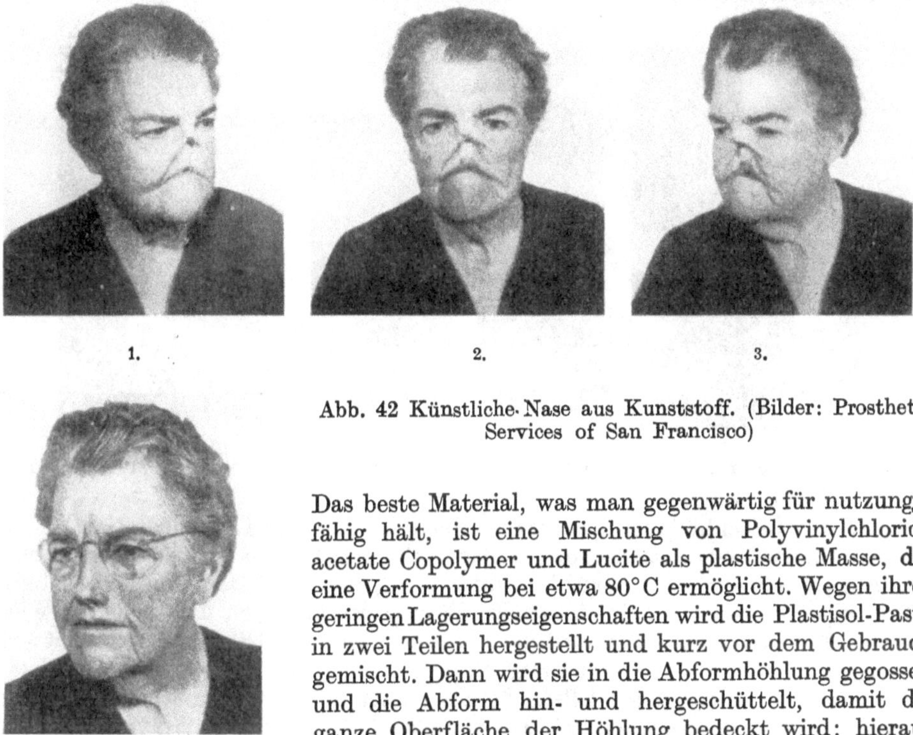

1. 2. 3. 4.

Abb. 42 Künstliche Nase aus Kunststoff. (Bilder: Prosthetic Services of San Francisco)

Das beste Material, was man gegenwärtig für nutzungsfähig hält, ist eine Mischung von Polyvinylchloride acetate Copolymer und Lucite als plastische Masse, die eine Verformung bei etwa 80° C ermöglicht. Wegen ihrer geringen Lagerungseigenschaften wird die Plastisol-Paste in zwei Teilen hergestellt und kurz vor dem Gebrauch gemischt. Dann wird sie in die Abformhöhlung gegossen und die Abform hin- und hergeschüttelt, damit die ganze Oberfläche der Höhlung bedeckt wird; hierauf wird die Form umgedreht, damit das Gemisch wieder herausfließen kann. Mit einer weiteren Menge Plastisol wird der gleiche Vorgang wiederholt. Diese Behandlung ergibt einen Plastisol-Film an der Oberfläche der Abformhöhlung. Um diesen Film — der wie eine bewegliche Haut gehalten ist — in seiner Form und in allen Einzelheiten zu erhalten, wird das Innere der Abform mit einer Mischung von Paraffin-Wachs (Schmelzpunkt 70° C)-Sand gefüllt, um eine Schrumpfung zu verhindern. Nach Abkühlung dieses Füllgemisches wird dieses fest und starr. In diesem Zustand kann nun der alginate Abdruck abgenommen werden und es bleibt dann der so geschaffene Plastisol-Film mit seiner nunmehr ganz fest gewordenen Füllung — das Positiv-Modell. Nach den Erkenntnissen, die das Army Prosthetic Research Laboratory bei seinen Forschungen gewonnen hat, sind Nickelformen — auf elektrolytischem Wege hergestellt — am besten für die negative Form geeignet, wenn hochwertige Handüberzüge hergestellt werden sollen. Zu diesem Zweck wird das Positiv-Modell einem Säuberungsprozeß und einer Versilberung unterzogen. Es folgt dann der eigentliche Vernickelungsvorgang, der etwa 24 Stunden beansprucht. Es ergibt sich daraus eine Form mit einer ausreichenden Wandstärke. Nunmehr wird die Füllung aus Paraffin-Wachs-Sand durch entsprechende Erwärmung herausgeschmolzen und auch der Plastisol-Film entfernt. Irgendwelche Vertiefungen oder andere Mängel in der elektrolytisch hergestellten Negativ-Form können mit einer Silberlötung beseitigt werden. Eine besondere Technik gestattet es, nach dieser Negativ-Form weitere Duplikatformen herzustellen. Das Gießverfahren für die Fertigung eines kosmetischen Handüberzuges ist ähnlich der Verfahren, wie sie in den vorangegangenen Abschnitten beschrieben worden sind. Auch hier wird das Plastikmaterial sorgfältig für die verschiedenen Arbeitsgänge vorbereitet, angefärbt und bis zum endgültigen

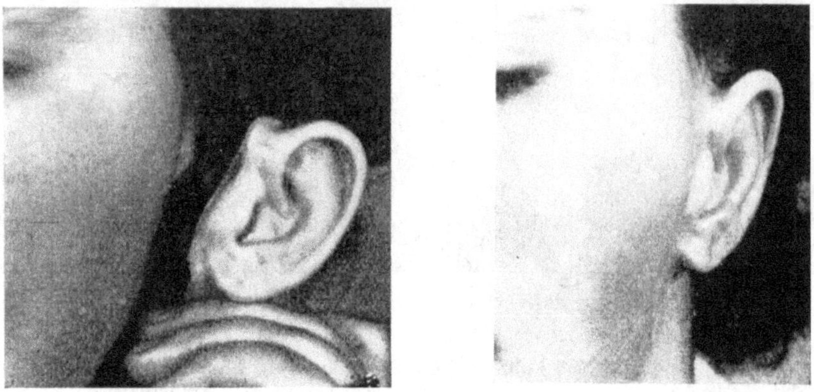

Abb. 43. Künstliches Ohr aus Kunststoff (Bild: Prosthetic Services of San Francisco)

Verguß auf Blasenbildung beobachtet. Beim Einguß des Plastikmaterials in die Nickelform wird sorgfältig darauf gehalten, daß keine Luft in das Gußmaterial bzw. in die Form eingeschleust wird. Die Form wird gefüllt und dann wird die gefüllte Form etwa 20 Sekunden in kochendes Wasser gesenkt, was die Gelierung eines dünnen Films bewirkt. Dann wird die Form in Wasser mit 20—25° C getaucht und so etwa 1 Minute abgekühlt. Hierauf wird die nicht gelierte Plastikmasse aus der Form herausgegossen. Anschließend hieran erfolgt nun der endgültige Gelierungsprozeß im Ofen bei 160—170° C, was etwa 4—5 Minuten Zeit beansprucht. Anschließend wird die Form für etwa 4 Minuten in ein Glyzerinbad gebracht und dann im kalten Wasserbad abgekühlt. Der Handschuh läßt sich dann leicht aus der Form lösen, wird gewaschen und getrocknet.

Die Färbung des Handüberzuges kann ähnlich — wie bereits beschrieben — bei einer mehrteiligen Form auf verschiedene Filmschichten vor sich gehen. Bei der einteiligen Nickelform und hier beschriebenen Gießmethode hat man eine mehr befriedigende Lösung gefunden. Das vergossene und gelierte Plastikmaterial ist einfarbig durchscheinend gehalten. Nach dem Abtrocknen des Handüberzuges wird dieser umgestülpt, so daß die Innenseite nach außen kommt und die Oberfläche für den Farbauftrag darstellt. Die Farben werden so aufgesprüht, daß sie örtlich so verteilt werden, wie es das Aussehen der menschlichen Hand verlangt. Knöchelstellen, Adernzeichnung und Rillen lassen sich in geordneter Weise aufsprühen, während Fingernägel und das Möndchen der Fingernägel aufgemalt werden. Sind diese Stellen alle richtig angefärbt, wird die ganze Oberfläche mit einer undurchsichtigen Farbschicht — der allgemeinen Hautfarbe — bedeckt. Das Färben des Handüberzuges setzt ein gutes Farbempfinden und einen geschulten Farbensinn voraus. Nach der abschließenden Trocknung des Farbauftrages wird der Handüberzug in seine alte Form umgestülpt, so daß die gefärbte Oberfläche wieder nach innen kommt. Abschließend werden nun die letzten Arbeiten wie das Anbringen etwaiger Handhaare oder der Reißverschluß usw. vorgenommen.

Wie gesagt, ist das vorstehend beschriebene Verfahren als eine der besten Lösungen anerkannt worden, was jedoch nicht ausschließt, daß noch andere Fertigungsmethoden erfunden und angewendet werden. Das gilt sowohl für die Herstellung der Abform als auch für die Fertigung des Positiv-Modelles und der Hohlform für den eigentlichen Verformungsprozeß. Auch die Verformung in mehrteiligen Formen wird als praktisch gut angesehen.

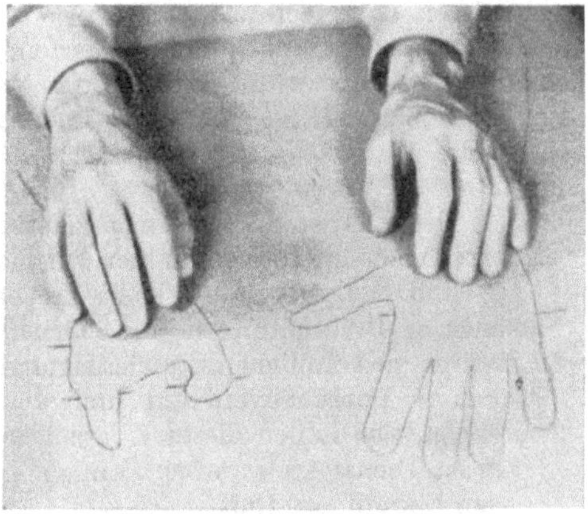

Abb. 44 Kosmetischer Handüberzug für rechtsseitigen Fingerverlust (Bild: Prosthetic Services of San Francisco).

Jedenfalls muß hervorgehoben werden, daß die verschiedenen Forschungsinstitute und die Hersteller solcher kosmetischen Ersatzstücke und Handüberzüge bei strenger Innehaltung der eingangs erwähnten Grundsätze recht gute Fabrikate auf diesem Gebiete herstellen. Der kritisch eingestellte Betrachter solcher kosmetischen Hände und Handschuhe wird immer wieder zu einer Bewunderung der wie lebend wirkenden Artikel kommen. Auch der Handüberzug — der über die mechanischen Gebrauchshände, den künstlichen Händen — gezogen wird, ist in seiner Form und Gestalt, in der genauen Wiedergabe der Hautoberflächen und in der Wirkung seiner natürlich wirkenden Hautfarbe ein Beweis von der Güte dieser Erzeugnisse.

Die kosmetischen Schmuckhände werden im Innern mit einem elastisch gearteten Plastikmaterial gefüllt und mit Verstärkungsdrähten versehen. Am Handgelenk bildet ein Kernstück aus Kunstharz den Abschluß und gibt damit dem Prothesenbauer die Möglichkeit, die Hand an ein Unterarmteil zu befestigen.

Neben den vorstehend erwähnten kosmetischen Händen und Handüberzügen haben die kosmetischen Ersatzstücke besondere Bedeutung bei den Verletzten gefunden, wo ein Glied, ein Finger oder mehrere, Teile der Hand, ein Ohr oder die Nase abgesetzt werden mußten oder verlustig gegangen sind. Überall dort, wo der Verlust dem fremden Auge sichtbar wird, verursacht er bei den Betroffenen ein Gefühl der Minderwertigkeit, eine innere Hemmung, die unter besonderen Umständen gesundheitsschädlich sein kann. Gewiß kann man eine defekte Hand in einem Handschuh verbergen oder mit dem Jackenärmel verdecken, aber den Verlust oder den Defekt einer Nase oder eines Ohres kann man schlecht unsichtbar machen. Hier hat es sich eine einschlägige amerikanische Industrie zu eigen gemacht, die Herstellung solcher kosmetischen Ersatzstücke bis zur höchsten Vollendung durchzuführen. Die Verformung solcher kosmetischen Ersatzstücke ist heute so weit möglich, daß der Außenstehende in den seltensten Fällen den Ersatz im Gesicht, am Kopf oder am Körper ohne weiteres wahrnehmen kann. Selbstverständlich gehört für eine solche Fertigung neben den eigentlichen Werkstoffen ein hervorragendes Können und Wissen. Es kann als Tatsache angesehen werden, daß die Sammlung geeigneter Formobjekte, die Herstellung der vielen Fertigungsformen und auch die Verformmethoden eine lange Zeit und viele Mühe beansprucht haben.

Das Handbuch einer amerikanischen Firma (The Realistic-Handbook), die sich als Spezialunternehmen mit der Herstellung der verschiedenen kosmetischen Artikel beschäftigt, gibt einen sehr interessanten Überblick über die verschiedenen Arten und Formen, die gebraucht und verlangt werden, und zeigt dem Leser auch, welche und wie viele Fertigungsformen notwendig sind, um kosmetische Erzeugnisse zu schaffen, die den höchsten Ansprüchen gerecht werden. Dabei sei noch besonders darauf hingewiesen, daß die hier in diesem Buche wiedergegebenen Photographien, die dem Handbuch dieser Firma entnommen wurden, nicht retuschiert sind, also der Wirklichkeit entsprechen.

Es kann nicht angenommen werden, daß die Allgemeinheit mit den mechanischen Eigenschaften der Kunststoffe vertraut ist und so werden von einigen amerikanischen Firmen bei der Lieferung der kosmetischen Erzeugnisse entsprechende Instruktionen mitgeliefert. Ein solches Instruktionsblatt enthält z. B. folgendes:

Der x-Überzug wird aus Plastik (Polyvinylchloride) hergestellt, die mit weichmachenden Chemikalien vermischt werden. Das Überzugsmaterial ist zäh und hat außerordentliche Haltbarkeitseigenschaften. Der Träger braucht keinerlei Befürchtungen hinsichtlich des Gebrauchs des Überzuges bei den meisten gewöhnlichen Beschäftigungen zu haben. Jedoch wird man mit gesundem Menschenverstand und der üblichen Sorgfalt viel dazu beitragen können, das Leben dieses Überzuges zu verlängern und sich damit selbst den besten Dienst zu erweisen. Einige Vorsichtsmaßregeln, die zu beachten sind, seien hiermit erwähnt:

Flecke auf dem Überzug:

Durch den weichen Zusatz in dem Plastikstoff kann der Überzug durch gewisse Lösungsmittel angegriffen werden. Ist ein farbiges Material mit einem dieser durchdringenden Lösungsmittel zusammengesetzt, so entsteht ein dauernder Fleck. Das Waschen mit Seife und Wasser oder Alkohol wird diesen Fleck nicht entfernen. Die Art dieses Materials sollte so schnell wie möglich abgewischt werden und jeder Kontakt so gut es geht damit vermieden werden.

Durch Experimente in den Laboratorien und nach der gegenwärtigen Übersicht sind folgende Materialien — die man als gefährlich für den Überzug ansehen kann — festgestellt worden. Flecke von diesen Materialien können nur durch sofortiges Waschen mit Wasser oder Alkohol entfernt werden; andernfalls bleiben derartige Flecke im Überzug.

1. Füllhaltertinte
2. Schuhkreme
3. Durchschreibe(Kopier-)Tinte
4. Kohlepapier
5. Farbige Lacke
6. Kopierstifte
7. Frische Druckerschwärze
8. Stempelfarbe.

Lösungsmittel zerstören den Überzug nicht, aber sie schwächen das Material, wenn sie aufgesaugt werden. Solche sind:

1. Gasolin
2. Carbon tetrachloride
3. Absolute Ethanol oder zu 90% aus Ethanol hergestellte Seife
4. Benzin
5. Kerosene
6. Terpentin.

Materialien, die nicht bleibend auf den Überzug einwirken und wieder ausgewaschen werden können, sind folgende:

1. Wasser und Mischungen aus Wasser und Seife
2. Fette
3. Methanol (Holzalkohol)
4. Weinessig
5. Konzentrierte Laugen-Lösungen
6. Mineral- und Motoröle
7. Bier, Whisky, Wein
8. Fruchtsäfte
9. Speisengewürze, wie pikante Soßen, Mayonnaisen usw. — mit Ausnahme von Mostrich, der einen bleibenden Fleck hinterläßt, wenn er nicht innerhalb 5 Minuten entfernt wird
10. Chinesische Tusche.

Verfärbung durch Einwirkung von Rauch:

Eine dauernde Verfärbung des Handüberzuges kann durch konzentrierten Tabakrauch eintreten. Allerdings ist die Konzentration des Tabakrauches in einem Raum nicht so groß, um in dieser Hinsicht schädlich zu sein. Was man aber unbedingt vermeiden sollte, ist der Rauch einer brennenden Zigarette, der, wenn die Zigarette nur kurz entfernt vom Handüberzug gehalten wird, laufend über den Handüberzug hinwegstreicht. Die Hitze des brennenden Endes und der ungefilterte Rauch hinterlassen bereits nach wenigen Minuten nicht abwaschbare Flecke. Pfeifen- und Zigarrenrauch wirken in gleicher Weise.

Waschen des Handüberzuges:

Der Handüberzug sollte täglich durch Waschen mit Wasser und Seife sauber gehalten werden. Ergeben sich Schwierigkeiten bei der Entfernung des Schmutzes, so benutze man Methanol oder Ethanol. Man befeuchtet ein Tuch mit Alkohol und verreibt den Fleck so lange, bis er verschwindet.

Heißes Wasser schadet dem Handüberzug nicht; kochendes Wasser dagegen schwächt das Material, verzerrt möglicherweise auch die Form, aber wirkt nicht zerstörend.

Beim Reinigen des Handüberzuges über einer Gebrauchshand ist darauf zu achten, daß das Wasser nicht in den Mechanismus der Hand eindringt.

Aufbewahrung des Handüberzuges:

Wenn der Handüberzug nicht im Gebrauch ist, sollte er wie auch die Kunsthand, an einem sauberen, trockenen und dunklen Platz aufbewahrt werden. Dabei sollte ein besonderes Augenmerk darauf gerichtet sein, daß der Handüberzug nicht auf einer lackierten Fläche zu liegen kommt! Der Handüberzug erhält dabei einen Fleck und hinterläßt möglicherweise eine Markierung auf einer solchen Fläche.

Gebrauch des Handüberzuges bei kaltem Wetter:

Der Handüberzug wird nicht bei Temperaturen angegriffen, die bei 0° C liegen. Schwierigkeiten sind lediglich bei außerordentlich kaltem Wetter zu erwarten.

Aus dem hier Gesagten geht einwandfrei hervor, daß alle kosmetischen Erzeugnisse aus Polyvinylchloriden mit den entsprechenden Beimischungen mit aller Sorgfalt pfleglich behandelt und benutzt werden müssen, wenn sie nicht vorzeitig verbraucht sein sollen.

Die wirklichkeitsnahe und wie lebend wirkende Ausführung der amerikanischen kosmetischen Erzeugnisse hat dazu geführt, daß unzähligen Menschen, denen das Schicksal Verstümmelungen, Mißbildungen und andere körperliche Schäden am Körper zugefügt hat, wieder lebensfroh und selbstsicher im täglichen Leben geworden sind.

3. Orthopädische Hilfsmittel

Wie bereits in den verschiedenen Abschnitten erwähnt, haben die von einer Studienkommission während einer Reise nach den USA gewonnenen Erkenntnisse maßgeblich dazu beigetragen, daß die in Amerika gezeigten Verarbeitungs- und

Verformungsmethoden im wesentlichen auch in Deutschland angewendet werden konnten. In Amerika werden fast sämtliche Kunstarme und auch zu einem bestimmten Teil Beinprothesen aus Kunststoff hergestellt. Soweit Metallteile für Gelenke und Schienen erforderlich sind, werden diese beim Verformen des Plastikmaterials mit eingegossen. Die Verformung selbst geschieht mit Oberflächenverformung. Als Material wird ein Kunstharz als dickflüssiges Gießharz verarbeitet, dem wie bei den deutschen Gießharzen ein Härter beigemischt wird, der die Polymerisation — also die Erhärtung des Plastikstoffes — herbeiführt. Man arbeitet dazu auch mit Schicht- und Füllstoffen, wie Baumwollgewebe und Glasgespinste. Neben den erwähnten Armprothesen werden auch Armschienen, Liegeschalen u. dgl. aus solchen Kunststoffen hergestellt. Ebenso werden Einsatzschäfte, Fußstützen (Einlagen) aus Kunststoff gefertigt. Eine nicht zu unterschätzende Rolle wird auch

XV. Thermoplastische synthetische Kunststoffe

Ausgangsstoffe	Monomere		Polymere	
	chemische Bezeichnung	Formel	chemische Bezeichnung	Handelsnamen
		I. Polymerisate		
Aethylen	Aethylen	$H_2C=CH_2$	Polyäthylen	Polythene Lupolen Alkathene
Aethylen + Benzol C_6H_6	Vinylbenzol	$H_2C=CH\cdot C_6H_5$	Polyvinylbenzol = Polystyrol	Styron Vestyron Lustron Trolitul
Acetylen C_2H_2 + Salzsäure HCl	Vinylchlorid	$H_2C=C<^{H}_{Cl}$	Polyvinylchlorid	PVC Vinidur Vinylit Plastosyn Soflex Plastoflex Sucoflor Gurit
Acetylen + Essigsäure + CH_3COOH	Vinylacetat	$H_2C=C<^{H}_{OOCCH_3}$	Polyvinylacetat	Vinnapas Mowilith
Chloroform $CHCl_3$ + Flußsäure H_2F_2	Tetrafluoräthylen	$^{F}_{F}>C=C<^{F}_{F}$	Polytetrafluoräthylen	Fluon Teflon PF-Kunststoff
Aceton $H_3C\cdot CO\cdot CH_3$ + Blausäure HCN + Methylalkohol CH_3OH	Methacrylsäuremethylester	$H_2C=C<^{CH_3}_{COOCH_3}$	Polymethacrylsäuremethylester	Plexiglas Perspex Lucite Plexigum
Phenol C_6H_5OH + Wasserstoff + Sauerstoff + Hydroxylamin	Caprolactam	$H_2C<^{CH_2-CH_2-NH}_{CH_2-CH_2-CO}$	Polymerisat v. Caprolactam (Polyamid)	Perlon L Grilon Ultramid B Supronyl
		II. Nichthärtende Polykondensate		
Phenol + Wasserstoff + Sauerstoff + Ammoniak NH_3	Adipinsäure und Hexamethylendiamin	$HOOC(CH_2)_4COOH$ $H_2N(CH_2)_6NH_2$	Polykondensat v. Hexamethylendiamin u. Adipinsäure (Polyamid)	Nylon Perlon T Ultramid A
Benzol + Salpetersäure HNO_3 + Wasserstoff	Anilin	$C_6H_5NH_2$	Anilin-Formaldehyd-Kunstharz (Aminoplast)	Cibanit Iganil
Wassergas $CO+2H_2$ Methylalkohol CH_3OH + Sauerstoff	Formaldehyd	$HC<^{O}_{H}$		

dem Kunststoff Nylon zugesprochen. Die Kraftzüge der Armprothesen bestehen aus Nylon, und in Plattenform dient dieser Kunststoff in einem Gemisch mit Graphit als Zwischenlage für orthopädische Apparate u. ä. Eine elastische und widerstandsfähige Glasur ergibt außerdem eine Nylonlösung, die ihre Anwendung dort findet, wo man Lederteile gegen Schweiß oder eine mechanische Abnutzung schützen will.

XVI. Härtbare synthetische Kunststoffe

1. Polykondensate

1. Komponente	2. Komponente	Polymere: chemische Bezeichnung	Polymere: Handelsnamen
1. PHENOPLASTE			
Phenol C_6H_5OH	Formaldehyd $HC(=O)H$	Phenol-Formaldehyd-Kunstharz	Bakelit Dekorit, Suconit, Trolon, Trolitan, Resoform
m-Kresol $C_6H_4CH_3OH$	Formaldehyd	Kresol-Formaldehyd Kunstharz	
2. AMINOPLASTE			
a) Harnstoff- = Carbamid-Kunstharze			
Harnstoff = Carbamid $H_2N-C(=O)-NH_2$	Formaldehyd	Harnstoff-Formaldehyd Kunstharz	Cibanoid, Pollopas, Resipas, Kaurit, Melocol H
Thioharnstoff $H_2N-C(=S)-NH_2$	Formaldehyd	Thioharnstoff-Formaldehyd-Kunstharz	
b) Melamin-Kunstharze			
Melamin = (Tricyanamid $HN{=}C{=}NH)_3$	Formaldehyd	Melamin-Formaldehyd Kunstharz	Melopas, Ultrapas, Madurit, Nyhamin, Melocol M

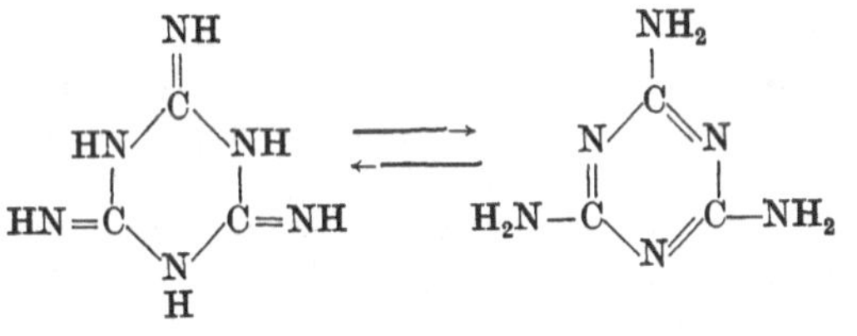

2. Polyester-Kunststoffe

1. Komponente	2. Komponente	3. Komponente	Handelsnamen
einwertiger ungesättigter oder mehrwertiger gesättigter Alkohol (Allylalkohol, Glykole)	mehrbasische ungesättigte Carbonsäure oder ihr Anhydrid (Malein-, Fumar-, Itakonsäure)	ungesättigte polymerisierbare Verbindung (Styrol, Cyclohexen, Cyclopentadien)	Resinforceds Plastics, Laminac, Thalid, Paraplex, Marco Resin, Scobalit

1. + 2. Komponente: durch Veresterung Bildung ungesättigter Polyester

(ungesättigter Polyester) + 3. Komponente: durch Polymerisation Bildung ausgehärteter Polyester-Kunststoffe

XVII. Kunststoffe

Hersteller: CIBA A.-G. Wehr-Baden

1. Araldit-Gießharz D (kalthärtend)

Araldit-Gießharz D ist ein flüssiges, lösungsmittelfreies Äthoxylinharz.

Seine Härtung vollzieht sich nach Zugabe des Härters 951 bei Raumtemperatur ohne Anwendung von Druck. Wärme beschleunigt die Härtung. Flüchtige Bestandteile werden keine abgespaltet. Der Schwund ist im allgemeinen sehr gering. Das Gießharz läßt sich gut einfärben.

Während des Härtens verbindet sich das Araldit-Gießharz D innig mit den mit ihm in Berührung kommenden Werkstückoberflächen. Die vorzügliche Haftfestigkeit kann je nach Bedarf ausgenützt oder durch geeignete Maßnahmen verhindert werden.

Araldit-Gießharz D zeichnet sich in gehärtetem Zustande durch hohe mechanische und elektrische Festigkeiten aus. Es ist weitgehend unempfindlich gegen atmosphärische und chemische Einflüsse. Im Orthopädiehandwerk hat es sich gut bewährt.

Die Altersbeständigkeit ist gut. Die Gießlinge lassen sich mechanisch gut bearbeiten, sie besitzen hohe Dimensionsstabilität und sind praktisch frei von inneren Spannungen. Sie sind geruchlos, geschmackfrei und absolut ungiftig.

Wenn das Gießharz und auch der Härter kühl und trocken gelagert werden, sind sie mindestens ein Jahr haltbar.

Das Mischungsverhältnis beträgt in der Regel:

100 Gewichtsteile Araldit-Gießharz D
9—10 Gewichtsteile Härter 951

Geringere Mengen als 9 Gewichtsteile Härter sind anzuwenden, wenn größere Mengen des Harzes vergossen werden. Der kleinstmöglichste Zusatz an Härter beträgt 6 Gewichtsteile. Größere Mengen als 10 Gewichtsteile sollen nicht angewendet werden, da der überschüssige Härter 951 nicht in die Härtungsreaktion einbezogen wird und deshalb zu Korrosionen Anlaß geben kann.

Die Gebrauchsdauer der mit 9—10 Gewichtsteilen angesetzten Gießharzmischung beträgt bei 20° C etwa 1—1½ Stunden. Sie kann durch Verringerung des Zusatzes an Härter verringert werden, und zwar bei Anwendung von 6 Gewichtsteilen Härter 951 auf 2—2½ Stunden. Durch Erniedrigung der Temperatur kann die Gebrauchsdauer ebenfalls verringert werden; sie beträgt z. B. bei 0° C etwa 14 Stunden.

Das Abwiegen kleiner Mengen von Araldit-Gießharz D und Härter 951 ist oft umständlich. Da die beiden Komponenten sehr dünnflüssig sind, können sie auch volumetrisch abgemessen werden. Hierbei ist zu berücksichtigen, daß das Gießharz D bei 20° C ein spezifisches Gewicht von 1,5 und Härter 951 ein solches von 1 aufweist.

100 Gewichtsteile = 100 g = 115 ccm Gießharz D
10 Gewichtsteile = 10 g = 10 ccm Härter 951

Harz und Härter müssen sehr sorgfältig und so lange gemischt werden, bis der Härter gleichmäßig im Harz verteilt ist. Um die Vermischung zuverlässig kontrollieren zu können, ist es oftmals zweckmäßig, den Härter 951 z. B. mit einer Spur eines neutralen organischen Farbstoffes anzufärben. Beim Anrühren mit der Hand ist zu beachten, daß der Härter, der infolge seines geringeren spezifischen Gewichtes an der Oberfläche schwimmt, von oben nach unten gezogen werden muß.

Um möglichst blasenfreie Mischungen zu erhalten, empfiehlt es sich, das Harz allein oder mit den gewünschten Streckmitteln versetzt, auf 80—100% zu erwärmen, zu evakuieren, bis keine Luft- und Feuchtigkeitsblasen mehr aufsteigen, und dann abzukühlen. Erst dann wird das Gießharz in das Gefäß, in dem sich bereits das Mischaggregat befindet, eingegossen und der Härter beigegeben.

Araldit-Gießharz D kann mit getrocknetem Quarzmehl, Quarzsand, Porzellanmehl, Schiefermehl, Talkum, Kreidemehl, Kaolin, Graphit oder ähnlichen Produkten gestreckt werden, und zwar je nach Korngröße und spezifischem Gewicht der Streckmittel, mit bis zu 150 Gewichtsteilen. Die Streckmittel werden — bevor der Härter zugesetzt ist — am besten bei Temperaturen von 80—100° C dem Harz beigegeben und allfällige Feuchtigkeit und Lufteinschlüsse unter Vakuum entzogen. Durch den Zusatz von Streckmitteln kann die Wärmeleitfähigkeit leicht verbessert, der lineare Wärmeausdehnungskoeffizient dagegen nicht verkleinert werden. Der Härtungsschwund wird etwas verringert; er hängt von der Härtungstemperatur und wegen der auftretenden Wärmereaktion von der verarbeiteten Harzmenge ab. Wenn die Härtung bei Raumtemperatur durchgeführt wird, ist der Schwund nicht meßbar, bei einer Härtungstemperatur von 100° C beträgt er maximal 1,3%.

Die fertige Mischung soll baldmöglichst vergossen werden. Die Gießformen können aus Stahl, Eisen, Leichtmetall, Buntmetall, Blei, Bleilegierungen usw., thermoplastischen Kunstharzen wie Polyvinylchlorid, Gips, Holz, vulkanisiertem Kautschuk usw. bestehen. Wegen der außerordentlichen Haftfestigkeit der Araldit-Gießharze ist es unerläßlich, die Gießform und Fugenflächen mit einem Trennmittel zu überziehen. Hierzu eignet sich am besten „Pan Glaze". Dieses Siliconprodukt wird mit der Spritzpistole oder dem Pinsel aufgetragen und nach dem Vertrocknen bei 40° C, z. B. bei 205° C während 6 Stunden oder bei 245° C während 1 Stunde eingebrannt. Es kann auch Siliconfett DC 7 Compound verwendet werden. Während die Behandlung mit DC-Compound praktisch vor jedem Verguß vorgenommen werden muß, genügt ein Auftrag von „Pan Glaze" für mehrere Abgüsse, sofern der aufgetragene Film nicht zerstört oder beschädigt wird.

Bei Formen aus Gips oder Holz müssen vor der Behandlung mit Silikonfett die Poren der Oberfläche mit geeigneten Mitteln (Wachs) geschlossen werden. Formen aus Polyvinylchlorid brauchen nicht eingefettet zu werden, da Araldit an diesem Kunststoff nicht haftet.

Um Kerbwirkungen zu vermeiden, soll die Gießform möglichst gerundete Übergänge und glatte Flächen aufweisen. Ein müheloses Entformen ist gewährleistet, wenn leicht konische Formen verwendet werden. Die niedrige Viskosität des Harz-Härtergemisches erlaubt der Luft, rasch zu entweichen, sofern sie nicht durch Unterschneidungen der Form zurückgehalten wird.

Araldit-Gießharz D erhärtet bei einem Mischungsverhältnis von 100 Gewichtsteilen und 9—10 Gewichtsteilen Härter 951 bei 20° C in 14—24 Stunden. Das ist die Kalthärtung. Bei einer steigenden Härtungstemperatur wird die Härtungszeit wesentlich verkürzt und beträgt z. B. bei 130° C nur noch 5—10 Minuten. Wenn das Araldit-Gießharz D in dünner Schicht aufgetragen wird und unter den Einfluß der Luftfeuchtigkeit bei Raumtemperatur gebracht wird, vermag es nicht auszuhärten. Auch dicke Schichten behalten eine klebrige, fleckige Oberfläche, wenn bei relativ großer Luftfeuchtigkeit gehärtet wird und wenn die bei der Härtungsreaktion entwickelte Wärmemenge für eine durchgehende Erwärmung der vergossenen Harzmenge auf 50—60° C nicht genügt. Es empfiehlt sich daher eine Härtung bei Raumtemperatur unter Feuchtigkeitsabschluß.

Müssen größere Mengen Harz vergossen werden, so ist mit Rücksicht auf die Gebrauchsdauer der fertigen Harz-Härtermischung notwendig, mit einem Mischungsverhältnis von 6,5 bis 7,5 Gewichtsteilen Härter 951 auf 100 Gewichtsteile Gießharz D zu arbeiten. Dadurch verlängert sich die Härtungszeit bei 20° C auf etwa 48 Stunden; bei einer Härtungstemperatur von 130° C erfolgt die Härtung dann in 3—5 Stunden.

Bei der Härtungsreaktion von Araldit-Gießharz D mit dem Härter 951 tritt eine starke Wärmeentwicklung ein, wenn größere Mengen (bis zu 1 kg) bei Raumtemperatur vergossen werden oder auch wenn kleinerer Mengen (bis zu etwa 100 g) bei Temperaturen von 80—100° C gehärtet werden. Beim Vergießen von Mengen über 1 kg können, falls nicht geeignete Vorkehrungen getroffen werden, im Gießling Blasen und Risse entstehen. Wenn es nicht möglich ist, diese Wärme durch Zusatz von Streckmitteln usw. abzuführen, dann soll der Gehalt an Härter reduziert werden.

Mechanische Eigenschaften des gehärteten Harzes:

a) Richtwerte allgemeiner Art

Mischungsverhältnisse:			Gießharz D ungestreckt	Gießharz D gestreckt
	Gew.Tle Harz		100 D	100 D
	Gew.Tle Quarzmehl		—	120—150
	Gew.Tle Härter 951		10	10
Prüftest	nach	Maßeinheit		
Spezifisches Gewicht	VSM 77109	g/cm³	1,15—1,2	1,6—1,7
Schlagbiegefestigkeit	VSM 77105	cmkg/cm²	15—22	2,5—4
Biegefestigkeit	VSM 77103	kg/mm²	9—11	5—6
Zugfestigkeit	VSM 77101	kg/mm²	5,5—8	3,5—5
Elastizitätsmodul	VSM 77111	kg/mm²	300—350	750—780
Druckfestigkeit	VSM 77102	kg/mm²	9—10	10—11
Wärmebeständigkeit	MARTENS	°C	50—60	55—60
Zersetzungstemperatur	SEV-Publ. 177	°C	270—280	290—295
Brennbarkeit	VDE	nach Sek.	5—10	5—10
Aschengehalt	SEV-Publ. 177	%	0,4—0,5	50
Linearer Wärmeausdehnungskoeffizient	Spezialprüfung	mm/mm °C	$90-95\times10^{-6}$	$90-95\times10^{-6}$
Wasseraufnahme 10 Tage 20°C	Prüfstab:	Gew. %	0,3—0,5	0,3—0,5
1 Std. 100° C	60×104×mm		0,7—1	0,6—0,7
Haftfestigkeit an Leichtmetall Av.M.	Spezialprüfung	kg/mm²	1—1,5	1,2—1,4

b) Mechanische Festigkeiten bei verschiedenen Temperaturen

Harz: ARALDIT-Gießharz D + 10% Härter 951. — Härtung: 24 Std. 40° C

Prüfungstemperatur °C	Schlagbiegefestigkeit* cmkg/cm²	Biegefestigkeit* kg/cm²	Druckfestigkeit** kg/mm²
— 60	13—17	900—1100	20—21
+ 20	20—24	1000—1100	9—10
+ 60	25	400— 500	0,5— 1
+ 100	keine Messung möglich, da Proben zu weich		

* Nach Schopper, Prüfstäbe 120×15×10 mm.

** Nach VSM 77102, Würfel 10×10×10 mm.

2. Araldit-Gießharz B (warmhärtend)

Hersteller: CIBA A.-G. Wehr-Baden

Das Araldit-Gießharz B ist ebenfalls ein Kunstharz aus der Gruppe der Äthoxylinharze, welches sich in geschmolzenem Zustand nach der Zugabe des Härters 901 unter einfachen Arbeitsbedingungen zu blasenfreien, gelblichen Gußstücken verschiedenster Dimension verarbeiten läßt. Die Aushärtung vollzieht sich ohne Anwendung von Druck, allein durch die Einwirkung von Wärme. Eine Abspaltung flüchtiger Stoffe findet nicht statt. Es läßt sich auch mit Streckmitteln verarbeiten.

Im Gegensatz zum flüssigen Araldit-Gießharz D wird das Gießharz B in Form von gelbbraunen, schmelzbaren Harzbrocken in den Handel gebracht. Der erforderliche Härter 901 wird als weißes Pulver geliefert.

Bei normaler Raumtemperatur ist das Harz fest, während es bei 50—60° C erweicht und bei 125—130° C flüssig wird. Setzt man dem flüssigen Harz den Härter 901 zu, wird die Schmelze dünnflüssig, so daß beim Gießen auch die kleinsten Hohlräume ausgefüllt werden. Wird das Harz-Härter-Gemisch jedoch länger als 1 Stunde auf 120—130° C erhitzt, so beginnt es zu härten. Durch diesen Härtungsvorgang wird das ursprünglich flüssige Harz in ein hartes, nicht schmelzbares Gußstück überführt. Die Aushärtung erfolgt ohne Abgabe flüchtiger Bestandteile und ohne äußerlich erkennbare Reaktionserscheinungen, weshalb auch die Volumenkontraktion (Schrumpfung) gering ist. Die nach dem Erkalten erhaltenen Formstücke sind praktisch frei von inneren Spannungen.

Das Schmelzen des Harzes erfolgt in einem heizbaren Metallgefäß, einem Glaskolben oder anderen geeigneten Behälter bei etwa 130—140° C. Durch Lufteinschlüsse im Harz oder durch feuchte Streckmittel können sich an der Oberfläche der Schmelze Blasen oder Schaumschichten bilden. Durch längeres Erwärmen auf 130—140° C werden sie am besten entfernt.

Bei dieser Temperatur wird dem flüssigen Harz die notwendige Menge Härter 901 unter ständigem Rühren in einer Portion zugesetzt. Auf

100 Gewichtsteile Gießharz B werden

30 Gewichtsteile Härter 901

verwendet. Die Toleranz für die Härtermenge beträgt plus/minus 10%.

Wird das Harz im Temperaturbereich von 100—200° C ausgehärtet, so sind keine besonderen Vorsichtsmaßnahmen notwendig. Die Härtungszeit ist von der Temperatur abhängig, wie es nachstehende Tabelle zeigt:

Härtungszeit	Härtungstemperatur	Volumenkontraktion
14—20 Std.	100° C	0,5—0,8%
14 Std.	120° C	1,0—1,2%
7—10 Std.	140° C	1,3—1,5%
7 Std.	160° C	1,9—2,2%
2—3 Std.	180° C	2,0—2,2%
1—2 Std.	200° C	2,2—2,3%

Die Gießlinge werden während der Abkühlungszeit zweckmäßig im Wärmeofen belassen.

Gießharz B kann je nach Korngröße und spezifischem Gewicht bis zu 250% mit getrocknetem Schiefermehl, Talkum, Quarz- und Porzellanmehl, Quarzsand, Graphit oder ähnlichen Produkten gestreckt werden. Diese Streckmittel werden am besten von Anfang an dem Harz zugesetzt, so daß sich schon im Verlaufe des Schmelzprozesses eine homogene Mischung bilden kann. Die mechanischen und dielektrischen Eigenschaften der Gießlinge werden durch solche Zusätze sehr wenig beeinflußt.

Hinsichtlich der Gießformen gilt das unter „Araldit-Gießharz D" Gesagte.

A. Eigenschaften von Araldit-Gießharz B im ausgehärteten Zustand

1. Allgemeine Eigenschaften

Araldit-Gießlinge sind:

- Geruchlos und geschmackfrei,
- ungiftig, lichtbeständig,
- geruchlos spanabhebend bearbeitbar,
- widerstandsfähig gegen atmosphärische und chemische Einflüsse (konz. Salzsäure, organische und anorganische Basen und Säuren, Salzlösungen, organische Lösungsmittel, Öle usw.).

2. Mechanische Eigenschaften

Die Gießlinge besitzen:

- hohe Dimensionsstabilität,
- weitgehende Spannungsfreiheit,
- gute Festigkeiten bei statischer und dynamischer Beanspruchung.

Prüfwerte der mechanischen Eigenschaften
(gültig für den Aushärtungsbereich von 100—200° C)

Prüftest			Reinharz	gestreckt[1])
Spez. Gewicht	VSM 77109	g/cm³	1,11—1,22	1,25—1,3
Zugfestigkeit	VSM 77101	kg/cm²	650—800	350—450
Schlagbiegefestigkeit	Schopper	cmkg/cm²	10—20	4—5
Biegefestigkeit	Schopper	kg/cm²	900—1200	500—600
Elastizitätsmodul	Zugstab	kg/cm²	30000—35000	45000—55000
Härte	Vickers	kg/cm²	20—24	24—25
Linearer Wärmeausdehnungskoeffizient		mm/°C	60×10^{-6}	60×10^{-6}
Wärmebeständigkeit	Martens	°C	110—120	110—120
Zersetzungstemperatur[2])		°C	340—350	330—335
Aschengehalt[3])		%	0,02	15—16
Wasseraufnahme[4])		%	0,10—0,14	0,10—0,15

[1]) = Gestreckt mit 25 Gew. % Schiefermehl
[2]) = Nach SEV-Publikation Nr. 177, Seite 4, 1. Auflage
[3]) = Nach SEV-Publikation Nr. 177, Seite 7, 1. Auflage
[4]) = 7 Tage 20° C, Probekörper: 60 × 10 × 15 mm

3. Dielektrische Eigenschaften:

Durchschlagfestigkeit 0,5 mm[1])	35 kV
Kriechwegfestigkeit[2])	gut
Spezifischer Widerstand	10^{16}—10^{17} Ohm/cm

1) = Bei einer Spannungssteigerung von 1 kV/Sek.

Chemikalienbeständigkeit von Äthoxylinharzen

Das Verhalten von Araldit-Gießharz B gegenüber Chemikalien

Chemischer Angriff	Konz.	Temperatur des Prüfmediums °C	Beständigkeit	Prüfungsdauer
Äthyläther	100%	20	beständig	6 Monate
	100%	35	bedingt beständig*	6 Monate
Äthylalkohol	100%	20	beständig	6 Monate
	100%	40	beständig*	6 Monate
	100%	60	unbeständig*	6 Monate
	100%	78	unbeständig*	—
Akkumulatorensäure	32%	20—40	beständig	6 Monate
Ameisensäure	konz.	20	beständig	6 Monate
	konz.	60	bedingt beständig*	6 Monate
	konz.	100	unbeständig*	3 Monate
Ammoniak, wässerig	30%	20	bedingt beständig*	6 Monate
	20%	20	beständig	6 Monate
	10%	20	beständig	6 Monate
Anilin	100%	20	unbeständig*	—
Azetaldehyd, wässerig . . .	40%	20	beständig	6 Monate
	40%	70	unbeständig*	6 Monate
Aztaldehyd	konz.	20	bedingt beständig*	6 Monate
Azetone	100%	20	unbeständig*	—
Azeton, wässerig	50%	20	bedingt beständig	6 Monate
	10%	20	beständig	6 Monate
	1%	20	beständig	6 Monate
Benzin.	100%	20	beständig	6 Monate
	100%	70—78	beständig*	6 Monate
Benzol	100%	20	beständig	6 Monate
	100%	60	unbeständig	—
	100%	80	unbeständig	—
Bewitterung (Industrieatmosphäre) . . .			beständig*	3 Jahre
Butanol	100%	20	beständig*	6 Monate
Buttersäure	100%	20	beständig	6 Monate
Butylazetat	100%	20	unbeständig*	—
Chlorsulfonsäure	100%	20	unbeständig	—
Chrombadflüssigkeit*	—	40	beständig	6 Monate
Clophen	100%	20—95	beständig	6 Monate
Crotonaldehyd	100%	20	unbeständig	—
Dioxan	100%	20	unbeständig	—
Eisenchlorür	45g/100**	20	beständig	6 Monate
Eisessig	100%	20	beständig*	6 Monate
	100%	60	unbeständig	—
	100%	100	unbeständig	—
Entwickler, photogr.	—	20	beständig	6 Monate
Feuchtigkeit	100%	20—70	beständig	12 Monate
Fixierbad, photogr.	—	20	beständig	6 Monate
Flüssige Luft	100%	—180	beständig	10 Min.
Flußsäure	konz.	20	beständig*	6 Monate
Glyzerin	100%	20	beständig*	6 Monate
	100%	60	beständig*	6 Monate
	100%	100	beständig*	6 Monate
Javellauge	—	20	beständig	6 Monate
		60	beständig	6 Monate
		100	beständig*	6 Monate
Kaliumpermanganat.	6g/100**	20—100	beständig	6 Monate

* Hinweis auf Bestand oder Veränderung von mechanischen Eigenschaften, der vom Lieferwerk auf Anfrage erläutert wird.

** x g/100 = x g Substanz/100 g H_2O.

Chemischer Angriff	Konz.	Temperatur des Prüfmediums °C	Beständigkeit	Prüfungsdauer
Kochsalz, wässerig	10g/100**	20—70	beständig	6 Monate
	10g/100**	100	bedingt beständig*	3 Monate
	20g/100**	20—70	beständig	6 Monate
	20g/100**	100	beständig*	3 Monate
	26g/100**	20—70	beständig	6 Monate
	26g/100**	100	beständig	3 Monate
Kresol, handelsüblich		20	bedingt beständig*	3 Monate
Methylchlorid	100%	20	unbeständig	—
Mineralöl	100%	20—40	beständig	12 Monate
	100%	70	beständig*	12 Monate
	100%	100	beständig	6 Monate
Natriumbichromat, wässerig .	60g/100**	20	beständig	6 Monate
Natriumbisulfit, wässerig . .	20g/100**	20	beständig	6 Monate
Natriumchlorit, wässerig . .	10g/1000**	20—100	beständig	6 Monate
Natronlauge, wässerig . . .	10g/100**	20	beständig	6 Monate
	10g/100**	60—100	bedingt beständig*	6 Monate
	25-50g/100**	20	bedingt beständig*	6 Monate
Nibrenwachse (D 88, D 130) .	100%	20—90	beständig	6 Monate
Nitrobenzol	100%	20	unbeständig	—
Salpetersäure, wässerig . . .	konz.	20	unbeständig	—
	50%	20	unbeständig	—
	10%	20	beständig	6 Monate
Salzsäure, wässerig	10%	20	beständig	6 Monate
	10%	100	beständig*	6 Monate
	50%	20	beständig	6 Monate
	50%	60	beständig*	6 Monate
	50%	100	bedingt beständig*	6 Monate
	100%	20	beständig*	6 Monate
	100%	60	bedingt beständig*	6 Monate
	100%	100	bedingt beständig*	6 Monate
Salzsprühbad	—	20	beständig	12 Monate
Schmierseife, wässerig . . .	50%	20—100	beständig	6 Monate
Schwefelkohlenstoff	100%	20	bedingt beständig*	6 Monate
	100%	46	unbeständig	—
Schwefelsäure, wässerig . . .	10%	20—60	beständig	6 Monate
	10%	100	beständig*	6 Monate
	50%	20—60	beständig	6 Monate
	50%	100	unbeständig	—
	75%	20	beständig	6 Monate
	konz.	20	unbeständig	—
Stearinsäure	100%	20	beständig	6 Monate
	100%	60	beständig*	6 Monate
Tetrachlorkohlenstoff	100%	20	beständig	6 Monate
Thionylchlorid	100%	20	unbeständig	—
Toluol	100%	20	beständig	6 Monate
Triäthanolamin	100%	20	beständig*	6 Monate
Trichloräthylen	100%	20	unbeständig	—
Wasser destilliert		20	beständig	1 Jahr
		40	beständig	1 Jahr
		70	beständig*	1 Jahr
		100	bedingt beständig*	3 Monate
Wasserstoffperoxyd, wässerig.	30%	20	beständig	6 Monate
Zyankali-Badflüssigkeit . . .	—	80	beständig	6 Monate
Zyklohexanol.	100%	20	beständig*	6 Monate
Zyklohexanon	100%	20	bedingt beständig*	6 Monate

* Hinweis auf Bestand oder Veränderung von mechanischen Eigenschaften, der vom Lieferwerk auf Anfrage erläutert wird.

** x g/100 = x g Substanz/100 g H_2O.

3. Polyester 8001

Hersteller: Reichhold Chemie AG. Hamburg

Polyester 8001 ist ein klardurchsichtiges flüssiges Polyesterharz von schwach gelblicher Farbe. Je nach Anwendung der Katalysatoren kann es bei Raumtemperatur als auch bei Temperaturen von 80—130° C ausgehärtet werden. Das ausgehärtete Produkt ist hart und doch etwas elastisch. Es läßt sich nach den verschiedenen Verformungsverfahren verarbeiten.

Für die Kalterhärtung des Polyesterharzes 8001 werden 0,2—2% Cyclohexanonhydroperoxyd — auf das Gewicht des Harzes bezogen — angewendet. Es kann 0,75 bis 1,25% Paste von Metyläthylketonhydroperoxyd gebraucht werden. Dazu werden 0,001—0,01% Kobalt als 10%ige Kobalt-Naphtenat-Lösung in Monostyrol zugesetzt. Dabei sind für die Verarbeitung von Peroxyden einige Vorsichtsmaßnahmen zu beachten:

Die Peroxyde dürfen nur an der Luft ausgebreitet, nicht in der Nähe offener Flammen getrocknet werden. Die Peroxyd-Aufschwemmung in Monostyrol darf nicht direkt mit der Kobalt-Naphtenat-Lösung gemischt werden, da eine solche Mischung explosiv sein kann. Die Härtezeiten bei Kalterhärtung schwanken je nach der Art und Menge der Zusätze zwischen 29—102 Minuten.

Für die Warmerhärtung wird im allgemeinen mit Benzoylperoxyd (0,5—2,0% auf das Gewicht des Harzes bezogen) oder mit einer der handelsüblichen Härterpasten katalysiert und die Härtung im Wasserbad, im Luftumwälzofen oder mit Infrarotbestrahlung vollzogen. Die Härtezeiten betragen je nach dem Anteil des Katalysatorzusatzes bei 80—110° C Badtemperatur 4—20 Minuten. Um die Oberfläche der Formteile klebfrei zu halten, empfiehlt es sich, die Oberfläche mit einer Cellophan- oder Polyvinylchlorid-(PVC)Folie abzudecken. Sollte die Oberfläche nach der Aushärtung noch kleben, so ist sie mit Methanol oder Azeton abzuwaschen.

Für die Verformung können Formen aus Gips, Holz, Gummi oder auch Kunststoff verwendet werden. Die Formoberfläche soll möglichst glatt sein. Poröse Formen (Gips, Holz usw.) müssen vorher mit einer Polyvinylalkohollösung abgedichtet werden. Für ein erleichtertes Herausnehmen des Gießlings aus der Form ist diese vorher mit einem Trennmittelaufstrich zu versehen. Es kann hierzu auch Silikonwachs genommen werden.

Technische Hinweise zur Verarbeitung

1. Träger- und Füllstoffe

Als verstärkender Trägerstoff haben sich besonders Glasfasern in den verschiedensten Formen wie Glaswatte, Glasvlies, Glasgewebe, Glasmatten usw. bewährt, da sie den Formkörpern außergewöhnliche Festigkeit, Härte und ausgezeichnete elektrische Eigenschaften verleihen. Die mit Polyesterharzen verwendeten Glassorten sollen alkalifrei sein. Ein Alkaligehalt über 0,25% ist tunlichst zu vermeiden. Besonders gute physikalische Eigenschaften werden erzielt, wenn man bei der Herstellung von Schichtstoffen mit orientierten Geweben so arbeitet, daß die einzelnen Lagen, ähnlich wie bei der Sperrholzherstellung, senkrecht zueinander stehen.

Auch Mineralwolle, Asbestfasern u. dgl. eignen sich als Trägerstoffe, zeigen aber nicht ganz so günstige Eigenschaften wie Glasfasern.

Füllstoffe, die keine verstärkende Wirkung haben, wie Talkum, Quarzmehl, Kreide, Kaolin u. a., können zugesetzt werden, um die Schrumpfung zu vermindern und Spannungsrisse zu vermeiden und um die Kosten herabzusetzen. Solche Füllstoffe können dem Harz im Verhältnis bis zu 60%

(bezogen auf das Gewicht des Harzes) entsprechend der Teilchengröße und der Benetzbarkeit des Füllstoffes zugesetzt werden. Da einige Füllstoffe die Lagerfähigkeit des Harzes ungünstig beeinflussen, empfiehlt es sich, die Füllstoffe erst kurz vor der Verarbeitung zuzusetzen.

Durch den Füllstoffzusatz wird die Viskosität der Mischung erhöht und damit die Gießfähigkeit ungünstig beeinflußt. Zu beachten ist auch die unterschiedliche Härte der einzelnen Füllstoffe, weil dadurch eine nachträgliche Bearbeitung der Formteile erschwert werden kann. Quarzmehl greift die Bearbeitungswerkzeuge stark an, während Talkum, Kreide und Kaolin sich günstiger verhalten.

2. Pigmente und Farbstoffe

Die Polyesterharze der RCH sind in ausgehärtetem Zustand schwach gelblich bis hellorange (je nach Art des Katalysators und der Aushärtungstechnik) und klar durchsichtig. Die Harze lassen sich in den verschiedensten Farben sowohl mit Lasur- als auch mit Körperfarben anfärben.

An geeigneten Pigmenten seien u. a. genannt: Titanweiß, Zinkweiß, Lithopone, Eisenoxydfarben, Chromoxydgrün, Manganblau. Einige Pigmente, desgleichen auch Ruß, bewirken eine Verzögerung in der Aushärtungsreaktion.

Als Lasurfarben können Helioechtfarbstoffe und andere Verwendung finden.

Um eine gute Benetzung der Pigmente zu erreichen, empfiehlt es sich, diese vor dem Zusatz zum Polyesterharz mit einer geringen Menge der elastischen Type Polyesterharz E, eventuell verdünnt, anzuteigen.

3. Herstellung von Schichtstoffen (Laminaten)

Die Herstellung von Schichtstoffen, die mit Glasfasern oder anderen Trägerstoffen verstärkt sind, kann sowohl bei gewöhnlichen als auch bei erhöhten Temperaturen und mit oder ohne Anwendung von Preßdrucken erfolgen.

Glasvlies oder -gewebe kann aus einem Tauchtank oder Bad mit dem katalysierten Polyesterharz durchtränkt und der Überschuß an Harz durch Quetschrollen oder Abstreichmesser entfernt werden. Das Harz kann aber auch mittels Bürsten oder Spritzpistolen auf die Faser gebracht werden. Bei Aushärtung ohne Anwendung von Preßdruck sind sorgfältig alle Luftblasen zu entfernen. Dies kann bei zweiteiligen Formen durch Anwendung von Vakuum geschehen. Bei Anwendung von nur einer Form ist es zweckmäßig, auf jede Lage des Trägergewebes katalysiertes Polyesterharz zu gießen und mit einem Spachtel oder einer Rolle zu verteilen. Nur eine Form wird man besonders für große Einzelteile wie Boote, Autokarosserien u. ä. anwenden. Diese Formen können aus Gips, Beton, Holz o. ä. gefertigt werden. Poröse Formen müssen jedoch mit z. B. Carnauba-Wachs, Polyvinylalkohol-Lösung oder Glutolin-Leim präpariert werden, um die Poren abzudecken. Es empfiehlt sich, die so vorbereiteten Formen mit einem Trennmittel wie verdünnter Silicon- oder Wachslösung zu bestreichen, um eine bessere Entformung zu gewährleisten. Die Form wird schichtweise mit den getränkten Glasmatten in der gewünschten Stärke belegt. Die Oberfläche muß sorgfältig mit Cellophan- oder Polyvinylalkoholfolie abgedeckt werden. Nun kann je nach Anwendung der Katalysatoren bei Zimmertemperatur oder bei erhöhter Temperatur (Warmluftofen, Infrarotbestrahlung usw.) ausgelatiniert werden. Bei Kalthärtung empfiehlt es sich, nach erfolgter Gelatinierung leicht zu erwärmen, um die völlige Aushärtung, die bei großen Stücken mehrere Tage dauern kann, schneller zu erreichen.

Zur Herstellung beidseitig glatter Formteile wird man in zweiteiligen Formen mit oder ohne Anwendung von Druck aushärten. Durch Anwendung Vakuum kann das Harz von der tiefsten Stelle her in die mit Glasfasern oder -gewebe belegte Matrize eingesaugt werden. Die Härtezeit hängt von der Harztype, von der Konzentration und Art des Katalysators, der Temperatur, der Art der Form und der Dicke des Formstückes ab.

Das sogenannte Gummisackverfahren gestattet es, auch bei Anwendung einer einteiligen Form, beidseitig glatte Werkstücke zu erzielen. Mit Hilfe von Vakuum oder Preßdruck wird ein Gummisack (bei Hohlkörpern) oder Gummituch an die mit dem getränkten Gewebe ausgelegte Form gedrückt. Wenn man als Druckmittel heiße Luft oder heißes Wasser verwendet, kann auf diese Weise warm gehärtet werden.

Formen, die sich besonders für das Gummisackverfahren eignen, kann man auf einfache Weise selbst herstellen, indem man ein mit katalysierten Polyesterharz imprägniertes Glasvlies über ein gleiches Formstück legt und so aushärten läßt.

Formpressen im Niederdruckverfahren erfordert zwar einen größeren maschinellen Aufwand, gibt aber in kürzester Zeit die besten Formteile. Man kann für dieses Verfahren die üblichen Matrizen und Patrizen aus Gußeisen, Stahl, auch verchromt, verwenden, wie sie auch bei Hochdruckpressen benutzt werden. Derartige Formen sind teuer, aber bei großer Produktion wirtschaftlich.

Bei der Anwendung von Gummistempelpressen benutzt man ebenfalls Metallformen; der Stempel muß jedoch mit Wachs oder Polyvinylalkohol überzogen werden, um den Gummi zu schützen.

Für das Niederdruck-Preßverfahren werden oft Vorformen benutzt. Diese können auf folgende Weise hergestellt werden:

Ähnlich dem Verfahren bei der Herstellung von Filzhüten werden Glasfasern auf eine feindurchsiebte Form gesaugt. Um die verfilzten Fasern zu binden, wird des öfteren mit einer Polyesteremulsion (wird ebenfalls von der RCH geliefert) übersprüht. Die Siebform wird dann in einen Ofen gesetzt und ausgehärtet. Die fertige Form kann dann vom Sieb genommen und in die Presse gelegt werden. Es wird die abgewogene Menge Polyesterharz hinzugegeben und verpreßt.

4. Eigenschaften des gehärteten Harzes:

Spezifisches Gewicht 1,240
Schrumpfung bei der Aushärtung: 6%

Zugfestigkeit in kg/cm² nach DIN 53455	480
Biegefestigkeit in kg/cm² nach DIN 53452	820
Schlagzähigkeit in cmkg/cm² nach DIN 53453	5
Druckfestigkeit in kg/cm² nach DIN 53454	1400
Formbeständigkeit nach Martens nach DIN 57302	70°

Elektrische Daten von Gießlingen:

Dielektrizitätskonstante	2,93
Dielektrischer Verlustfaktor	0,02

Chemische Werte:

Löslich in: Azeton, Methyläthylketon, Äthylazetat, chlorierten Kohlenwasserstoffen

Physikalische Daten glasfaserverstärkter Laminate nach A.St.M.-Standard-Methoden:

Biegefestigkeit, parallel zur Schicht	910 kg/cm²
Anfangs-Elastizitätsmodul	$4{,}2 \times 10^7$ kg/cm²
Zugfestigkeit	681 kg/cm²
Druckfestigkeit, senkrecht zur Schicht	715 kg/cm²
Entflammbarkeit	0,1 cm pro Min.
Wasseraufnahme bei 24stündiger Lagerung in Wasser, Gewichtszunahme	0,04%
Rockwell-M-Härte	112
Barcol-Härte	65
Spez. Gew.	1,78

Naß geprüft nach 30tägiger Lagerung in Wasser:

Biegefestigkeit, parallel zur Schicht	836 kg/cm²
Anfangs-Elastizitätsmodul	$4{,}1 \times 10^7$ kg/cm²
Zugfestigkeit	597 kg/cm²
Druckfestigkeit, senkrecht zur Schicht	550 kg/cm²

bei 70° eine halbe Stunde gelagert:

Biegefestigkeit, parallel zur Schicht	902 kg/cm²
Anfangs-Elastizitätsmodul	$4{,}06 \times 10^7$ kg/cm²

4. Standofix-Gießharze

Hersteller: Dr. Kurt Herberts & Co., vorm. O. L. Herberts, Wuppertal

Standofix-Gießharze sind Kunstharze auf der Basis ungesättigter Polyester. Hinsichtlich ihres chemischen Aufbaues stellen diese Gießharze Kombinationen von ungesättigten Polyestern und polymerisierbaren Verbindungen dar. Die ungesättigten Polyester selbst werden aus ungesättigten Dicarbonsäuren, auch in Verbindung mit gesättigten Dicarbonsäuren, durch thermische Veresterung mit Polyalkoholen hergestellt. Sie sind je nach dem Veresterungsgrad zähflüssige bis halbharte Harze, die zur Erzielung besonderer Eigenschaften und zwecks leichterer Verarbeitbarkeit in monomeren, polymerisierbaren Flüssigkeiten, z. B. in Styrol, gelöst sind. So entstehen schließlich flüssige Produkte von unterschiedlicher Konsistenz, die als klare Gießharze bezeichnet werden.

Diese Klarharze lassen sich durch Einarbeiten von Farbstoffen und farbigen Pigmenten sowie durch Zusatz von Füllstoffen in ihren Eigenschaften sehr vielfältig variieren.

Standofix-Gießharze sind je nach Verwendungszweck dünnflüssig bis zähflüssig oder auch thixotrop. Die Aushärtung erfolgt entweder bei höheren Temperaturen (Warmhärtung) oder bei Raumtemperatur (Kalthärtung) mittels Peroxyd-Katalysatoren, die wegen der gefährlichen Handhabung der reinen Peroxyde in Weichmachern oder Lösungsmitteln verteilt sind. Für die Kalthärtung ist eine zusätzliche Verwendung von Beschleunigern notwendig, um den zur Aushärtung führenden Polymerisationsvorgang einzuleiten. Die Aushärtungsgeschwindigkeit hängt von folgenden Faktoren ab:

1. Art und Zusammensetzung des Gießharzes,
2. Art und Menge der Katalysatoren und Beschleuniger,
3. Arbeitstemperatur,
4. Gestalt und Größe des herzustellenden Werkstückes.

Für eine Kalthärtung angesetztes Harz-Härtergemisch wird zur Erhaltung der Verarbeitbarkeit zweckmäßig im Kühlschrank aufbewahrt.

Standofix-Gießharze, die für Warmhärtung bei Arbeitstemperaturen von über 100° C eingesetzt werden sollen, erhalten einen Zusatz von etwa 1% Standofix-Katalysator-Paste 7152.

Für die Kalthärtung werden in das Standofix-Gießharz nacheinander bis zur völligen Lösung je 2 — 5% Katalysatorpaste 7164 und Beschleuniger 7137 eingerührt. Katalysatorpaste und Beschleuniger dürfen keinesfalls vorher miteinander gemischt werden, da hierbei die Gefahr einer plötzlichen Zersetzung besteht. Je nach den äußeren Temperaturbedingungen beträgt die Aushärtungszeit bei Kalthärtung einige Minuten bis zu mehreren Stunden. Bei erhöhten Temperaturen härtet das für Kalthärtung angesetzte Gießharz besonders schnell aus. Durch Erhöhung bzw. Herabsetzung der Katalysator- und Beschleunigermengen wird die Zeit der Aushärtung entsprechend verkürzt oder verlängert.

Die mechanischen Eigenschaften der Standofix-Gießharze hängen von der Art und Menge der darin enthaltenen Füllstoffe oder Pigmente ab. Ganz hervorragende Festigkeiten werden erreicht, wenn bei der Herstellung eines Werkstückes Glasfasern eingebaut werden.

Standofix-Gießharz

Type 5080 . . . . . ist eine harte Type von heller Farbe und hoher Reaktionsfähigkeit.

Type 5112 . . . . . ist eine mittelharte Type von heller Farbe. Die Reaktionsfähigkeit ist größer als die der Type 7170.

Type 7169 . . . . . ist eine weiche Type, die zur Elastifizierung der härteren Typen verwendet wird.

Type 7170 . . . . . ist eine mittelharte Type.

Standofix-Gießharztypen

	7169	7170	5112	5080
Eigenschaften des flüssigen Harzes				
Farbe	dunkelgelb	gelb	hellgelb, fast farblos	hellgelb
Viskosität bei 25° C .	350—450 cp	1200—1600 cp	1200—1600 cp	1400—1700 cp
Konsistenz nach DIN 53211	100—150 s	350—450 s	350—450 s	400—500 s
Säurezahl	kleiner als 35	25—35	25—35	kleiner als 40
Jod-Farbzahl (30 mm Schichtdicke) . . .	kleiner als 40	kleiner als 5	kleiner als 3	kleiner als 5
spez. Gewicht bei 20° C	1,12	1,15	1,15	1,16
Brechungsindex b. 20°C	1,5150	1,5515	1,5528	1,5470
Verdünnbarkeit mit Monostyrol	etwa 65%	etwa 10%	etwa 10%	etwa 20%
löslich in	Essigester, Azeton, chlorierten Kohlenwasserstoffen			
Lagerfähigkeit (dunkel u. kühl aufbewahrt)	mehrere Monate	mehrere Monate	mehrere Monate	mehrere Monate
Verarbeitbarkeit b. 20° C				
a) mit 1% BP-Paste .	einige Tage	etwa 10 Tage	etwa 7 Tage	einige Tage
b) mit 4% Standofix-Katalysatorpaste 7164 u. 4% Standofix-Beschleuniger 7137 . .	3—4 Std.	60—80 min	30—40 min	25—35 min

	7169	7170	5112	5080
Eigenschaften des ausgehärteten Harzes				
(bezogen auf kaltgehärtete Gießlinge unter Zusatz sowie anschließender Temperung 1 Std. 100° C)	von 4% 7164 und 4% 7137			
a) allgemeine Eigenschaften				
Farbe	gelblich-braun	gelblich-braun	hell	hell
spez. Gewicht bei 20° C	1,20	1,26	1,255	1,25
Volumenschrumpfung b. der Aushärtung . . .	7,5%	9,6%	9,0%	7,9%
b) mechanische Eigenschaften				
Schlagzähigkeit	65 cm—kg/cm^2	10 cm·kg/cm^2	5 cm·kg/cm^2	4—5 cm·kg/cm^2
Zugfestigkeit	25—30 kg/cm^2	400—500 kg/cm^2	300—400kg/cm^2	400—500 kg/cm^2
Bruchdehnung	etwa 25%			
Biegefestigkeit		1000·1200kg/cm^2	700 kg/cm^2	600 kg/cm^2
Elastizitätsmodul . . .		29000 kg/cm^2	39000 kg/cm^2	39000 kg/cm^2
Formbeständigkeit nach Martens			49° C	68° C
c) elektrische Eigenschaften		44° C		
Spannungsfestigkeit . .	22 kV/mm	25 kV/mm	25 kV/mm	28 kV/mm
Dielektrizitätskonstante bei 1000 Hz	7,3	4,2	4,0	3,75
Dielektrischer Verlustfaktor bei 1000 Hz .	$38 \cdot 10^{-3}$	$12 \cdot 10^{3}$	$9{,}8 \cdot 10 \cdot {}^{3}$	$7{,}3 \cdot 10^{-3}$
Dielektrischer Verlustfaktor bei 1000 Hz nach 24 Std. Wasserlagerung	$180 \cdot 10^{-3}$	$12 \cdot 10^{-3}$	$9{,}8 \cdot 10^{-2}$	$8{,}0 \cdot 10^{-3}$
d) Chemikalienbeständigkeit	(Lagerung der Gießlinge in den Lösungsmitteln 7 Tage bei 20° C) 1 = beständig, 2 = bedingt beständig, 3 = unbeständig			
Benzin	1	1	1	1
Benzol	3	2	2	1
Yylol	2	1	1	1
Azeton	3	3	3	3
Cyclohexanon	3	3	2	1
Äthylalkohol	2	2	1	1
Butanol	1	1	1	1
Essigester	3	3	3	2
Äthylglykol	3	3	2	1
Äthylenglykol	1	1	1	1
Terpentinöl	1	1	1	1
Tetrachlorkohlenstoff .	3	1	1	1
Trichloräthylen . . .	3	3	3	2
destilliertes Wasser . .	1	1	1	1
Meerwasser	1	1	1	1
Natronlauge . . .10%	2	1	1	1
Natronlauge . . .50%	2	1	1	1
Salzsäure 10%	2	1	1	1
Salzsäure 35%	3	1	1	1
Schwefelsäure . .10%	1	1	1	1
Essigsäure 8%	1	1	1	1
Sodalösung	2	1	1	1
Wasseraufnahme nach 7 Tagen	0,6%	0,23%	0,15%	0,16% o. Verbindlichkeit

5. Leguval-Gießharze

Hersteller: Farbenfabriken Bayer AG. Leverkusen

Leguval-Gießharze sind ungesättigte Polyester in Verbindung mit polymerisationsfähigen Monomeren. Es sind flüssige, leicht gießfähige Produkte, die durch Zusatz geeigneter Katalysatoren auf einfache Weise in feste Mischpolymerisate übergeführt werden können. Ihre Farbe ist z. T. bräunlich, z. T. klar durchsichtig mit einem leichten Gelbstich.

Die ausgehärteten Endprodukte besitzen hohe mechanische Festigkeit, günstige elektrische Eigenschaften sowie gute Widerstandsfähigkeit gegen klimatische Einflüsse. Weitgehende Beständigkeit ist gegen Öle, Fette, Benzin, Benzol, Toluol, Äthylalkohol, Laugen und Säuren vorhanden. Azeton und Metylenchlorid wirken dagegen stark aufquellend.

Die aus Leguval gefertigten Produkte lassen sich gut spanabhebend bearbeiten und polieren. In ihrer Farbe können sie fast wasserklar sowie lasierend oder deckend in den verschiedensten Farbtönen eingestellt werden. Hierfür stehen eine Reihe geeigneter Farbstoffe zur Verfügung. Auch Füllstoffe lassen sich zusetzen, so z. B. Quarzmehl, Kaolin, Talkum und Kreide. Zur Erhöhung der mechanischen Festigkeit gebraucht man faserige Füllstoffe wie Asbest und Glasfasern.

In Kombination mit Fasern und Geweben, insbesondere mit solchen aus Glas, lassen sich im Schichtstoffaufbau Platten oder Formteile bis zu den größten Ausmaßen herstellen, wie dies mit bisher üblichen Kunststoffen im Spritzguß oder Preßverfahren nicht möglich war. Auf diese Weise können selbsttragende Konstruktionen, z. B. ganze Boote, Flugzeug-, Karosserie- und Kühlschrankteile, Radio- und Fernsehgehäuse hergestellt werden.

Die günstigen Eigenschaften und die einfache Verfahrenstechnik eröffnen den Leguval-Marken eine Fülle neuartiger Anwendungsgebiete. In der Elektroindustrie dient Leguval zum Einbetten von Kondensatoren, ganzen Aggregaten, von Motor- und Transformatorenwicklungen sowie Spulen aller Art.

Die äußerst günstige Eigenschaft des Leguval, ohne Abspaltung flüchtiger Bestandteile zu härten, ermöglicht eine Verarbeitung in Niederdruckvorrichtungen oder sogar völlig drucklos; dies erlaubt vielfach den Einsatz billigen Formenmaterials in starrer oder elastischer Ausführung (Metall, Holz, Beton, Gips, Kunststoff, Gummisack u. dgl.).

Erwähnenswert ist vor allem das Gießverfahren und die Herstellung von Schichtstoffen. Die nachstehend gegebenen Hinweise sollen nur das Wesentliche der Verfahrenstechnik erfassen.

Das Gießverfahren ist bei der Fertigung kleiner oder dünnwandiger Teile leicht durchführbar; dabei kann sowohl bei Raumtemperatur ohne Wärmezufuhr als auch in der Wärme, im Wärmebad, Heißluftofen oder in geheizten Pressen gehärtet werden.

Bei größeren oder dickwandigen Gußteilen ist die Härtung langsam durchzuführen, da sonst Spannungen oder Risse auftreten. Schichtstoffe, deren mechanische Festigkeit besonders hoch ist, lassen sich durch Einlagerung von Papier, Holz und besonders günstig von Vliesen oder Geweben aus Glas, Textilmaterial und Metall herstellen.

Bei diesen Verfahren werden entweder die Einlagen zunächst mit Leguval getränkt und dann in der Presse gehärtet, oder man bringt die nicht vorbehandelten

Faserstoffe in die Presse direkt ein, fügt dann Leguval hinzu und preßt, worauf die Durchhärtung erfolgt.

Das Pressen kann sowohl in kalten als auch in geheizten Pressen erfolgen. Die Anwendung von Wärme verkürzt die Härtungszeit.

Leguval T 20
ist ein warmhärtendes Polyester-Gießharz.

Die Polymerisation (Härtung) erfolgt nach Zusatz katalytisch wirkender organischer Peroxyde, z. B. BP-Paste.

Der Zusatz an BP-Paste beträgt 2—4%.

Um die gehärteten Endprodukte mit harter, nicht klebriger Oberfläche zu erhalten, ist darauf zu achten, daß diese an allen Stellen durch das Formenmaterial oder ein Abdeckmittel während der Härtung vor dem Zutritt von Luft geschützt ist.

Leguval ist mit Leguval K 25 in jedem Verhältnis mischbar, was für die Einstellung bei Raumtemperatur langsam härtender Mischungen interessant ist.

Die für manche Fälle zu hohe Viskosität (Dickflüssigkeit) kann durch Zusatz von Monostyrol herabgesetzt werden. Bei einem Zusatz von über etwa 25% Monostyrol verschlechtern sich die mechanischen Festigkeitswerte und die Wärmefestigkeit. Auch Zusätze von Weichmachern, z. B. von Clophen A 50, sind möglich.

Leguval T 30
ist ein warmhärtendes Polyester-Gießharz.

Auch hier erfolgt die Polymerisation (Härtung) nach Zusatz katalytisch wirkender BP-Paste mit 1—4%.

Leguval T 30 läßt auch ein Arbeiten bei nicht abgedeckten Oberflächen zu, wenn der BP-Pastenmischung noch 0,25% Kobaltchlorürlösung ($CoCl_2$ 20% in Methanol) zugegeben werden. Die nicht abgedeckten Oberflächen werden nach diesem Verfahren hart und klebfrei.

Leguval T 30 ist mit den Typen K 25 und T 80 in jedem Verhältnis mischbar. Auch Zusätze von Weichmachern sind möglich.

Leguval T 80
ist ein warmhärtendes Polyester-Gießharz.

Die Polymerisation (Härtung) erfolgt wie bei den vorgenannten Typen nach Zusatz katalytisch wirkender organischer Peroxyde, z. B. der BP-Paste mit 2—4%. Im Gegensatz zu den anderen Leguval-Gießharzen ist das Gießharz T 80 von besonderer Weichheit, jedoch weniger fest; diese Type ist in erster Linie zum Abmischen der Typen T 30 und K 25 bestimmt.

Hinsichtlich der Arbeiten bei nicht abgedeckten Oberflächen ist wie bei T 30 zu verfahren.

Leguval K 25
ist ein kalthärtendes Polyester-Gießharz.

Die Polymerisation (Härtung) erfolgt nach Zusatz an BP-Paste von 2—4% bei Raumtemperatur.

Während der Härtung ist die Oberfläche durch ein Abdeckmittel bzw. durch das Formenmaterial vor dem Zutritt von Luft zu schützen.

Die Type K 25 ist mit den anderen Typen der Leguval-Gießharze in jedem Verhältnis mischbar.

Mechanische Eigenschaften der Leguval-Gießharze

	T 20	T 30	T 80	K 25
Farbe	schwach gelb	schwach gelblich	schwach gelblich	bräunlich
Viskosität	etwa 12000 cP	etwa 2000 cP	etwa 1000 cP	etwa 2000 cP
Wärmeleitzahl	0,13 Kcal/mh°C	0,13 Kcal/mh°C	—	0,13 Kcal/mh°C
Verarbeitbarkeit bei 25° C mit 4% BP-Paste	mehr als sieben Tage	mehr als sieben Tage	mehr als 14 Tage	etwa 60 Minuten
Gelatierungszeit bei 80° C mit 4% BP-Paste	8 Minuten	4 Minuten	4 Minuten	—
Spezifisches Gewicht roh	1,14	1,16	1,12	1,16
verformt	1,23	1,27	1,22	1,26
Volumenschrumpfung	7,4%	8,4%	8,3%	7,8%
Zugfestigkeit nach Din	500 kg/cm²	650 kg/cm²	65 kg/cm²	600 kg/cm²
Bruchdehnung nach Din	7%	6%	25%	4%
Biegefestigkeit Normstab	1100 kg/cm²	1050 kg/cm²	30 kg/cm²	700 kg/cm²
Druckfestigkeit nach DIN	1900 kg/cm²	1400 kg/cm²	—	650 kg/cm²
Brünellhärte nach DIN	1450 kg/cm²	1100 kg/cm²	110 kg/cm²	1500 kg/cm²
Wärmestandfestigkeit	130° C	175° C	—	140° C

Elektrische Eigenschaften von Leguval-Gießharz

	T 20	T 30	T 80	K 25
Durchschlagfestigkeit bei 1 mm Plattenstärke kV/mm	29	25—27	22	25
Oberflächenwiderstand . . . . Ohm	$> 1\times10^{14}$	$5-8\times10^{13}$	2×10^{12}	$> 1\times10^{14}$
. . . . Vergleichszahl	14	13 13	12	14
Oberflächenwiderstand . . . . Ohm 24 Std. in Wasser Vergleichszahl	7×10^{13} 13	$1-4\times10^{13}$ 13 13	6×10^{10}) 10	5×10^{13} 13
Innerer Widerstand . . . . . Ohm	7×13^{13}	$4+8\times10^{13}$	4×10^{12}	6×10^{13}
Innerer Widerstand 4 Tg. in 80% rel. Feuchtigk. Ohm	7×10^{13}	$2+6\times10^{13}$	5×10^{11}	5×10^{13}
Spez.-Widerstand . . . . Ohmcm	3×10^{15}	$2+3\times10^{15}$	1×10^{13}	3×10^{15}
Dielektrizitäts-Konstante . . 800 Hz	3,4	3,9—4,0	5,3	3,7
Dielektrizitäts-Konstante 1 Mill. Hz	3,4	3,7—3,8	4,8	3,6
Dielektr. Verlustfaktor tg δ 800 Hz	0,005	0,008+0,018	0,031	0,008
Dielektr. Verlustfaktor tg δ 1 Mill. Hz	0,012	0,021	0,040	0,018

Beständigkeit von Leguval T 30 gegen die Einwirkung verschiedener Stoffe

Stoff			Stoff		
Schwefelsäure	konz.	—	Meerwasser		+
Schwefelsäure	20%ig	+	Trinkwasser		+
Schwefelsäure	5%ig	+	Methanol		0
Salzsäure	konz.	+	Äthylalkohol	95%ig	+
Salzsäure	20%ig	+	Äthylalkohol	50ig	+
Salzsäure	5%ig	+	Aceton		—
Essigsäure	8%ig	+	Benzin		+
Natronlauge	40%ig	+	Kristallöl		+
Natronlauge	20%ig	+	Paraffinöl		+
Natronlauge	5%ig	+	Leinöl		+
Kalilauge	40%ig	+	Benzol		+
Kalilauge	20%ig	+	Toluol		+
Kalilauge	5%ig	+	Schwefelkohlenstoff		+
Sodalauge		+	Methylenchlorid		—
Seifenlauge		+	Tetrachlorkohlenstoff		+

+ = beständig, — = unbeständig, 0 = bedingt beständig.

Diese Angaben beziehen sich auf die Prüfung von nachgehärtetem Leguval T 30. Die Einwirkung betrug 30 Tage bei 20° C.

Physikalische Eigenschaften von Leguval-Gießharzen im Lieferzustand

	T 20	T 30	T 80	K 25
Farbe	schwach gelblich	schwach gelblich	schwach gelblich	bräunlich
Viskosität	etwa 12000 cP	etwa 2000 cP	etwa 1000 cP	etwa 2000 cP
Spezifisches Gewicht bei 20° C	1,14	1,16° C⁻¹	1,12	1,16
Kubischer Ausdehnungskoeffizient . . . . . °C⁻¹	$74 \cdot 10^{-5}$	$74 \cdot 10^{-5}$	$74 \cdot 10^{-5}$	$75 \cdot 10^{-5}$
Wärmeleitzahl . . . Kcal/mh° C	0,13	0,13	—	0,13
Spez. Wärme . . . cal/g °C	0,39	0,39	—	0,39
Verarbeitbarkeit bei 25° C mit 4% BP-Paste	mehr als 7 Tage	mehr als 7 Tage	mehr als 14 Tage	—
Gelatinierungszeit bei 80° C mit 4% BP-Paste	8 Minuten	4 Minuten	4 Minuten	etwa 60 Minuten
Lagerfähigkeit bei kühler und dunkler Lagerung	mehrere Monate	mehrere Monate	mehrere Monate	mehrere Monate

Physikalische Eigenschaften von Leguval-Gießharzen im polymerisierten festen Zustand

	T 20	T 30	T 80	K 25
Farbe	schwach gelblich	schwach gelblich	schwach gelblich	bräunlich
Spezifisches Gewicht bei 20° C	1,23	1,27	1,22	1,26
Volumenschrumpfung	7,4%	8,4%	8,3%	7,8%
Linearer Ausdehnungskoeffizient . . . mm/mm °C	$162 \cdot 10^{-6}$	$108 \cdot 10^{-6}$	$183 \cdot 10^{-6}$	$113 \cdot 10^{-6}$
Wärmeleitzahl . . . Kcal/m h °C	0,166	0,194	0,189	0,187
Brechungsindex	1,56	1,56	1,53	1,57
Zugfestigkeit nach DIN 53455 . . . . . kg/cm²	500	650	65	600
Bruchdehnung nach DIN 53455	7%	6%	25%	4%
Biegefestigkeit nach DIN 53452. Normstab kg/cm²	1100	1050	30	700
Dynstat	800	1300	100	1300
Durchbiegung nach DIN 53452 . . Normstab mm	7	15	30	17
Biegewinkel nach DIN 53452 . . . Dynstat	9,4°	19°	65°	15°
E-Modul Spezialprüfung nach Nitsche und Pfestorf kg/cm²	40000	16000	—	11000
Schlagzähigkeit nach DIN 53453 Normstab cmkg/cm²	15	10	80	7,5
Dynstat kg/cm²	11	27,6	70	19
Kerbschlagzähigkeit n. Din 53453 Normstab cmkg/cm²	2,3	2,5	24	1,0
Druckfestigkeit nach DIN 53454 . . . . . kg/cm²	1900	1400	135	650
Brünellhärte nach DIN 53456 10″ . . . . kg/cm²	1450	1100	110	1500
in Vorbereitung 60″ . . . . kg/cm²	1400	110	—	1500
Wärmestandfestigkeit nach Vicat nach VDE 0302 °C	130°	175°	—	140°

6. Palatal-Gießharze

Hersteller: Badische Anilin- und Soda-Fabrik AG., Ludwigshafen (Rhein)

Palatal-Gießharze sind flüssige, niedrigviskose Kombinationen von ungesättigten Polyesterharzen mit Monostyrol, welche nach Zusatz von Katalysatoren restlos aus dem flüssigen in den festen Zustand übergeführt werden. Der zeitliche Ablauf dieses Vorganges kann durch die Wahl entsprechender Reaktionsbedingungen innerhalb weiter Grenzen gesteuert werden. Diese Eigenschaften ermöglichen es, das Palatal-Gießharz überall dort anzuwenden, wo es sich darum handelt, drucklos auf einfachste Weise Gießlinge zu formen, Gegenstände einzubetten, Hohlkörper auszugießen, Gewebe, Gewirke oder Fasern zu imprägnieren. Durch Imprägnierung von Geweben u. dgl. können Schichtstoffe mit hervorragenden Eigenschaften hergestellt werden.

Als Katalysatoren dienen organische Peroxyde, welche vorteilhaft in Form von Pasten angewendet werden. Die Wirkung dieser Katalysatoren kann in vielen Fällen durch Zumischung von Beschleunigern verstärkt werden.

Die Gießharz-P-Marken sind besonders gut verträglich mit Füllstoffen von faseriger Struktur, wie z. B. Glas- und Asbestfasern. Auch Füllstoffe, wie Kaolin, Kreide, Quarzmehl, Gesteinsmehle u. dgl. können verwendet werden.

Diese Gießharze können mit Pigmentfarbstoffen deckend sowie mit Zaponechtfarbstoffen transparent angefärbt werden.

Ausgehärtete Gießharze lassen sich spanabhebend bearbeiten, d. h. sägen, fräsen, drehen, schleifen und auf einfache Art polieren. Besondere Vorteile bietet das Nachschleifen der Polymerisate.

Die Polymerisation der Palatal-Gießharze P erfolgt unter Wärmeentwicklung und ist mit einer Volumenkontraktion verbunden. Polymerisate der reinen P-Marken haben eine Schwindung von 6—9%. Die Schrumpfung der mit Füllstoffen versetzten Gießharzmarken ist um so geringer, je höher die Füllstoffzusätze sind.

Für die Kalterhärtung der Gießharze P rechnet man mit folgendem Ansatz:

100 g Gießharz P Zusatz: 0,5—4 g Katalysatorpaste
0,1—0,6 cm³ Beschleunigerlösung.

Zur Erzielung einer guten Homogenität wird zunächst die angeteigte Katalysatorpaste beigemischt, und unter ständigem Rühren wird nach einigen Minuten die Beschleunigerlösung beigegeben und das Gemisch vorsichtig nochmals einige Minuten verrührt. Es ist dann gebrauchsfähig und soll innerhalb einer halben Stunde verformt werden, da nach dieser Zeit bei Raumtemperatur die Polymerisation bereits einsetzen kann.

Die Verarbeitungszeit (Gelierzeit) und die Entformungszeit sind abhängig von der Menge der Zusätze an Katalysatorpaste und Beschleunigerlösung.

Für die Heißhärtung, d. h. Härtung mit Temperaturzuführung (bis 120° C) rechnet man folgenden Ansatz:

100 g Gießharz P Zusatz: 0,5—4 g Katalysatorpaste
oder 100 g Gießharz P Zusatz: 0,5—4 g Benzoylperoxyd-Paste[1])

Bei der Heißhärtung sind Verarbeitungszeit und Entformungszeit von den Mengen der Zusätze und der Temperatur abhängig. Die für die Verformung vorgesehenen Formen müssen entsprechend vorgerichtet und mit einem wirksamen Trennmittelaufstrich versehen sein.

Eigenschaften der Gießharz-P-Marken im Anlieferungszustand:

	P 3	P 4	P 5
Farbzahl (= mg Jod pro 100 cm³ Wasser)	6—8	2—5	2—5
Viskosität, gemessen im Fordbecher Nr. 4 bei 20° C in Sek.	150—200	100—150	150—200
Viskosität in cP	etwa 1200	etwa 1000	etwa 1200
Spezifisches Gewicht des flüssigen Harzes	1,14	1,13	1,15
Verdünnbarkeit mit Monostyrol	3—5%	unbegrenzt	3—5%

Eigenschaften der Gießharzpolymerisate:

Mechanische Eigenschaften[2])			
Druckfestigkeit kg/cm²	> 1500	> 1500	> 1500
Biegefestigkeit kg/cm²	> 700	> 700	> 700
Zugfestigkeit kg/cm²	400	400	400

[1]) BP-Paste liefert: Oxydogesellschaft, Emmerich (Rhein).

[2]) Die mechanischen Eigenschaften wurden an Prüfstäben bestimmt, welche aus bei 100° C getemperten Vollmaterialplatten gesägt und anschließend poliert wurden.

	P 3	P 4	P 5
Schlagzähigkeit cmkg/cm²	9	9	8–9
Kugeldruckhärte (60 Sek.) kg/cm²	1300	1260	1050
E-Modul kg/cm²	29000	33500	31800
Kerbschlagzähigkeit cmkg/cm²	< 1,4	< 1,4	< 1,4
Spez. Gewicht der Polymeren	1,22	1,21	1,23
Wärmestandfestigkeit des Reinpolymerisates in °C	70–75	75–85	70–80
Formbeständigkeit			
nach Martens	45	54	45
nach Vicat	69	80	70

Dielektrische Eigenschaften (bei 1000 Hz):

		P 3	P 4	P 5
bei 100° C getempert	tg δ	0,011	0,02	0,017
	ε	3,5	3,5	3,8
	$\Omega \cdot$ cm	1×10^{14}	$1{,}8 \times 10^{14}$	$1{,}6 \times 10^{14}$
nach 24 Stunden Wasserlagerung	tg δ	0,114	0,03	0,055
	ε	8,3	4,5	5,5
	$\Omega \cdot$ cm	1×10^{13}	$1{,}4 \times 10^{13}$	1×10^{12}

Verhalten gegen chemische Agenzien:

Die Gießharz-P-Polymerisate sind gegen Wasser, Mineralöl, Benzin, höhere ein- oder mehrwertige Alkohole, ferner gegen verdünnte Säuren, z.B. Salz-, Schwefel-, Essigsäure, gut beständig; gegen Alkalien und oxydierende Substanzen sind sie jedoch mehr oder weniger empfindlich. In einer Reihe von Lösungsmitteln, z. B. Benzol- und chlorierten Kohlenwasserstoffen, ferner in Äthern, Estern und Ketonen, kann allmählich eine Quellung oder gar Zerstörung der Polymerisate eintreten.

Die Widerstandsfähigkeit der Gießharzpolymerisate gegen chemische Agenzien ist vom Polymerisationsgrad abhängig. Sie wird durch eine Behandlung der Polymerisate bei höheren Temperaturen (bis 100° C) verbessert.

Neben den Gießharztypen P 3, 4 und 5 wird noch P 6 geliefert, das sich als ein schneller erhärtendes Gießharz für Kalt- und Warmhärtung bewährt hat.

Allgemeiner Ansatz für die Härtung bei Raumtemperatur (Kalthärtung):

100 g Palatal P 6
0,25—4 g Katalysator-Paste
0,1—0,4 ccm Beschleuniger-Lösung.

Die Verarbeitung von Palatal P 6 geschieht auf die gleiche Weise wie bei den übrigen Palatal P-Marken. Die Polymerisation von Palatal P 6 verläuft jedoch rascher als bei den Palatal-Marken P 3 bis P 5, wie einige Beispiele zeigen.

Für Ansätze mit 100 g Palatal P bei Raumtemperatur von 20—22° C

Palatal	Katalysator-Paste	Verarbeitungszeit¹)	Entformzeit	Palatal	Katalysator-Paste	Verarbeitungszeit¹)	Entformzeit
P 3	1 g	1 Std. 30 Min.	2 Std. 10 Min.	P 4	1 g	2 Std. 50 Min.	4½ Std.
	2 g	1 Std. 10 Min.	1 Std. 50 Min.		2 g	1 Std. 20 Min.	2½ Std.
	4 g	45 Min.	1 Std. 15 Min.		4 g	40 Min.	1½ Std.
P 5	1 g	1 Std. 50 Min.	3½ Std.	P 6	1 g	1 Std. 10 Min.	2 Std.
	3 g	1 Std.	1 Std. 40 Min.		2 g	45 Min.	1 Std. 20 Min.
	4 g	40 Min.	1 Std. 10 Min.		4 g	30 Min.	50 Min.

Zusatz von 0,2 ccm Beschleunigerlösung

¹) Verarbeitungszeit = Gelierzeit

Für Palatal P 6 Härtung bei Raumtemperatur bei 20—22° C

Einwaage	Katalysator-Paste	Beschleunigerlösung	Verarbeitungszeit	Entformzeit	Bemerkungen
50 g	2,0 g	0,2 ccm	30—35 Min.	50—55 Min.	polymerisiert bei Raumtemperatur zwischen 20—21° C. Gießlinge ohne Rißbildung
100 g	1,5 g	0,2 ccm	45—50 Min.	$1^1/_4$—$1^1/_2$ Std.	
250 g	1,25 g	0,5 ccm	$2^1/_2$—3 Std.	4—$4^1/_2$ Std.	
600 g	1,5 g	0,5 ccm	4—5 Std.	8—9 Std.	
1000 g	1,0 g	0,3 ccm	6—7 Std.	10—12 Std.	

Für die Verträglichkeit von Palatal P 6 mit Füll- und Farbstoffen, Lagerung, Reinigung der Arbeitsgeräte, physiologische Eigenschaften sowie das Verhalten von Palatal-P-6-Polymerisaten gegen chemische Agenzien und die Nachbearbeitungsmöglichkeiten gelten dieselben Angaben, wie sie für die Gießharz-P-3- bis P-5-Marken gemacht wurden.

Eigenschaften von Palatal P 6 im Anlieferungszustand

Farbzahl (= mg Jod pro 100 ccm Wasser)	1—2
Viskosität, gemessen im Fordbecher Nr. 4 bei 20° C in Sek.	200—250
Viskosität in cP	1300—1400
Spezifisches Gewicht des flüssigen Harzes	1,15
Verdünnbarkeit mit Monostyrol	1 : 1

Eigenschaften der Palatal P 6-Polymerisate (bei 100° C nachgetempert)

Mechanische Eigenschaften:	
Druckfestigkeit kg/cm^2	1600—1700
Biegefestigkeit kg/cm^2	> 700
Schlagzähigkeit $cm/kg/cm^2$	9—10
Kugeldruckhärte (60 Sek.) kg/cm^2	1350
E-Modul kg/cm^2	40 · 200
Kerbschlagzähigkeit $cm/kg/cm^2$	1,5
Wärmestandfestigkeit des Reinpolymerisates in °C	130—135
Formbeständigkeit:	
nach Martens	80
nach Vicat	> 150
Spezifisches Gewicht des Polymeren	1,22

Dielektrische Eigenschaften		bei 1000 Hz	bei 500 kHz
bei 1000° C getempert	$\mathrm{tg}\,\delta$	0,023	0,018
	ε	3,8	3,2
	$\Omega \cdot$ cm	$2,5 \times 10^{14}$	$5 \cdot 10^{11}$
nach 24 Std. Wasserlagerung	$\mathrm{tg}\,\delta$	0,03	—
	ε	4,6	—
	$\Omega \cdot$ cm	$2,0 > 10^{14}$	—

Neben den bisher beschriebenen Palatal-Gießharzen P 3—6 liefert die Herstellerin dieser Gießharze ein weiteres Gießharz Palatal PF als Abmischungskomponente für die Gießharztypen P 3—6, um die Sprödigkeit dieser Produkte je nach den Mischungsverhältnissen herabzusetzen und den Polymerisaten eine größere Zähigkeit zu verleihen.

Als streich- bzw. spachtelfähige Pasten werden die auf der Basis von ungesättigten Polyesterharzen Gießharztypen PVF und PV 6 in solchen Fällen angewendet, wo das Palatal verspachtelt wird, so daß es an senkrechten und stark geneigten Flächen nicht ablaufen kann. Außerdem eignen sich diese Pasten zum Verkleben von Palatalteilen bzw. Glasfaserschichtstoffen untereinander oder mit anderen Unterlagen, z.B. Metallen, Holz u. dgl.

Palatal-Paste PVF ist das verdickte flexible Palatal PF, Palatal-Paste PV 6 ist das verdickte Palatal 6.

Ansätze für die Härtung:

a) bei Raumtemperatur (Kalthärtung)
100 g Palatal PVF
2—6 g Katalysatorpaste
0,2—1,0 cm³ Beschleunigerlösung
100 g Palatal PV 6
0,5—3,0 g Katalysatorpaste
0,1—0,4 cm³ Beschleunigerlösung

b) mit Wärmezuführung (von 80—130° C) Heißhärtung
100 g Palatal PVF
1—5 g Katalysatorpaste bzw. Benzoylperoxydpaste
100 g Palatal PV 6
0,5—2 g Katalysatorpaste bzw. Benzoylperoxydpaste.

Bei der Härtung mit Wärmezufuhr erübrigt sich die Zugabe von Beschleunigerlösung.

Die Polymerisation von Palatal PVF erfolgt praktisch ohne wesentliche Temperaturerhöhung, die von Palatal PV 6 dagegen unter stärkerer Wärmeentwicklung.

Herstellung von Glasfaserschichtstoffen

Palatal-Glasfaserschichtstoffe lassen sich z. B. nach folgender Arbeitsweise herstellen:

Die mit einem Trennmittel, z.B. OP-Wachs BASF, eingewachste Form wird mit einer streichfähigen, mit Katalysator und Beschleunigerlösung versetzten Palatal-Paste, z.B. Palatal PV 6 oder Palatal PVF oder einem Gemisch von beiden, 1—3 mm dick eingestrichen (die Pasten können mit Palatal-P-Marken verdünnt werden).

Nun legt man das Glasgewebe in die Form ein und spachtelt die Palatal-Paste in das Gewebe. Man kann nun Lage auf Lage Glasgewebe einlegen, bis die gewünschte Stärke des Schichtstoffes erreicht ist. Zwischen jede Lage Gewebe spachtelt bzw. streicht man zweckmäßig Palatal-Paste. Die Härtung erfolgt unter mäßigem Druck bzw. drucklos bei Raumtemperatur oder erhöhter Temperatur.

Eigenschaften der Polymerisate

Für die mechanischen und elektrischen Eigenschaften von Polymerisaten von Palatal PVF und Palatal PV 6 gelten die in der Arbeitsvorschrift für Palatal P 6 bzw. Palatal PF gemachten Angaben.

7. Gießharz P 600 G

Hersteller: Dynamit-AG. vormals Alfred Nobel & Co., Troisdorf (Bez. Köln)

Dieses Gießharz ist ein leichtfließendes, härtbares Harz auf der Basis Phenol-Formaldehyd oder ungesättigter Polyesterlösungen in einbaufähigen Monomeren.

Das Reproduktionsverfahren eignet sich insbesondere für die Herstellung von Gegenständen mit geringer Fertigungszahl.

Voraussetzung für die Anwendung dieses Verfahrens ist das Vorhandensein entsprechender und zugerichteter Formen oder Modelle, deren Oberfläche mit einer 5%igen Lösung von Polyvinylalkohol imprägniert sein muß.

Als Härterflüssigkeit dient ein Gemisch gleicher Volumenteile konz. Salzsäure (35%ig) und Spiritus (CA-Härter genannt). Kurz vor Gebrauch werden zur Herstellung von Gießkörpern mittlerer Größe etwa 8 Teile hiervon mit 100 Teilen Harz schnell und innig vermischt. Der Härtevorgang benötigt bei 20° C mindestens einen

Tag, während er bei 50—60° C innerhalb weniger Stunden erfolgt. Zur Vermeidung von erhöhten Schrumpfmaßen sind im allgemeinen höhere Härtetemperaturen nicht anzuwenden.

Schrumpfung etwa 2%, mit Füllstoffen weniger als 1%.

Im Endzustand ist das Gießharz P 600 G nicht schmelzbar, wärmefest bis etwa 150—200° C (kurzfristig). Bei Verwendung von CA- oder SA-Härtern ist es undurchsichtig elfenbeinartig, bei TW-Härter gelbbraun-transparent, jedoch nachdunkelnd. Ausgehärtete Gießlinge können lackiert oder gebeizt werden.

8. Gießharz P 1600

der gleichen Herstellerin

ist ebenfalls ein härtbares Phenolgießharz, das überall dort angewendet wird, wo es auf geringste Schrumpfung und gute mechanische Festigkeit ankommt. Insbesondere können damit auch maßgerechte große Formkörper gegossen werden.

Je nach der zur Verarbeitung gelangenden Harzmenge werden kurz vor Gebrauch 3,5 — 6% CA-Härter (bestehend aus gleichen Volumen Spiritus und konz. — 35%iger — Salzsäure) oder eine entsprechende Menge Spezialhärter D 5 innig beigemischt. Höherer Härtezusatz bewirkt zwar eine schnellere Härtung, doch besteht bei größeren Ansätzen die Gefahr einer starken Eigenerwärmung. Auch im Innern der Gießkörper soll die Wärme nicht über 80° C ansteigen.

Härteransatzregel: bis 2 kg Harz = 5—6% Härter,
2—10 kg Harz = 4—5% Härter,
10 und mehr kg Harz = 3,5—4% Härter.

Die Polymerisation wird zweckmäßig bei Raumtemperatur durchgeführt. Im allgemeinen können die Gießlinge wenige Stunden nach dem Guß aus der Form genommen werden, wenn dabei etwas Wärme einwirkte. Die endgültige Aushärtung erfolgt dann in einigen Tagen bei Raumtemperatur oder kurzseitig bei 60—80° C.

Extrem niedrige lineare Schrumpfung von 0,3% (ungefüllt).

Im Endzustand hat dieses Gießharz die gleichen Eigenschaften wie die Type P 600 G.

9. Gießharze TR 360, TR 250, TR 120

der gleichen Herstellerin

sind ungesättigte Polyesterharzlösungen in Monostyrol, die nach Zugabe von Katalysatoren und Beschleunigern kalt oder warm härtbar sind. Die Härtezeiten betragen einige Stunden bis zu wenigen Minuten. Füllstoffe wie Kaolin u. ä. sowie Glasfasern können beigemischt bzw. angewendet werden. Die lineare Schrumpfung beträgt ungefüllt etwa 2%.

Das Endprodukt ist transparent — helle Färbung ist möglich, hat eine hohe Lichtbeständigkeit und ist wetterfest. Das Gießharz TR 120 ist bei Raumtemperatur biegsam, die Typen TR 250 und TR 360 dagegen hart und gut bearbeitbar.

10. Arcophor

Hersteller: Arcophor K. G. Herbert Zscherp, Eppstein

Unter dem gesetzlich geschützten Namen „Arcophor“ wird seit 1931 ein Werkstoff für orthopädische Zwecke hergestellt, der unter Verwendung von 40—50 Zellulose- und Gewebeschichten (je nach Stärke des Materials) unter Einwirkung großer Hitze und sehr hohen Druckes und bei ausschließlicher Verarbeitung härtbarer Phenolharze zu einem Material verpreßt wird, daß den höchsten Anforderungen gerecht wird und bruchsicher und vor allem formbeständig ist.

Dieses Kunstharz ist leicht und enorm haltbar, leicht federnd und unempfindlich gegen Fußschweiß und Feuchtigkeit. Es wird zur Herstellung von Fußstützen (Einlagen) verwendet. Zu diesem Zweck wird es vom Hersteller in Form von Rohlingen angeliefert.

11. Arcoplastic

Hersteller: Arcophor K. G. Herbert Zscherp, Eppstein

Unter dem Namen „Arcoplastic" werden Rohlinge für den Fußstützenbau aus einem zähen Kunststoff aus der Klasse der Polyamide im Spritzgußverfahren hergestellt, das durch zwei Patente geschützt ist. Praktisch handelt es sich um den gleichen Rohstoff, der auch für Perlon oder Nylon verwandt wird, er hat eine gelblichweiße Eigenfärbung. Seine Hauptmerkmale sind:

1. spezifisches Gewicht 1,13;
2. große Festigkeit;
3. hohe Elastizität;
4. formbeständig;
5. beständig gegen Fußschweiß und Einwirkung der verschiedenen chemischen Stoffe.

Bei diesem geringen spezifischen Gewicht ist der Kunststoff als außerordentlich leicht anzusprechen.

12. Vernetzte Polyurethane

(Moltopren-Vulkollan)

Die Polyurethane sind ein noch verhältnismäßig junges Kunststoffgebiet; sie wurden kurz vor dem letzten Weltkrieg in Deutschland entwickelt.

Als Rohstoffe gelten:

a) „Desmophan" (Hydroxyl-Polyester), dessen Herstellung durch die Veresterung mehrwertiger Alkohole mit mehrwertigen Karbonsäuren erfolgt, wobei die Mengenverhältnisse meist so gewählt werden, daß ein Polyester mit endständigen Hydroxylgruppen erhalten wird, und

b) „Desmodur" (Polyisozyanate) durch Phosgenierung der entsprechenden Amine.

Infolge der großen Reaktivität der Isozyanate liegen die Verhältnisse in der Herstellung dieser Rohstoffe anders als bei den meisten gebräuchlichen Kunststoffen. Es wird dem Verarbeiter kein fertiger Kunststoff geliefert, sondern die vorerwähnten Rohstoffe, aus denen er sich den Kunststoff in flüssiger Phase unter gleichzeitiger Formgebung selbst herstellt (Gießverfahren). Man läßt das Polyisozyanat mit dem Polyester und Wasser in Gegenwart von Katalysatoren oder mit einem Vernetzer reagieren. Bei der Reaktion zwischen Wasser und Isozyanaten wird Kohlensäure abgespalten, die zum Auftreiben benutzt wird, so daß man dann den Schaumstoff „Moltopren" erhält. Bei Verwendung eines Vernetzers entsteht das elastische „Vulkollan", je nach dem Verhältnis der Reaktionskomponenten in weicher bis harter Einstellung.

Der Schaumstoff „Moltopren" kann als elastisches, halbstarres oder hartes Material hergestellt werden. Das Raumgewicht des elastischen Moltopren variiert zwischen 35—70 kg/m^3, und das des starren zwischen 25—300 kg/m^3. Durch geeignete Wahl der Rezepturen ist es möglich, fein- und grobporige Leichtstoffe zu erzeugen. Die Festigkeit des Moltopren ist eine Funktion des spezifischen Gewichts, mit steigendem Raumgewicht werden höhere Festigkeitswerte gewonnen.

„Vulkollan" stellt ein kautschukartiges Material dar, das alterungs-. benzin-, öl- und ozonbeständig und außerordentlich verschleiß- und abriebfest ist.

Wie bereits gesagt, werden die genannten Polyurethan-Kunststoffe im Gießverfahren hergestellt. Elastisches Moltopren wird im kosmetischen Sektor für Schwämme, Waschhandschuhe, Teppichunterlagen usw. eingesetzt. Im Orthopädiehandwerk wird es für Polster usw. verwendet. Es kann als Block, Platte oder Folie geliefert werden, und es ist ferner möglich, auch Formkörper zu erzeugen.

Hartes Moltopren findet Anwendung im Isoliersektor und für Verbundkonstruktionen mit Deckschichten, wobei der Schaumstoff als Stützstoff für dünne Deckschichten konstruktive Eigenschaften besitzt.

Vulkollan wird vorzugsweise als elastisches Konstruktionselement im Maschinen- und Fahrzeugbau usw. benutzt. An solchen Einsatzgebieten können genannt werden: Dichtungen, Manschetten, Reibräder, Abbauhammergriffe, Vollreifen für Elektrokarren, Zahnräder, Kupplungen und Zahnriemen.

Unter bestimmten Bedingungen können diese Kunststoffe mechanisch verarbeitet sowie mit geeigneten Klebern verklebt werden. Auch eine plastische Verformung bei höheren Temperaturen und Drücken ist in bestimmten Fällen möglich.

Rohstoffe: Farbenfabriken Bayer AG., Leverkusen,

Moltopren: Otto Bock, Kunststoff GmbH., Duderstadt.

13. Polyvinylchlorid-Pasten (Vestolit)

Hersteller: Chemische Werke Hüls GmbH., Marl

Diese PVC-Pasten sind kolloide Dispersionen des Thermoplasten Vestolit (Polyvinylchlorid-PVC) in Weichmachern. Sie sind von pastöser bis zähflüssiger Konsistenz. Die mechanische Mischung von Vestolit und Weichmacher, wie sie in diesen Pasten vorliegt, geht durch Temperaturerhöhung in einen Zustand über, der nicht wieder rückgängig gemacht werden kann. Diese Umwandlung ist eine Gelierung, die bei Temperaturen von 160—170° C stattfindet und eine bestimmte Zeit erfordert, die von den Arbeitsbedingungen abhängt.

Die Vestolit-Weichmacher-Mischung hat nach vollständiger Gelierung weichgummi- bis lederartige Beschaffenheit, die von der Zusammensetzung der Paste abhängig ist.

Filmüberzüge und Formkörper werden durch Gießen oder Tauchen hergestellt. Formkörper können außerdem auch im Spritz- oder Preßverfahren gefertigt werden.

Da in den Pasten weder Wasser noch Lösungsmittel enthalten sind, ist es nicht notwendig, solche zu verdampfen bzw. zu entfernen.

Das Vestolit ist ein Thermoplast, der durch Polymerisation von Vinylchlorid in Emulsion hergestellt wird. Bei der Trockenverdüsung dieser PVC-Emulsion fällt das Vestolit als ein weißes geschmackfreies und geruchloses Pulver an. Es besteht aus Teilchen, deren Durchmesser 0,4—1 mm betragen. Diese Teile legen sich zu Aggregationen zusammen, die bei der Pastenherstellung wieder getrennt werden müssen.

Als Weichmacher werden hochsiedende, schwer flüchtige, wasserhelle bis schwach gefärbte organische und gemischt anorganisch-organische Flüssigkeiten verwendet. Die Vestolit-Pasten enthalten als Weichmacher Dioctylphthalat, Dibutylphthalat und Mesamoll, die nicht gesundheitsschädlich sind. Das erstere zeigt eine hohe Kältefestigkeit, während das zweite sehr gelierfreudig ist. Den PVC-

Pasten werden außerdem noch Verdünner beigemischt, die die Viskosität der Pasten herabsetzen, ohne daß sie bei der Gelierung entfernt werden brauchen. Die an das Fertigerzeugnis gestellten Forderungen in bezug auf Zerreißfestigkeit, Dehnung, Kältebeständigkeit und Weichheit bestimmen das Mischverhältnis von Vestolit und Weichmachern in der Paste.

Die V-Pasten sind bei Zimmertemperatur flüssig bis teigig und in der Färbung weiß bis schwach cremefarbig. Für die Verarbeitung ist die Viskosität entscheidend, und diese wird von dem Verhältnis Vestolit zu Weichmachern und der Temperatur bestimmt, bei der die V-Paste hergestellt, nachbehandelt und gelagert wird.

Die Auswahl der Weichmacher und deren Prozentanteil richtet sich nach dem Verwendungszweck der V-Pasten und den geforderten Eigenschaften der Fertigerzeugnisse.

In der Technik der Pastenverarbeitung spielt die Viskosität der V-Pasten eine große Rolle. Für das Gießverfahren wird eine gut dünnflüssige V-Paste gefordert, damit alle Einzelheiten der Form zum Abguß kommen.

Die V-Pasten sind nicht frostempfindlich. Durch Abkühlung und Frost tritt eine geringe Erhöhung der Viskosität ein, die aber beim Erwärmen auf Zimmertemperatur wieder zurückgeht. Außerdem sind sie grundsätzlich entgast und enthalten keine Luftblasen.

Das spezifische Gewicht der V-Pasten beträgt 1,2.

Es werden von der Herstellerin dieser Pasten nur ungefärbte und ungefüllte V-Pasten geliefert. Die Einfärbung und die Füllung solcher Pasten hat also im Verarbeitungsbetrieb zu erfolgen.

Füll- und Farbstoffe, die der Paste beigemischt werden sollen, werden vorher mit Weichmachern angeteigt und auf einer Farbreibmühle gemahlen. Die so erhaltenen Dispersionen werden dann der V-Paste beigemischt.

Als Füllstoffe eignen sich die in der Gummifabrikation gebräuchlichen, wie Kaolin, Kreide, Schiefermehl, Baryt, Talkum, Titandioxyd und Ruß, mit Ausnahme von Zinkoxyd. Allerdings ist eine Beimischung von mehr als 15% Füllstoffe nicht zu empfehlen, weil nicht nur die Gieß- und Streichfähigkeit der Paste, sondern auch die physikalische Festigkeit des Fertigerzeugnisses darunter leiden.

Als Farbstoffe zum Färben der V-Pasten eignen sich grundsätzlich alle Farbstoffe, die die Geliertemperatur von 160—170° C ohne Veränderung überstehen und genügend lichtecht sind. Farbstoffe, die von Weichmachern gelöst wurden, sind gänzlich ungeeignet.

Unmittelbar an die Formgebung der V-Paste in der Gießform beginnt der Gelierprozeß bei 160—170° C. Dabei ist von Wichtigkeit, daß diese Temperatur in jedem Punkt des Querschnitts eines Formlings oder eines Films erreicht und während des Gelierens gehalten wird. Die Gelierung muß so lange dauern, bis die Weichmacher die einzelnen Vestolit-Teilchen durchgeliert haben. Bei unvollständiger Gelierung, also bei zu tiefer Temperatur oder zu kurzer Gelierzeit, können nicht die besten Werte an mechanischer Festigkeit, Kältebeständigkeit und Dehnung erreicht werden. Das Ende der Gelierzeit läßt sich bei ungefüllten und ungefärbten Pasten leicht erkennen, daß der Film oder Formling ein transparentes Aussehen dadurch annimmt und gummiartiges Verhalten zeigt. Milchiggetrübte hellfarbige Erzeugnisse sind nicht ausgeliert. Dagegen sind stark dunkel gefärbte Fertigprodukte überhitzt.

Hinsichtlich der Eigenschaften der verformten V-Pasten sei insbesondere die Beständigkeit gegen Alterung, Wasser, Säuren, Alkalien und andere Chemikalien hervorgehoben. Die guten mechanischen Eigenschaften bieten Vorteile gegenüber Kautschuk.

14. Buna, der synthetisch hergestellte Kautschuk

Die Herstellung des synthetischen Kautschuks hatten sich die Chemiker seit mehr als 30 Jahren als erste Aufgabe gestellt. Der während des ersten Weltkrieges entwickelte Methylkautschuk erwies sich in seiner Herstellung als zu teuer, und erst als 1926 die Arbeiten bei der IG-Farbenindustrie zur Gewinnung eines besonderen synthetischen Kautschuks begonnen wurden und im Laufe der Jahre zu dem heute verwendeten Buna-Kautschuk führten, war das Problem gelöst.

Kohle und Kalk, die in Deutschland in ausreichendem Maße vorhanden sind, bilden die Ausgangsprodukte des Buna-Kautschuks. Aus ihnen wird bei etwa 2500° C im elektrischen Ofen Kalziumkarbid hergestellt. Durch Zusatz von Wasser entwickelt sich Azetylengas, und dieses ist als Ausgangsmaterial vortrefflich für die Herstellung synthetischer Stoffe geeignet. Das modernste Verfahren zur Erzeugung von Azetylen wird von den Chemischen Werken Hüls großtechnisch angewendet. Gasförmige Kohlenwasserstoffe, wie z. B. Erdgas und andere, werden mit Hilfe des elektrischen Lichtbogens einer elektrotermischen Spaltung unterworfen. Das Ergebnis ist ein Gasgemisch von Azetylen, Wasserstoff sowie Kohlenwasserstoffen. Das Azetylen wird aus diesem Gemisch mit Hilfe einer Druckwasserwäsche gewonnen.

Aus diesem Azetylengas wird das Butadin-Gas erzeugt, das sich zu einer Flüssigkeit verdichten läßt, die den wichtigsten Baustoff des synthetischen Kautschuks ausmacht. Durch Aneinanderlegen vieler solcher Baustoffe — durch die sogenannte Polymerisation — entstehen synthetische Kautschuke von verschiedenen Typen und mit verschiedenen Eigenschaften. Die Polymerisation ist eine chemische Methode, die überhaupt ständig auf dem Gebiete der Synthese angewendet wird. Der Buna-Kautschuk ist keine naturgetreue Nachbildung und keine nur künstliche Nachahmung des Naturkautschuks. Buna ist vielmehr ein ganz neuer Werkstoff mit überlegenen Eigenschaften geworden, z. B. ist Buna S gegen höhere Temperaturen beständig, Perbunan (Per Buna N), der Kohlenwasserstoffen wie Benzin, Mineralöl widersteht. Mit Ausnahmen gewisser Änderungen, die bei jedem Material aufzutreten pflegen, erfolgt die Verarbeitung der verschiedenen Bunasorten nach den bekannten Arbeitsmethoden, wie sie beim Naturkautschuk angewendet werden.

Naturkautschuk wird aus dem Milchsaft bestimmter Pflanzen gewonnen. Bis gegen Ende des vorigen Jahrhunderts wurde er aus wilden Beständen der Tropen geerntet. Wildkautschuk lieferten vorwiegend Süd-, Mittel- und Nordamerika, ferner Afrika, Asien u. a. Es sind hauptsächlich die sogenannten Heveasorten (Hevea Brasiliensis), Castillon-, Manihot-, mexikanische Guaylepflanzen, die afrikanische Kickia, Landolphia Ficus u. a., die jede für sich bestimmte Eigenschaften haben. Diese Pflanzen sind meistens hochgewachsene Bäume. Infolge des starken Bedarfs an Gummi reichte der Anfall des gewonnenen Wildkautschuks nicht aus, und man ging zum plantagenmäßigen Anbau von Kautschukbäumen über. So wurden im Jahre 1925 bei insgesamt 482000 t nur 30000 t Wildkautschuks und 452000 t Plantagenkautschuk hergestellt.

Die Kautschukmilch — Latex genannt — wird aus der inneren Schicht der Rinde der milchsaftführenden Bäume gewonnen. Der eigentliche Kautschuk befindet sich in dem Latex fein verteilt, und zwar in Form von kleinen Teilchen, ähnlich den Fett- und Käsepartikelchen in der tierischen Milch.

Auf der Gummiplantage werden die Bäume geritzt und gezapft. Die Einschnitte an den Bäumen sind entweder V-förmig oder grätenförmig und werden unter bestimmten Winkeln angebracht. Sie führen in einen gemeinsamen

Sammelkanal, dessen Ende — eine Auffangschleuse — den tropfenden Latex aufnimmt. Durch Zusatz laugenartiger Stoffe wie Seife, Ammoniak u. ä. wird der Latex vor dem Verderben geschützt und in diesem flüssigen Zustand an die verarbeitenden Fabriken weitergegeben.

Zur Gewinnung des Rohkautschuk muß der Latex doch noch — und zwar künstlich — zur Koagulation gebracht werden. Zu diesem Zweck setzt man ihm geringe Mengen einer Säure — z. B. Essigsäure — zu und läßt ihn einige Stunden stehen. Hier tritt sehr rasch Gerinnung ein, und die Kautschukteile ballen sich zu kleineren oder größeren Klumpen oder Kuchen zusammen. Der Latex enthält 30—50% Kautschuk, der Rest ist Wasser und andere unbrauchbare Teile. Neben diesem Gerinnungs- oder Koagulationsverfahren gibt es noch viele andere Methoden, um den Kautschuk vom Wasser freizubekommen. Die erwähnten Kautschukklümpchen oder Kuchen werden in geeigneten Walzwaschwerken ausgewaschen, in dünne Felle gezogen und getrocknet.

Um aus dem so gewonnenen Rohkautschuk die Gummiwaren des privaten und industriellen Bedarfs herzustellen, ist er zu einer sogenannten „Mischung" zu verarbeiten. Vulkanisationsschwefel und Beschleuniger müssen beigemischt und der Rohkautschuk in eine weiche, plastische Form gebracht werden. Das geschieht auf den sogenannten Walzwerken-Mastikatoren. Die meisten Gummigegenstände bestehen aus einer Gummimischung, die neben Kautschuk noch eine Menge Zusatzstoffe enthält, weil sie neben einer hohen Festigkeit und Dehnung gegen mechanische Beanspruchungen genügend widerstandsfähig sein müssen. Die Beimischung aktiver Zusatzstoffe wie:

a) bestimmte Rußsorten,
b) Zinkweiß,
c) Magnesiumkarbonat,
d) Magnesiumoxyd,
e) gewissen Kaolinsorten,
f) Kieselkreide

verbessern die mechanischen Eigenschaften. Abnutzung, Abrieb, Verschleiß werden geringer.

Ohne Vulkanisation ist ein dauerhafter Gummigegenstand nicht zu erzeugen. Erst durch die warme oder kalte Vulkanisation wird ein Gummigegenstand „stabilisiert". Die Vulkanisation besteht in der Anlagerung des Schwefels an den Kautschuk, d. h. während eines gewissen Umwandlungsprozesses bildet sich eine chemische Verbindung zwischen Kautschuk und Schwefel, und diese ist so beständig und fest, daß man sie mit keinem Mittel trennen kann. Zum Vulkanisieren von Weichgummiwaren verwendet man 2—4% Schwefel, während die Hartgummimischungen etwa 45—50% des Kautschuks erfordern.

Die Warmvulkanisation wird in Heißdampf, Heißluft, zwischen dampfbeheizten Stahlplatten, Stahlformen in der jeweils erforderlichen Zeit bei entsprechender Temperatur durchgeführt.

Die Kaltvulkanisation wird nur noch vereinzelt durchgeführt. Als Vulkanisierflüssigkeit kommt Chlorschwefel in Schwefelkohlenstoff oder Dunst von Chlorschwefel zur Verwendung. Chlorschwefel hat die Eigenschaft, Kautschuk auf kaltem Wege ähnlich zu vulkanisieren, wie er durch Zusatz von Schwefel in der Wärme vulkanisiert. Die Vulkanisate sind ähnlich elastisch und fest wie Warmvulkanisate; lediglich die Haltbarkeit wird geringer, weil die Alterung beschleunigt wird.

Kautschuk-Gewinnung

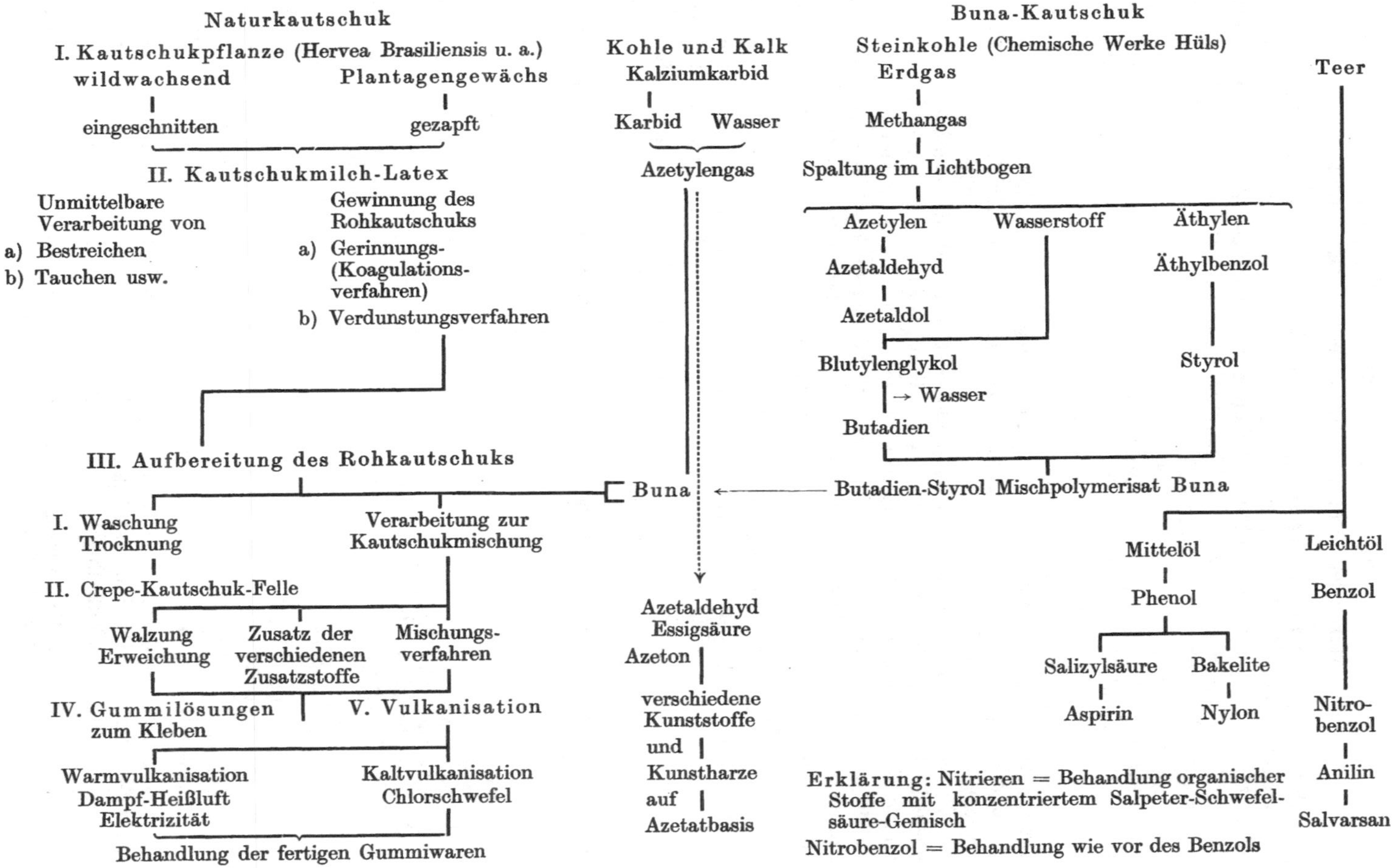

Erklärung: Nitrieren = Behandlung organischer Stoffe mit konzentriertem Salpeter-Schwefelsäure-Gemisch

Nitrobenzol = Behandlung wie vor des Benzols

15. „Plexidur“

Hersteller: Röhm & Haas GmbH., Darmstadt

Der Name Plexidur ist der Herstellerin als Warenzeichen geschützt.

Plexidur, ein Mischpolymerisat auf Acrylbasis, ist ein klar durchsichtiger Werkstoff mit einer leicht gelbbräunlichen Eigenfarbe. Die Farbintensität nimmt mit der Dicke des Materials zu. Der Werkstoff ist wesentlich leichter als Aluminium; sein spezifisches Gewicht beträgt 1,17.

Die mechanischen Eigenschaften von Plexidur zeigt die Tabelle. Besonders hervorzuheben sind die guten Werte für Zug- und Biegefestigkeit sowie für den Elastizitätsmodul. Die Schlagzähigkeit ist mindestens 100% höher als bei Plexiglas.

Für die Verwendung in der Orthopädie sind die guten Festigkeitswerte von Plexidur besonders wichtig. Sie ermöglichen eine hohe Belastung ohne wesentliche Deformation. Hinzukommt, daß Plexidur selbst nach langdauernden, stärkeren Formänderungen in seine Ausgangslage zurückfedert, was für die orthopädischen Zwecke von großem Interesse ist.

Die große Zähigkeit erkennt man am besten aus dem Verhalten beim Zugversuch. Beansprucht man vergleichsweise Plexiglas[1]) und Plexidur auf Zug und nimmt das Belastungs-Dehnungsdiagramm bei +20° C auf, so erkennt man, daß Plexidur nach Erreichen einer Höchstlast zu fließen anfängt. Hierbei zeigen sich Einschnürungen, wie sie von der Belastung vom Stahl und anderen Werkstoffen her bekannt sind. Im Gegensatz zu Plexiglas liegt ein ausgesprochen zähes Verhalten vor, was auch aus dem Bruchbild hervorgeht.

Deutlich sind die Einschnürungen und die durch die Dehnung bedingte Verlängerung des Stabes im Vergleich mit dem unbelasteten Stab zu erkennen.

Die Lieferung erfolgt in Form von fertig bearbeiteten Rohlingen und in Platten.

Die Rohlinge haben bereits die Grundform der fertigen Einlage, so daß meist eine spangebende Bearbeitung nicht mehr erforderlich ist. Sollten jedoch geringfügige Änderungen der äußeren Form notwendig sein, so ist es zweckmäßig, die spangebende Bearbeitung möglichst am unverformten Rohling durchzuführen.

Eigenschaften von Plexidur

Prüftemperatur: + 20° C

Wichte	g/cm³	1,17
Zugfestigkeit	kg/cm²	1000
Bruchdehnung	%	10—16
Dehnung nach dem Bruch	%	etwa 7
Dauerstandfestigkeit (5000—8000 Std.)		
glatter Stab	kg/cm²	400
gekerbter Stab	kg/cm²	400
Biegefestigkeit	kg/cm²	1600
Elastizitätsmodul (durch Biegung)	kg/cm²	45000
Schlagzähigkeit	cmkg/cm²	55
Formbeständigkeit nach Vicat	° C	95
Kugeldruckhärte VDE		
5/50/10	kg/cm²	1950
5/50/60	kg/cm²	1800
Vickershärte (150 g 15″)	kg/cm²	2150

Von großer Bedeutung ist auch die ausgezeichnete Korrosionsbeständigkeit. In dieser Beziehung ist Plexidur den bisher üblichen Metallen weit überlegen. Plexidur-Einlagen werden von Fußschweiß nicht angegriffen. Dies ist ein besonderer Vorteil

[1]) Hersteller: Röhm & Haas GmbH., Darmstadt. Der Name PLEXIGLAS ist ebenfalls ein eingetragenes Warenzeichen der Röhm & Haas GmbH., Darmstadt.

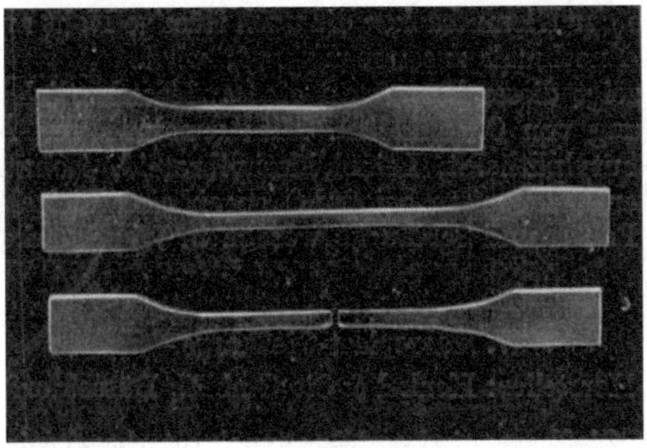

Abb. 45. PLEXIDUR. Oben: Zugstab unbelastet — Mitte: Dehnung nach Überschreiten der Höchstlast. — Unten: Nach dem Bruch

und verhindert das von den Patienten stets beanstandete starke Verschmutzen der Strümpfe. Daneben werden auch das niedrige spezifische Gewicht und die gute Anpassung als angenehm empfunden.

16. Polyäthylen-Folien und -Schläuche

Hersteller: Norvin Kunststoff-Verarbeitungs GmbH., Heilbronn

Die Polyäthylen-Erzeugnisse haben sich sehr schnell in der Öffentlichkeit durchgesetzt. Als Wetterschutz, als Packungs- und Verpackungsmaterial wird es wegen seiner hervorragenden Eigenschaften gern und viel angewendet. Auch bei der Herstellung orthopädischer Hilfsmittel wird es in Form von Folien oder Schläuchen genutzt.

In seiner chemischen Zusammensetzung ist es durch Hochdruck-Polymerisation aus Äthylen gewonnenes Polyäthylen mit einem Molekulargewicht über 20 000. Die Polyäthylen-Halbprodukte sind durchscheinend bis opak weiß und haben einen fettig, wachsartigen Griff. Sie werden sowohl transparent als auch gedeckt in allen Einfärbungen geliefert. Sie sind praktisch geschmack- und geruchlos; sie sind alterungsbeständig, wetter- und tropenfest. Das spezifische Gewicht beträgt etwa 0,92 bei plus 20° C. Bis etwa 60° C Kälte bleibt dieser Kunststoff elastisch biegsam. Bei tieferer Temperatur tritt allmählich Erhärtung bzw. Versprödung ein. Die Deformationsbeständigkeit ist bei normaler Belastung und bis etwa 100° C Wärme fast unverändert. Infolge seines hydrophoben Charakters sind die Polyäthylen-Folien oder -Schläuche vollkommen wasserunempfindlich.

Dieser Kunststoff läßt sich mit den entsprechenden Haftklebern ohne Schwierigkeiten kleben. Mehr und mehr hat sich jedoch das Verschweißungsverfahren durchgesetzt, für welches sich dieser Kunststoff vorzüglich eignet. Mit dem einfachsten Schweißgerät läßt sich der Kunststoff absolut fest und dicht verschweißen. Dabei werden die zu verschweißenden Folienteile so zwischen zwei Klemmbacken eingeführt, daß der Teil, der später die Schweißnaht bildet, etwa 2—3 mm aus den zusammengeklemmten Backen hervorsteht. Eine Heizschiene wird darüber geschwenkt und gibt dabei so viel Wärme ab an den überstehenden Folienteil, daß derselbe abschmilzt und sich die Folienkanten zu einer dauerhaften Naht verbinden.

Es ist möglich, die Schweißnaht noch dadurch besonders zu vergüten, daß nach einem kurzen Lösen der Klemmbacken die noch flüssige Naht zwischen die Klemmbacken gezogen und nochmals zusammengepreßt wird.

Nicht zuletzt zeigt dieser Kunststoff eine außerordentlich gute Beständigkeit gegen die Einwirkung von Chemikalien. Mit Ausnahme von Äthylazetat, -äther, -alkohol, Brom, Dibutylphthalat, Leinöl, Methylbromid, -isobutylketon, Oleinsäure sind die Polyäthylen-Erzeugnisse bei 20° C gegen eine Vielzahl von Chemikalien absolut beständig. Folien und Schläuche werden in Wandstärken ab 0,05 mm hergestellt.

17. Macroplast-Gießharze

Hersteller: Henkel & Cie GmbH., Düsseldorf

Die Macroplast-Gießharze sind auf Epoxypolyesterharzbasis aufgebaut.

Die Type Macroplast T ist kalthärtend. Für die Verarbeitung werden 11 Gewichtsteile mit $^1/_3$ Gewichtsteil des Härters T innig vermischt. Es ist dickflüssiger als die meisten derartigen Harze und erfordert je nach der angewandten Arbeitsweise mehr Sorgfalt zur Erstellung blasenfreier Körper oder etwas längere Zeit. Mit Pigmenten — aber auch mit gelösten organischen Farbstoffen — ist das Macroplast T anfärbbar. Ebenso können Füllstoffe, Glasfaserverstärkungen mit eingearbeitet und Teile aus Metall, Holz u. a. mitvergossen werden. Durch Tempern, also bei Anwendung erhöhter Temperaturen bis 120° C, in der Praxis am besten 60—80° C, lassen sich erheblich größere Festigkeiten und kürzere Härtungszeiten erzielen. So beträgt z. B. für einen aus 20 Lagen Glasmatte und etwa 300 g Macroplast T hergestellten und etwa 1 cm starken Körper die Härtungszeit rund 10 Minuten bei 100° C. Die Schrumpfung während der Erhärtung ist gering.

Die Type Macroplast G ist heißhärtend. Für den Gebrauch werden 10 Gewichtsteile des Harzes unter ständigem Rühren verflüssigt und auf etwa 80—90° C gehalten. Dazu werden 3,5 Gewichtsteile des Härters G beigegeben und bis zur völligen Vermischung verrührt. Die Härtung wird zweckmäßig durch 5—6stündiges Erhitzen auf 130—140° C vorgenommen. Bei dieser Arbeitsweise erzielt man einen für viele Zwecke hinreichend blasen- und rißfreien, sehr festen Formkörper. Als Trennmittel für die Macroplast-Gießharze empfiehlt sich die Siliconpaste P (Wacker-Chemie, München). Streckmittel wie Quarzmehl, Asbest oder Glasmehl u. a. bis zu 250% des Gewichtes der Harzmischung können beigegeben werden. Bei der Härtung entstehen keine flüchtigen Stoffe; daher ist die Schrumpfung sehr gering.

XVIII. Füllstoffe

Kreide

Kreide ist ein weißer Kalkstein, ein Mineral aus den Schalen unzähliger Lebewesen der Kreidezeit. Er kommt vor in Dänemark, auf der Insel Rügen, in England und in der Champagne in Frankreich. Die Kreide findet Verwendung zur Glasherstellung, zu Malerfarben, als Putz- und Poliermittel, als Schulkreide, als Fettkreide und mit Leinöl vermischt als Glaserkitt. Bei der Verformung von Gießharzen wird Kreidemehl als Füllstoff verarbeitet.

Talkum

Talkum ist in Pulverform ein Füllstoff, der sich mit den Gießharzen sehr gut vermischen läßt. Es stammt vom Talk (Speckstein, Steatit), einem farblos und verschieden gefärbtes fett- oder perlmutterglänzendes Mineral. In chemischer Hinsicht ist es ein Magnesiumpolysilikat, das auch als Polier- und Schmiermittel angewendet wird.

Schiefermehl

Schiefer ist die Sammelbezeichnung vieler durch tektonischen Druck (z. T. kombiniert mit hoher Temperatur) zur deutlichen Parallelanordnung verformter Gesteine; sie umfassen ursprüngliche Sedimentite (Ton wurde zu Tonschiefer), aber auch Magmatite (Diabase wurden zu Chorit-, Epidot- u. a. Schiefern). Die Schieferung steht fast immer diskordant zu den ursprünglichen Lagerungsflächen und senkrecht zur Druckrichtung. In gemahlenem Zustande wird das Schiefermehl als Füllstoff und Streckmittel bei der Verarbeitung der verschiedenen Gießharze verwendet.

Graphit

Graphit oder Reißblei ist ein grauschwarzes, metallisch glänzendes, weiches Mineral aus reinem Kohlenstoff; hexagonal wird es als Schmiermittel und in der Galvanoplastik für die Bleistiftherstellung benutzt. Verschiedene Gießharze werden mit Graphit gestreckt bzw. gefüllt.

Kaolin

Kaolin, auch Ton- oder Porzellanerde genannt, besteht vorwiegend aus einem Kaolinat, einem Aluminiumsilikat der Formel $Al_2O_3 \cdot 2SiO_2 \cdot 2H_2O$ bestehendes, meist in lockeren, weißen Massen auftretendes Mineral. Es wird gefunden in Sachsen, Böhmen, Cornwall und gilt als Rohstoff für Porzellan. In pulverigem Zustand wirkt es als Streck- oder Füllmittel bei der Verformung verschiedener Gießharze.

Quarz

Quarz ist ein in zahlreichen Gesteinsarten vorkommendes Mineral aus kristallisiertem, wasserfreiem Siliziumdioxyd; es besteht bei freiem Wachstum aus sechsseitigen regelmäßigen Prismen, gleichmäßigen Pyramiden, sonst der trigonaltrapezoedrischen Klasse zugehörig, farblos bis graubräunlich, mit muscheligem Bruch. Es ist von Salzsäure nicht angreifbar und auch vom Stahl nicht ritzbar. Quarz wird bei der Herstellung von Prozellan und Glas verwendet. Ebenso eignet es sich vorzüglich für das thermisch-technisch sehr widerstandsfähige und für ultraviolette Strahlen durchlässige Quarzglas. In gemahlenem Zustande oder in Pulverform ist es ein bewährtes Füll- oder Streckmittel.

XIX. Glasfaserstoffe

Stahl galt bisher als Inbegriff der Zähigkeit. Vergleicht man aber die Biegefestigkeit mit dem spezifischen Gewicht, so wird er von den Polyester-Glasfaserkunststoffen noch übertroffen. Diese modernen Kunststoffe sind ebenso fest wie leicht und korrosionsbeständig, somit das gegebene Material für die verschiedenen Produkte, welche derartig gute Eigenschaften haben müssen.

Industrie und Technik haben lange nach einem Material gesucht, um das Material zu finden, welches das geringe Gewicht und die sonstigen sehr wertvollen Eigenschaften in sich vereint, jedoch bedeutend größere mechanische Eigenschaften aufweist.

Glasfasern zeigen sich in vielfacher Hinsicht als bestgeeignetes Verstärkungsmittel. Sie sind

durchscheinend, was für manche Anwendungen erwünscht ist, unbrennbar, unempfindlich und beständig gegen Witterungseinflüsse, Oxydation sowie gegen die meisten chemischen Substanzen, widerstandsfähig gegen Feuchtigkeitsaufnahme, geruchlos, hygienisch, dimensionsstabil und haben hervorragende elektrische sowie gute thermische Eigenschaften.

In der Zugfestigkeit übertreffen Glasfasern den besten Federstahl.

Die erfolgreiche Verwendung von spinnbaren Glasfasern als Verstärkungsmaterial hat dazu geführt, daß sie außer bei Polyesterharzen auch bei Phenol-, Melamin-, Silicon-, Äthoxylin-, Alkyd-, Vinylharzen, Zelluloseazetat und fluorierten Kunststoffen für denselben Zweck eingesetzt werden.

Für die Verarbeitung von glasverstärkten Kunststoffen stehen mehrere Methoden zur Verfügung. In der Orthopädietechnik haben sich solche Verstärkungen bereits bestens bewährt, insbesondere bei der Fertigung von Stumpfschäften und Armhülsen, welche hauptsächlich an den am meisten beanspruchten Stellen (Nähe Ellbogen, Handansatz und an der Stumpföffnung) eine solche Verstärkung gebrauchen können. Hier werden die Glasfasern auf die erste — gegebenenfalls auch auf die zweite, wenn die Dicke der Wandung aus drei Trikotschlauchbindenlagen bestehen soll — mit Gießharz durchtränkte Schichtstofflage gebettet und darüber die nächste Schichtlage aufgebracht. Selbstverständlich kann die Glasfaserverstärkung auch durchgehend angebracht werden. Diese Methode empfiehlt sich insbesondere dann, wenn eine möglichst dünne Wandung des Fertigproduktes und ein möglichst geringes Gewicht erreicht werden soll. In diesem Falle kann der Zweck mit zwei Schichtlagen erreicht werden, zwischen welchen die Glasfasern eingebettet werden. Als Verstärkungsmaterial für die Kunststoffe stehen die spinnbaren Glasfasern, und zwar einerseits Glasseide und andererseits Glasfasergewebe zur Verfügung. Grundsätzlich muß zur Verarbeitung mit Kunststoffen von dem Glasfasermaterial gefordert werden, daß es

1. eine intensive Bindung mit dem Kunststoff eingeht,
2. zur Unterstützung dieser Forderung leicht flusig ist,
3. sich gut zur Form des herzustellenden Gegenstandes verarbeiten läßt und
4. diesem die jeweils erforderliche Festigkeit gibt.

In den Fällen, in denen das Fertigfabrikat der Bewitterung ausgesetzt wird, ist es außerdem nötig, nur Glasfasermaterial aus alkalifreiem Elektroglas (sogenanntes E-Glas) zu verwenden, denn alkalihaltige Gläser werden durch Wasser angegriffen. Es findet dabei eine Auslaugung statt, die je nach Höhe des Alkaligehaltes zu einer beträchtlichen Festigkeitseinbuße führt.

Über die Verwendung der verschiedenen Glasfaserprodukte sei kurz folgendes gesagt:

Die aus endlosen Einzelfäden von etwa 0,009 mm Dicke gebildeten Stränge (rovings) werden u. a. für die Herstellung von Angelruten, Skistöcken und zur lokalen Verstärkung von geschichteten glasfaserverstärkten Gießharzprodukten eingesetzt. Das Hauptanwendungsgebiet der „rovings" liegt aber in der Preform-Technik, die weiter unten noch näher beschrieben wird.

Glasmatten (strand mats), hergestellt aus geschnittenen „rovings" (meist etwa 50 mm lang), sind zwecks leichterer Handhabung mit einem geringen Anteil eines Bindemittels versehen, was eine gewisse Härte oder Steifigkeit der Glasmatte bewirkt. Eine besondere Abart von Glasmatten ist die „Bigelow"-Matte, die keinerlei chemische Bindemittel enthält, sondern durch eine besondere Art der Vernähung den notwendigen Zusammenhalt erreicht und dadurch besonders schmiegsam ist. Aus Glasmatten können alle flächigen und nur nach einer Richtung gekrümmten Teile hergestellt werden, ebenso lassen sich Teile, die nicht zu tief gezogen sind, fabrizieren. Die Form z. B. eines Eimers läßt sich aus Matten nicht herstellen, es sei denn, daß entsprechende Zuschnitte verwendet werden. Eine neue Matte, die „swirl-mat“, läßt auf Grund ihrer besonderen Struktur auch die Fabrikation verhältnismäßig tief gezogener Preßkörper zu. Auf eine besondere Art von Glasmatten sei noch kurz hingewiesen, die sogenannten Oberflächenmatten (overlays), welche zur Erzielung glatter Oberflächen, bei denen die Struktur der normalen Glasmatten nicht zum Vorschein kommen soll, mit Vorteil eingesetzt werden.

Glasgewebe in seinen verschiedenen Ausführungsformen (Webarten) wird dort eingesetzt, wo besonders hohe Anforderungen in mechanischer Hinsicht gestellt werden und wo der wesentlich höhere Preis der Gewebe gegenüber den Matten in Kauf genommen werden kann.

XX. Trennmittel

Die verschiedenen Gießharze besitzen eine mehr oder weniger große Haftfestigkeit, die es notwendig macht, durch eine entsprechende Zurichtung der Gießform — die auch ans Gips bestehen kann — eine Isolation herzustellen, die sich gegenüber dem Gießharz abweisend verhält.

Hierzu sind bekannt:

a) MOWIOL (Polyvinylalkohol). Hersteller Farbwerke Hoechst, Frankfurt/Main.

Mowiol ist Polyvinylalkohol, ein Kunststoff, der sich hinsichtlich seiner allgemeinen Eigenschaften von den in so großer Mannigfaltigkeit und Anzahl erschienenen Produkten wesentlich unterscheidet. Seine hervorragende Wasserlöslichkeit und praktisch absolute Unlöslichkeit in organischen Lösungsmitteln bilden das Charakteristikum dieses Kunststoffes und waren auch schon seit langer Zeit Veranlassung und Anreiz für die Fachwelt, sich mit diesem Produkt zu befassen.

Mowiol wird durch Verseifung von Polyvinylazetat in Form eines Pulvers gewonnen. Je nach dem Polymerisations- und Verseifungsgrad, der durch entsprechende — der Produktenbezeichnung angefügte Zahlen ausgedrückt wird, lassen sich die verschiedenartigsten Typen einstellen, von denen gegenwärtig folgende in den Handel gebracht werden:

Mowiol N 30—98	
Mowiol N 50—98	praktisch azetylgruppenfrei
Mowiol N 70—98	
Mowiol N 30—88	
Mowiol N 50—88	azetylgruppenhaltig
Mowiol N 70—88	

Die an erster Stelle genannte Zahl ist ein Maß für die Größe des Polyvinylalkoholmoleküls, während die Zahlen 98 bzw. 88 den Verseifungsgrad des Polyvinylazetats kennzeichnen.

Für eine aufgegossene oder aufgestrichene Trennfolie aus wässeriger Mowiollösung eignet sich besser die niedrig molekulare Type N 30—88 oder 30—98, weil mehr Substanz aufgebracht werden kann. Für weniger dicke, aber elastischere und reißfestere Überzugsfolien sind die Marken N 70—88 oder 70—98 besser geeignet. Die 88er Typen zeigen eine bessere Haftfestigkeit auf dem Untergrund, aber auch unter Umständen keine so gute Abweisung gegen Gießharze wie die 98er Typen, die dafür weniger gut an glatten Unterflächen haften. Je nach der Art der Form und des Gießharzes muß man zuerst einen gut haftenden 88er Film auftragen und darauf eine 98er Type zur besseren Abweisung aufbringen.

Die verschiedenen Mowiol-Marken kommen als praktisch weiße bis schwach gelblich gefärbte Pulver mit einer maximalen Korngröße von etwa 2,50 mm in den Handel; sie sind physiologisch einwandfrei und fast geruchlos.

Das spezifische Gewicht schwankt je nach dem Wassergehalt zwischen 1,25 bis 1,32.

Mowiol ist wie alle organischen Substanzen brennbar. Die Brennbarkeit und vor allem die Entflammbarkeit wird aber schon durch einen Feuchtigkeitsgehalt, wie er sich beim Stehen an der Luft mit normaler relativer Luftfeuchtigkeit einstellt, wesentlich herabgesetzt, Lösungen aus verschiedenen Mowiol-Marken werden wie folgt hergestellt:

a) Man streut das Pulver unter gutem Rühren in kaltes Wasser ein und erwärmt die entsprechende Aufschlämmung auf 70—80° C unter weiterem Rühren bis eine klare Lösung eingetreten ist.

b) Man kann das Mowiol-Pulver auch in heißes Wasser einrühren und dann unter weiterem Rühren erkalten lassen, bis es sich vollkommen gelöst hat. Bei dieser Methode kann aber durch zu schnelle Anquellung eine gewisse Klumpenbildung eintreten, wodurch der Lösevorgang verzögert wird.

c) Vor dem Lösen des Mowiol-Pulvers im Wasser wird es mit etwa 20% Methyl- oder Äthylalkohol angefeuchtet. Das weitere Lösen geschieht wie bei a) und b). Durch das Anfeuchten mit Alkohol kann das Auflösen beschleunigt werden.

Obwohl die azetylgruppenhaltigen Marken schon mit kaltem Wasser vollkommen klare Lösungen ergeben, ist eine Erwärmung nach dem Einstreuen in kaltes Wasser stets zu empfehlen, da hierdurch die Auflösung beschleunigt wird. Niedrig konzentrierte Lösungen sind praktisch farblos und klar. In höheren Konzentrationen erhält man etwas trüb bis schwach gelb gefärbte Lösungen.

Die wässerigen Lösungen von Mowiol trocknen zu klaren Filmen auf, die sich leicht von einer glatten Unterlage, z. B. einer Glas- oder polierten Metallplatte abziehen lassen. Fertigungsformen aus Gips oder Holz lassen sich mit einer entsprechenden Mowiol-Lösung behandeln und ergeben eine zuverlässige Abdichtung der rauhen bzw. porösen Oberflächen. So behandelte Fertigungsformen werden zweckmäßigerweise vor der Verformung eines Gießharzes oder einer PVC-Paste auf 60—80° C erwärmt, um jegliche Luftblasenbildung auszuschalten.

b) SILICONE. Hersteller: Wacker-Chemie, München 22.

Wer Kunststoffe oder Kautschuk verformt, wird stets darauf bedacht sein, daß sich die Formlinge leicht und unbeschädigt von der Gießform abheben lassen. Er wünscht saubere Konturen, genaue Toleranzen und glänzende Oberflächen. Hier haben sich die Trennmittel aus Siliconbais als besonders wirksam erwiesen. Je nach den Arbeitsbedingungen sind auszuwählen:

Wacker-Siliconöle
Wacker-Silicontrennemulsionen
Wacker-Siliconpasten.

In ihrer Wirkung sind die Silicone sehr hitzebeständig und setzen sich auch bei hohen Temperaturen nicht mit Kunststoffen oder Kautschuk um. Überdies sind Silicone auch gegenüber Metallen und Luftsauerstoff ungemein reaktionsträge, andererseits schmieren sie gut und benetzen die Metalle leicht. Diese wertvollen Eigenschaften sind insgesamt aus der Molekularstruktur der Silicone ableitbar: die Hitzebeständigkeit verdanken sie dem Silizium-Sauerstoff-Skelett, einem Bauprinzip, das auch dem Quarz und Glas eigen ist; die ölartige Konsistenz geht auf organische Reste zurück, die die drei Valenzen der Siliciumatome absättigen.

Die Siliconöle der Reihe AK sind farblose, klare Flüssigkeiten. Sie sind in Wasser unlöslich, lösen sich aber gut in den gebräuchlichen organischen Lösungsmitteln, beispielsweise in Chlorkohlenwasserstoffen, in Essigester oder Benzin, schlecht dagegen in Methyl- oder Äthylalkohol. Diese Öle werden in verschiedenen Viskositätsgraden geliefert. Als Trennmittel hat sich jedoch ein Öl mit etwa 100 cSt besonders gut eingeführt. Gegenstände, die mit einer dünnen Siliconölschicht überzogen sind, haften nicht mehr an Kunststoffen oder Kautschuk, gleichgültig, ob pures Öl oder eine Lösung aufgetragen ist. Die Formverfahren werden dadurch außerordentlich erleichtert.

Werden Siliconöl-Lösungen verwendet, so sollen sie nicht mehr als 1 bis 5% Siliconöl enthalten. Sie sind daher sehr sparsam und doch sehr wirksam.

Die Siliconemulsionen E 1 und E 10 sind hochprozentige Emulsionen von Siliconöl in Wasser; sie sind milchig weiß und leicht mit Wasser zu verdünnen. Die Verdünnung kann sehr groß sein, weil schon ein hauchdünner Film die gewünschten Trenneffekte in Vollendung zeigt (1 : 100 oder 1 : 75). Die Fertigungsformen müssen vor Aufbringung des Filmes gründlich gesäubert sein.

Silicon-Paste P ist eine durchscheinende Paste von vaseline- bis honigartiger Konsistenz. Sie ist in Kohlenwasserstoffen dispergierbar. Wie die Siliconöle und Silicontrennemulsionen ist auch die Paste P ein nahezu temperaturunabhängiges Hilfsmittel beim Verformen von Kautschuk und Kunststoffen und wird dort angewendet, wo ein halbfestes Trennmittel erwünscht ist wie in der Reifenindustrie.

c) WACHS F Gersthofen. Hersteller: Farbwerke Hoechst, Werk Lech-Chemie in Gersthofen.

Als Trennmittel bei der Verformung von kalthärtenden Gießharzen hat sich dieses neuartige Hartwachs mit einer Penetrometerzahl von 1 gut bewährt. Es handelt sich um ein reines, unverschnittenes Esterwachs von heller Farbe, das eine gewisse Sonderstellung gegenüber den bisher gebräuchlichen Wachsen einnimmt. Sein Ölbindevermögen ist als gut zu bezeichnen, und es besitzt eine ausgezeichnete Glanzgabe und eine hohe Härte. Diese Eigenschaften erleichtern die Vorbehandlung der Fertigungsformen aus Gips und aus Holz.

Mechanische Eigenschaften:

Schmelzpunkt	73—76° C
Säurezahl	6—10
Spezifisches Gewicht bei 20° C	0,98—0,99.

Das Wachs F Gersthofen wird im Wasserbad geschmolzen. Es wird dabei dünnflüssig und wird dann mit einem Pinsel auf die Formflächen dünn aufgetragen oder mit der Spritzpistole aufgesprüht, wo es in die Poren und rauhen Stellen der Formflächen eindringt und nach kurzer Abkühlungszeit wieder erhärtet.

d) Weitere Trennmittel sind:

OP Wachs, gelöst in Trichloräthylen (2—5%ige Lösung),

Oxydwachs A, gelöst in Tetrachlorkohlenstoff (etwa 2—3%ige Lösung für die Gießharze Palatal P der Badischen Anilin- und Sodawerke,

Formtrennmittel VP 1368 für die Gießharze P 600 G, P 1600, P 1600 S der Firma Dynamit A.-G. Troisdorf,

Trennmittel M für die Leguval-Gießharze der Firma Farbenfabriken Bayer in Leverkusen.

XXI. Formstoffe

1. Gips

Man soll die Bedeutung des Gipses nicht unterschätzen. Auch im Orthopädiemechaniker-Handwerk hat er wichtige technische und auch schönheitliche Aufgaben zu erfüllen.

Der Rohstoff des Gipses — nämlich der Gipsstein — wird am Südrand des Harzes und auf der Linie Würzburg—Waldshut gewonnen. Er besteht aus mikroskopisch kleinen Gipskristallen, die kompakt ineinander gewachsen sind. Chemisch gesehen handelt es sich um schwefelsaures Kalzium, das zwei Moleküle Kristallwasser gebunden enthält (Dihydrat). Durch Erwärmung des Gipssteines auf eine Temperatur von 120—180° C wird das chemisch gebundene Wasser teilweise ausgetrieben, und es entsteht Halbhydrat. Wird die Temperatur auf über 180° C gesteigert, verliert der Gipsstein sein gesamtes Kristallwasser, und es entsteht Anhydrit. Bei einer Temperatur von etwa 1000° C entsteht Hochtemperatur-Anhydrit, der technisch als Estrichgips bezeichnet wird.

Man bezeichnet die Gipse nach ihrem Verwendungszweck, und im einzelnen unterscheiden wir:

Stuck-, Putz-, Hartputz-, Estrich- und Marmorgips.

Stuckgips, der in unserem Fach vielfach zur Anwendung kommt, ist ein Halbhydrat. Estrich- und Marmorgips sind reine Anhydrite.

Das Abbinden des Gipses beruht auf einem Kristallisationsprozeß und führt zur Rückbildung des gebrannten Gipses der Halbhydratform oder Anhydritform in die Dihydratform, also in den Anfangszustand zurück. Dabei muß dem Gips nicht nur die beim Brennen ausgetriebene Wassermenge, sondern auch noch ein erheblicher Wasserüberschuß zur Verfügung stehen, da sonst die Rückbildung so rasch vor sich geht, daß eine Verarbeitung nicht mehr möglich ist.

Praktisch geschieht das Erhärten in der Weise, daß Gips in Wasser eingestreut wird. Zunächst löst sich der Gips hierbei im Wasser. Es bildet sich eine übersättigte Lösung, aus der Gipskristalle unter Wasserbindung ausscheiden. Aus der zurückbleibenden, übersättigten Lösung scheiden neuerlich so lange Kristalle aus, bis aller Gips in die Kristallform des Dihydrates (Urform) übergegangen ist. So entsteht ein Kristallfilz, der sich aus einer Unzahl feinster Kristalle zusammensetzt und der um so leichter ausfallen muß; das Enderzeugnis wird also um so härter sein, je weniger Wasser zum Anrühren des Gipses verwendet wurde.

Die Abbindegeschwindigkeit hängt zunächst von der Löslichkeit des Gipses in Wasser ab. Man kann die Löslichkeit mit bestimmten Zusätzen, den sogenannten Verzögerern, herabsetzen. Auch die Wärme bis zu einer Wassertemperatur von 40° C beschleunigt den Abbindevorgang. Vor allem aber wirkt sich das Vorhandensein von Kristallkeimen beschleunigend aus. Solche Kristallkeime, also Dihydratkristalle nicht gebrannten oder schon abgebundenen Gipses, beschleunigen den Abbindevorgang sehr stark und deshalb muß bei, der Verarbeitung von Gips auf die Reinhaltung des Werkzeuges und der Geräte besondere Sorgfalt gewandt werden.

Beim Kristallisationsprozeß (Abbindevorgang) wird diejenige Wärmemenge frei, die beim Brennen notwendig war, um das Kristallwasser auszutreiben. Der Gips erwärmt sich also während des Abbindens erheblich, bis etwa 25° C. Deshalb kann man auch dann noch mit Gips arbeiten, wenn die Lufttemperatur bereits einige Grade unter Null gesunken ist.

Das Abbinden des Gipses ist auch von einer geringen Raumausdehnung begleitet, und diese Eigenschaft bewirkt, daß mit Gips sehr genaue Formen und Abgüsse hergestellt werden können.

Wie bereits erwähnt, ist das Verhältnis Wasser: Gips bei der Verwendung des Gipses von ausschlaggebender Bedeutung, denn von ihm hängt die Porosität des Fertigerzeugnisses und damit seine Festigkeit ab. Je poröser der Gipskörper ausfällt, d. h. je mehr Wasser zugesetzt worden ist, desto geringer ist seine Festigkeit. Wenn durch erhöhte Wasserzugabe die Abbindezeit verlängert wird, wird auch die Festigkeit stark herabgesetzt. In diesem Umstand liegt eine große Gefahr, denn vielfach sucht man die Abbindezeit des Gipses, die als zu kurz vorgesehen wird, durch erhöhte Wasserzugabe auszugleichen, überwässert den Gips und senkt seine Festigkeit. Andererseits kann man mit Gips auch bei noch so geringem Wasserzusatz niemals einen dichten Körper erzielen, weil beim Anrühren stets ein Wasserüberschuß vorhanden sein muß.

Die Austrocknung eines Gipskörpers, soweit es sich um Halbhydratgipse handelt, kann praktisch kaum zu schnell erfolgen. Sobald der Abbindevorgang beendet ist, setzt die Austrocknung ein. Hierzu darf man die Temperatur nicht so steigern, daß das Kristallwasser von neuem ausgetrieben wird, daß also ein zweiter Brennprozeß eintritt.

Gips in abgebundenem Zustand ist im Hinblick auf seine chemischen Eigenschaften neutral, reagiert weder sauer noch alkalisch und bildet deshalb für andere Stoffe keine Gefahr.

In unserem Handwerk verwenden wir den Gips zu folgenden Arbeiten:

a) Gipsmaßnahme unter Verwendung von Gipsbinden,
b) Gips zur Herstellung der Gipsabgüsse,
c) Gips zur Modellierung der Abgüsse.

Gipsbinden werden meistens fertig im Handel bezogen. Sie bestehen aus Gazebinden in verschiedenen Breiten, wobei die Gipsbinden stark mit Marmorgips bestreut sind. Diese Binden legt man mit der Papierhülle waagerecht etwa 1 bis 2 Minuten in kaltes, reines Wasser und drückt sie leicht aus. Erst dann entfernt man die Papierhülle und beginnt mit dem Anlagen des Verbandes, welcher in wenigen Minuten erhärtet.

Zur Herstellung der Gipsabgüsse verwendet man tunlichst Stuckgips. Die Bindenabdrücke (Fuß-, Arm- oder Bein-) müssen getrocknet sein, und die evtl. aufgeschnittene Seite ist mit einer Binde so zu schließen, daß beim Abguß kein Gips herausfließen kann. Erst dann wird der Gips angesetzt und in flüssigem Zustand in den Gipsabdruck gefüllt, wo die weitere Abbindung des Gipses vor sich geht. Nach Austrocknung des Gipses wird der Bindenabdruck entfernt, und damit erhalten wir die eigentliche Abgußform, welche nun einer Modellierungsarbeit für den vorgesetzten Zweck unterzogen wird. Soweit hier Gipsauftragungen nötig sind, werden diese mit Marmorgips — evtl. gefärbt — vorgenommen.

Für die Fertigungsformen und insbesondere für die Hohlformen zur Abformung von Gliedresten, Teilen der Hand, eines Ohres oder eines Fingers ist ein feinkörniger, scharf abbildender Modellgips zu verarbeiten, der hoch hitzebeständig ist, hart und standfest bleibt. Für die Warmerhärtung und Verformung von Polyvinylchlorid-Pasten sind auch die verschiedenen Arten der sogenannten Dentalgipse zu empfehlen.

2. Stonex-Steinmodellmasse

Hersteller: Chemische Fabrik Dr. F. Raschig G.m.b.H., Ludwigshafen am Rhein

Die Stonex-Steinmodellmasse eignet sich besonders gut zur Verformung von Thermoplasten und von Gießharzen, die drucklos oder nach dem Niederdruckverfahren verformt werden. Sie besteht aus zwei Komponenten, einem Pulver und einer Flüssigkeit, die zusammengemischt eine gießbare Masse ergeben, die in etwa

6—10 Stunden bei Raumtemperatur erhärtet. Sie wird in drei Typen hergestellt, von denen sich insbesondere die Type W wegen ihrer besonders hohen Wärmeleitfähigkeit auszeichnet. Sie eignet sich vor allem zur Formgebung hitzehärtender Gießharze sowie zur Anfertigung von Formen für das Vakuumformverfahren, in den Fällen, wo infolge sehr großer Arbeitsgeschwindigkeiten eine hohe Wärmeleitfähigkeit erforderlich ist.

Technische Daten:

Stonex-Steinmodellmasse Type	N	W	SO
Spezifisches Gewicht g/cm³	1,7	2,5	1,3
Spez. Wärme kcal/kg	0,28	0,16	0,6
Wärmeleitfähigkeit kcal/h/° C	1,5	12	1,2
Wärmebeständigkeit: Dauerbetrieb	100—120° C	130—180° C	60—90° C
kurzzeitig	200—220° C	220—250° C	120—150° C
Brünellhärte kg/mm² nach 2 Tagen	15	14	3
nach 14 Tagen	50	15	7
nach 21 Tagen	60	16	10
Biegefestigkeit kg/mm² nach 2 Tagen	35	25	15
nach 14 Tagen	50	30	20
nach 21 Tagen	70	50	30
Druckfestigkeit kg/mm² nach 2 Tagen	120	115	25
nach 14 Tagen	310	120	40
nach 21 Tagen	420	130	50
Schlagzähigkeit cmkg/cm²			
nach 2 Tagen	0,8	1,2	0,7
nach 14 Tagen	1,3	1,4	1,0
nach 21 Tagen	1,5	1,6	1,3

Wenn die Stonex-Modellmasse in gut verschlossenen Behältern aufbewahrt wird, ist sie fast unbegrenzt lagerfähig.

Die Verarbeitung ist sehr einfach. Zur Aufbereitung der Type W werden 2 Gewichtsteile Stonex-Mehl mit 1 Gewichtsteil Lösung entweder mit der Hand (Hände vorher einfetten!) in einem sauberen Gefäß oder bei größeren Ansätzen in einer geeigneten Mischmaschine vermischt. Beim Vergießen läßt man den Stonex-Brei in die untere Ecke der etwas schräg gestellten Form laufen, um das Entweichen eingeschlossener Luft zu erleichtern. Die Masse verteilt sich dann selbst auf die ganze Form. Zur Vermeidung von Trockenrissen wird die Rückseite der Form mit Tüchern abgedeckt, die mit Stonex-Lösung getränkt sind. Nachdem die Gießlinge hart geworden und wieder erkaltet sind, können sie — wenn erforderlich — noch bearbeitet werden. So läßt sich die Oberfläche mit Wasser und Polierrot naß glattschleifen. Formen aus Stonex-Formmasse Type W müssen unbedingt eine Oberflächenbehandlung erfahren, da sie andernfalls sehr stark korrodieren.

3. Schmelzmassen

Schmelzmasse VL 997 A bzw. VL 1040. Hersteller: Dynamit A.G. vormals Alfred Nobel & Co., Troisdorf.

Diese Schmelzmassen sind bei Raumtemperatur gummi-elastische Formmassen, die auch bei stark hinterschnittenen Modellen eine ungeteilte Gießform gewährleisten. Sie werden durch indirekte Erwärmung (Wasserbad) aufgeschmolzen und sind bei Temperaturen von 160—165° C so flüssig, daß die in einem geeigneten Behälter (Holzkasten) stehenden abzuformenden Modelle mit der Masse übergossen werden können. Bei der Wahl des Behälters ist darauf zu achten, daß die Wandlungen je nach Größe des Modelles 2—10 cm von diesem entfernt liegen, um eine ausreichende Formbeständigkeit der späteren Gießform zu erzielen. Vor dem eigentlichen Übergießen mit der Formschmelzmasse ist das Modell zweckmäßig vorzuwärmen (Holz z.B. bis auf Temperaturen von etwa 130° C, Gips etwa 110—120° C, Metall und Keramik etwa 160° C). Die Vorerwärmung bezweckt einmal noch im Modell vorhandene Feuchtigkeit oder Luft zu entfernen, zum andern verhindert sie, daß die 160° C heiße flüssige Schmelzmasse beim Auftreffen auf das Modell zu schnell abgeschreckt und damit zähflüssig wird, um evtl. eingeschlossene Luftblasen abziehen zu lassen. Nach langsamem Abkühlen auf Raumtemperatur wird der erhaltenen Form das Originalmodell entnommen; es hinterläßt die Negativform, in der die Gießharze verarbeitet bzw. verformt werden können. Man verwendet nach Möglichkeit die erhaltene Form einteilig; evtl. Schnitte stören jedoch den Gießprozeß nicht, da sie sich wieder dicht schließen. Die gummi-elastischen Formmassen lassen sich nach Einschmelzung zur Herstellung eines andersartigen Negativmodelles erneut einsetzen.

XXII. Farben und Lacke

Viele Kunstglieder und sonstige orthopädische Hilfsmittel werden zu guter Letzt mit einem „Farbanstrich“ oder einer „Lackierung“ versehen. Diese Oberflächenbehandlung soll einerseits dem Kunstglied als Ganzes zur Verbesserung der Tragfähigkeit einen festeren Halt geben, andererseits soll der Werkstoff vor äußeren schädlichen Einwirkungen geschützt werden.

Zunächst wird der Stumpftrichter, der die höchste Belastung zu tragen hat, etwa 3—4 cm vom oberen Rand entfernt, 2—3 cm breit mit starkem Hanfbindfaden umwickelt. Diese richtige Bindung des Holzkörpers ist als sehr wesentlich für seine Haltbarkeit zu veranschlagen. Hierauf erfolgt der Überzug der Außenseite des Kunstgliedes mit Pergamentleder oder Rohhaut (Rindspalt-, Ziegen- oder Kalb-Pergamentleder). Die Rohhaut wird zunächst mit lauwarmem Wasser angefeuchtet (eingeweicht), wodurch sie weich und schmiegsam wird. Da das Pergamentleder beim Trocknen sehr schnell hart wird, wird es sofort über die ganze Oberfläche der Prothese gelegt, glattgezogen und mit Kaltleim aufgeklebt. Beim Trocknen zieht sich das Pergamentleder zusammen und schmiegt sich vollkommen glatt an die Oberfläche an.

Zur Vervollständigung des Oberflächenschutzes wird das fertige Holzkunstglied außen, der Stumpftrichter auch auf der Innenseite (zum Schutze gegen die Einwirkung des Körperschweißes) mit einem Lackanstrich versehen. Es ist bekannt, daß man im Betriebe mit keinem Material so wenig vertraut ist, wie mit diesen. Der Grund mag hierfür sein, daß man sich hinsichtlich der Anstrichstoffe ganz auf den Chemiker verlassen hat, der aber meistens wenig über die Vorbehandlung der verschiedensten Baustoffgründe weiß und dem auch die Begleitumstände der Farbauftragsverfahren nicht hinreichend bekannt sind.

Grundsätzlich bestehen alle Anstrichstoffe aus Körperfarben oder Farbstoffen einerseits und Bindemitteln andererseits. Je nach Herkunft und Mischungsverhältnissen haben sie verschiedene chemische und physikalische Eigenschaften, aus denen sich die Verwendung für verschiedene Zwecke ergibt.

1. Körperfarben (Farbkörper, Pigmente) sind farbtongebende pulverige Stoffe, die in Wasser, Alkohol oder anderen Flüssigkeiten schwer oder gar nicht löslich und daher in Verbindung mit einem Bindemittel als Anstrichstoff zu verwenden sind. Durch das Bindemittel werden sie zu färbenden am Körper haftend gemacht. Wir unterscheiden dabei: Wasserfarben, Ölfarben, Kalk-

farben, auch Wasserglasfarben. Die Hauptbestandteile der Körperfarben kommen aus dem Tier-, Pflanzen- und Mineralreich. In einem verwickelten Fertigungsgang und auch in chemischen Verfahren werden künstliche Mineralfarben hergestellt.

2. Farbstoffe sind durch ihre Löslichkeit in Wasser, Alkalien, Säuren oder anderen Lösungsmitteln gekennzeichnet. Sie sind meistens organischen Ursprungs. Ursprünglich kannte man nur die natürlichen pflanzlichen und tierischen Farbstoffe, wie z. B. Indigo aus den in tropischen Ländern wachsenden Pflanzen gleichen Namens und Karmin aus dem Körper der Cochenillelaus.
3. Bindemittel sind unentbehrlich, um Körperfarben ansetzen und auf die anzustreichenden Flächen auftragen zu können. Sie beeinflussen im günstigen Sinne die Trocknung, Härte, Glanz, Elastizität und andere Eigenschaften der Anstrichstoffe. Grundsätzlich unterscheidet man „flüchtige" und „nichtflüchtige" Bindemittel, wobei die flüchtigen in „wässrige" Bindemittel und „flüchtige" Lacke unterteilt werden. Jeder Anstrichstoff ist naß, aber der Anstrich ist selbst trocken. Somit müssen wir von einem Bindemittel als Grundbedingung das Trockenvermögen verlangen. Die flüchtigen Bindemittel trocknen durch Verdampfen oder Verdunsten, also auf physikalische Art. Dabei bleibt der feste Körper als dünne Schicht auf dem bestrichenen Gegenstand zurück. Die nichtflüchtigen Bindemittel trocknen chemisch, meistens durch Sauerstoffaufnahme aus der Luft (Oxydation) und bilden dabei eine zähe Haut, die die Farbkörner an dem bestrichenen Körper festhält (z. B. Ölfarben).

Das Bindemittel kann drei Aufgaben haben:

a) als Lösungsmittel,
b) als eigentliches Bindemittel,
c) als Verdünnungsmittel.

Die wässerigen Bindemittel interessieren weniger, und als flüchtige und nicht flüchtige Bindemittel kennzeichnet man:

a) Flüchtige Lacke: Nitro-, Azetylzellulose-, Chlorkautschuklacke.
b) Trocknende Öle: Öl- und fette Lackbindemittel, Mattöle, Patentfirnisse.
c) Kombinationslacke: Kombinationen flüchtiger Lacke und trocknender Öle, Nitro, Chlorkautschuk, Vinylharz, Alkydalkombination.
d) Bituminöse Stoffe: Bitumenlacke.
e) Wachs und Paraffin.

Das trocknende Öl ist der Hauptstoff für die Ölfarben und Lacke, und wir nennen davon:

1. Lackleinöl (Afrika, Asien, Amerika).
2. Leinölfirnis, gekocht und mit Trockenstoffen versetztes Leinöl.
3. Halböl, ein Leinölfirnis, zur Hälfte verdünnt mit Terpentin oder Lack.
4. Leinöl-Dicköl, ein Leinöl-Standöl, das aus Lackleinöl im Standölkochapparat unter Kohlensäure hergestellt wird.
5. Holzöl, aus Früchten eines ausländischen Gewächses (China, Japan, Indochina), trocknet sehr schnell und ist darum auch in den sogenannten 4-Stunden-Lacken verwendet worden. Ist sehr widerstandsfähig gegen atmosphärische Einflüsse.

6. Perillaöl, aus dem Samen der Perillapflanze (Mandschurei, Indien, Japan), ist dem Leinöl nahestehend und läßt sich für schnelltrocknende Lacke gut verwenden.
7. Synourinöl — eine Dehydrierung von Rizinusöl —, für wasser- und sodabeständige Anstrichstoffe nur im Gemisch mit Holzöl zu empfehlen.
8. Tranöl aus Fischen (Wal usw.) ist leinölähnlich, dunkel und schwer trocknend.

Lacke sind Lösungen harzartiger fester Körper in Lösungsmitteln, die nach Aufbringen des Lackes verdunsten oder durch Oxydieren (Sauerstoffaufnahme aus der Luft) fest werden, so daß sich eine zusammenhängende Haut — der sog. Film — bildet, dessen Dichte, Härte und Zähigkeit durch die Lackrohstoffe bedingt sind.

Naturharze sind: Bernstein, Versteinerungen von Kiefern (Ostsee);
Kopale, ebenfalls versteinerte Harze (Ost- und Westafrika, Brasilien, Kongogebiet);
Asphalt, Erdpech aus Syrien und dem Toten Meer;
Kolophonium (Balsam der Kiefer).

Kunstharze: Albertole, Bakelite, Amberole, Mowilith (Handelsnamen).

Für die Bezeichnung der Lacke gilt folgendes: Kopallacke, Harzlacke, Asphalt- und Zelluloselacke haben ihre Namen von den festen Bestandteilen, die in ihnen enthalten sind. Spirituslacke werden nach dem Lösungsmittel benannt. Ebenso spricht man von Leinöl-, Standöl- und Holzöl-Standöl-Lacken.

Bei den Kunstharzen als Lackstoffe sind zu unterscheiden:

a) Phenolharze

Bei der Verkokung von Steinkohle zur Leuchtgasherstellung entsteht neben den gasförmigen Zersetzungsstoffen und dem zurückbleibenden Koks der Teer, der wichtige Stoffe enthält. Durch Destillation werden diese voneinander getrennt, und dabei werden gewonnen:

1. Leichtöl (bis 170° C überdestillierend),
2. Karbolöl (bis 230° C),
3. Schweröl (bis 270° C),
4. Anthrazenöl (über 270° C),
5. Pech.

Karbolöl enthält Phenol und Kresol, und beide nennt man auch Karbolsäure. Phenol ist reine Karbolsäure und wird in Kristallform gewonnen, während die Kresole flüssig bleiben; beide sind als „Phenole“ anzusprechen. Phenolkunstharz entsteht durch Vermischung des Phenolöles mit Formaldehyd, der aus Holzgeist (Methylalkohol) gewonnen wird. In heizbaren Retorten geht der Mischprozeß vor sich, und dabei scheidet sich Wasser ab. Das zurückbleibende Kunstharz ist Kondensationsharz, welches in Alkohol — nicht in Öl — löslich ist. In Öl lösliche Phenolharze entstehen, wenn man Phenolharze und Kolophonium oder Phenolharze mit anderen Naturharzen weiter erhitzt. Gewöhnliche Phenolharze sind in Spiritus und Azeton löslich. Für Einbrennlacke verwendet man härtbare Phenolkunstharze.

b) Alkydharze — Phthalatharze

Bei der Verkokung von Steinkohle entsteht auch das Naphthalin, als Mottenpulver bekannt. Es ist wie das Phenol im Karbolöl enthalten, kristallisiert beim Erkalten des Karbolöles und wird abgepreßt. Naphthalin läßt sich mit Schwefelsäure zu Phthalatsäure — einem weißen Pulver — oxydieren. Mit Glyzerin erhitzt, ergibt es eine harzartige Masse, das Phthalatharz. In ähnlicher Weise entstehen die Dikarbonsäuren. Alle diese Alkydharze bleiben bei tiefen Temperaturen zäh, elastisch, haften gut und haben große Lebensdauer.

c) Polymerisationsharze

Die Polymerisation ist ein chemischer Vorgang, der sich innerhalb eines Stoffes abspielt, ohne daß andere Stoffe hinzutreten. Dabei werden gasförmige Stoffe flüssig und flüssige fest. Grundstoffe für die Polymerisationsharze sind die verschiedenen, aus Kohle und Kalk (über Azetylen) gewonnenen Kunststoffe, wie Styrol, Vinylchlorid, Butadien (Ausgangsstoff für Buna). Die wichtigsten Polymerisationsharze sind:

1. Kumaronharz: Rückstand aus der Rohbenzolherstellung harzartiger Stoffe, deren Eindickung das Kumaronharz ergibt;
2. Vinylharz;
3. Aldehydharze: Kondensationsharz, aus dem Azetylen gewonnen.

Die Zellulose-Lacke können wie alle anderen Lacke mit Harzen verschiedener Art zusammengesetzt werden. Zellulose ist Hauptbestandteil im Zellstoff des Holzes, der Baumwolle, des Strohes usw.; sie ist der Stoff, der die Zellwände der Pflanzen bildet. Durch Behandlung mit Salpeterschwefelsäure erhält man die Salpetersäureester (Kohlenwasserstoffverbindungen mit Säuren behandelt) der Zellulose: Nitrozellulose. Kollodiumwolle besteht aus schwächer imitierten, d. h. mit Salpetersäure behandelten Zellulosen, die in Alkoholäther leicht löslich sind und zur Herstellung von Lacken, Zelluloid usw. dient.

Die Chlorkautschuk-Lacke werden als Isolationslacke verwendet. Unter Verwendung von Kautschuk (siehe Gummi) wird Chlor vermischt und ergibt den Chlorkautschuk. Die Lacke haben den Zweck, bei Lackfarben das Pigment gegen Witterungs- und mechanische Einflüsse zu schützen.

Im Orthopädiemechaniker-Handwerk werden meistens

Cellon-Grundfarben und Cellon-Lacke (handelsübliche Namensbezeichnung) verwendet, die entweder auf

Azetatbasis oder
Nitro-Zellulose-Basis oder
Nitro-Kunststoff-Basis

hergestellt sind. Je nach dem Verwendungszweck, dem Auftragsverfahren und den gestellten Ansprüchen werden diese Lacke von den chemischen Fabriken dem Handwerk zugeführt. Da jeder Werkstoff an seinen Auftragsflächen eine besondere Vorbehandlung erfordert, um eine einwandfreie Lackierung zu ermöglichen, ist der Lackaufbau jeweils verschieden, und es empfiehlt sich aus diesem Grund im Erfahrungsaustausch zwischen Hersteller und Verbraucher. Sollen Lackierungen den gestellten Anforderungen genügen, so ist die Voraussetzung, daß die Anstriche folgerichtig aufgebracht werden. Auf einem mageren Grund muß sich ein fetter Anstrich aufbauen. Wichtig ist dabei, daß die Auftragsfläche des Werkstückes sauber und frei von Staub und Fett ist. Die zum Lack gehörigen Lösungsmittel wirken fettlösend und ermöglichen eine sachgemäße Vorbehandlung der Auftragsfläche. Das Auftragen der Anstrichmittel erfolgt entweder von Hand mit dem Pinsel oder mit der Spritzpistole.

Fehler an Anstrichen können durch

a) falsche Untergrundbehandlung,
b) falsche Verarbeitungsweise,
c) falsche Arbeitsfolge

entstehen. Bei mehreren Arbeitsgängen ist so zu verfahren, daß man mit dem Grundanstrich (Grundierung) mager, d. h. pigmentreich und ölarm, beginnt und die weiteren Schichten nacheinander harzreicher werden läßt. Die in der Orthopädietechnik hauptsächlich verwendeten Nitro-Zellulose-Lacke enthalten weniger Öle und Harze und haben folgende Eigenschaften: schnellste Trocknung, widerstandsfähig gegen Einwirkung von Licht, Luft, Feuchtigkeit, Wasser, Schweiß, Alkohol, Benzin und Petroleum, verdünnte Salz-, Schwefel- oder Salpetersäure, Natron- oder Kalilauge. Sie haben den Nachteil, neue dünne Schichten zu ergeben, weshalb sie mehrere Arbeitsgänge erfordern und sich nicht gut streichen lassen, da sie bis auf den Grund immer wieder aufgelöst werden.

Es ist noch darauf hinzuweisen, daß beim Anstrich in kalten Räumen Schwierigkeiten in der Lackierung eintreten können (reißen, abblättern, schlechtes Trocknen). Zu warmer Anstrichstoff oder zu stark verdünnte Anstrichmittel können eine ungenügende Deckkraft zur Folge haben. Unsaubere, körnig und sandig erscheinende Flächen rühren meistens daher, daß in stark staubhaltigen Lackierräumen gearbeitet wurde und sich Staub auf den frischlackierten Gegenständen festsetzt.

Lacke und Anstrichfarben können sich für einen Werkstoff als schädlich erweisen, wenn ihnen die

1. Unschädlichkeit für die Haut,
2. Beständigkeit gegen Körperschweiß,
3. weitgehende Haftfestigkeit auf dem Grundstoff

fehlen. Daraus folgert, daß der Lack, der mit der menschlichen Haut in Berührung kommt, keinerlei gesundheitsschädliche Bestandteile enthalten darf. So kann z. B. bereits ein geringer Bleigehalt eines Leinölfirnisses mit der Zeit Reizungen auf der Stumpfhaut ausüben. Ebenso können durch den Schweiß aus dem Lack herausgelöste schädliche Pigmente leicht in die Haut einreiben und gleiche Schädigung hervorrufen. Deshalb dürfen die Lacke und auch die Anstrichfarben keine giftigen Farbstoffe oder auch giftige Chrom-, Blei- u. ä. Verbindungen enthalten. Öllacke und Schellackpolituren haben sich für den Kunstgliederbau als ungeeignet erwiesen. In der Hauptsache werden Nitrozellulose- und Azetylzelluloselacke angewendet, die eine große Elastizität und eine hohe Haftfestigkeit besitzen.

Schrifttumverzeichnis

Anstrichstoffe und Anstrichverfahren von R. Klose
— Springer-Verlag, Berlin

Duvals Grundriß der Anatomie für Künstler von Prof. Dr. Ernst Gaupp
— Ferdinand Enke Verlag, Stuttgart

Gesundheits-Brockhaus
— F. A. Brockhaus, Wiesbaden

Human Limbs and Their Substitutes von Paul E. Klopteg and Philipp D. Wilson
— McGraw-Hill Book Company, Inc., New York-Toronto-London (1955)

Künstliche Hände / künstliche Arme von Fritz Püschel, Berlin
— Technischer Verlag Herbert Cram, Berlin (1955)

Kunstglieder und Versehrtenbetreuung in USA. RKW-Rationalisierungs-Kuratorium der deutschen Wirtschaft
— Carl Hanser Verlag, München

Kunststoffe, Organ der Deutschen Kunststoff-Fachverbände
— Carl Hanser Verlag, München

Lehrbuch für Orthopädiemechaniker und Bandagisten von H. Pfau, Berlin
— Verlagsgesellschaft Otto Elsner, Berlin (1942)

Manuel of Upper Extremity Prosthetics, Department of Engineering, University of California, Los Angeles, USA

Orthopädie-Technik, Wiesbaden:
Nr. 5/1953 Herstellung von Plastikschäften für Kunstarme von Heinz Pfau, Berlin
Nr. 10/1953 Anfertigung von Stützkorsetts, Abduktionsapparaten aus Plexidur von M. R. Dr. J. Oest, Viersen
Nr. 5/1955 Die Verarbeitungstechnik bei Kunststoffen im Orthopädie-Handwerk von Fritz Püschel, Berlin
Nr. 9/1955 Kosmetischer Finger- und Handersatz von Fritz Püschel, Berlin,
Nr. 11/1955 Das Anfärben der Kunststoffe von Fritz Püschel, Berlin

Poller-Verfahren von E. Fetscher, Wien
— Eigenverlag

The Realastic-Handbook von C. O. Anderson-Prosthetic Services of San Francisco, USA

Thermoplastische und härtbare synthetische Kunststoffe von Prof. J. Lanker, St. Gallen
— Rascher Verlag, Zürich

Werkstoffe im Orthopädiemechaniker- und Bandagisten-Handwerk von Fritz Püschel, Berlin
— Technischer Verlag Herbert Cram, Berlin (1955)

Außerdem Aufsätze und Informationen der verschiedenen Herstellerfirmen

Sachregister

Zeitfracht Medien GmbH
Ferdinand-Jühlke-Straße 7
99095 Erfurt, Deutschland
produktsicherheit@kolibri360.de